中医医师规范化培训结业理论考核精选金题

中医全科专业

（题目分册）

伍崇海　主编

医海医考住培结业考试研究中心教学团队　组织编写

化学工业出版社

·北京·

内容简介

《中医医师规范化培训结业理论考核精选金题 中医全科专业》根据国家中医药管理局中医师资格认证中心发布的最新《中医全科（3600）住院医师规范化培训结业理论考核大纲（试行）》编写而成，本书包括题目分册和解析分册，每个分册分公共理论、专业理论、基本技能三部分，每个部分根据考试大纲编写各系统及相关技能方面的题目及其解析。该书中的题目既符合考试大纲要求又能体现出历年知识考点的特点，使考生在考前对大量习题进行充分练习，从而全面了解自身对知识的掌握情况，做到有的放矢、查漏补缺。此外，书末还配有 2 套模拟试题，帮助考生进行考前摸底。

图书在版编目（CIP）数据

中医医师规范化培训结业理论考核精选金题. 中医全科专业 / 伍崇海主编. -- 北京：化学工业出版社，2025. 4. -- ISBN 978-7-122-47305-9

Ⅰ．R2-44

中国国家版本馆 CIP 数据核字第 2025WT1286 号

责任编辑：王　玮　满孝涵
责任校对：宋　玮
装帧设计：关　飞

出版发行：化学工业出版社
　　　　　（北京市东城区青年湖南街 13 号　邮政编码 100011）
印　　装：大厂回族自治县聚鑫印刷有限责任公司
880mm×1230mm　1/16　印张 23¾　字数 843 千字
2025 年 2 月北京第 1 版第 1 次印刷

购书咨询：010-64518888　　　　　售后服务：010-64518899
网　　址：http://www.cip.com.cn

凡购买本书，如有缺损质量问题，本社销售中心负责调换。

定　　价：128.00 元（共两册）　　　　　版权所有　违者必究

编写说明

中医医师规范化培训（以下简称"中医规培"）是在完成中医学专业本科教育后，进行的一项为期数年的系统性、规范化培训。培训期间，学员将在各个中医临床科室进行轮转，学习并掌握中医各科的基本理论和临床技能。结业考试则是检验学员培训成果的重要环节，通过考试可以评估学员是否达到中医住院医师的合格标准。只有通过中医规培考试者才能取得国家颁发的《住院医师规范化培训合格证书》，因此，中医规培考试对于住院医师非常重要。

为了帮助住院医师更好地备考结业考试，系统回顾和巩固所学知识，提高应试能力，提高复习效率和通过率，医海医考住培结业考试研究中心首席名师伍崇海及其教学团队根据国家历年考试的特点结合国家最新《中医全科（3600）住院医师规范化培训结业理论考核大纲（试行）》编写本书，包括题目分册和解析分册，每个分册的内容分为公共理论、专业理论、基本技能三部分，每个部分均按照大纲的章节来编写，章节分类细化确保了题目涵盖整个大纲的考点内容，本书中的题目质量高，每题均有详细的答案解析，具有考题精练、答案准确、重点突出、实用性强等特点。本书的亮点在于答案解析对考点分析透彻，是目前市面上不可多得的中医规培结业理论考试辅导用书。

本书编写过程中非常感谢全国广大中医规培考试的考生给予的中肯的建议，使本书在考生的反馈中不断完善，提炼出更好的考点，以适合更多的中医规培结业理论考试的考生。如书中有错误之处，望广大同仁多多指正，我们会及时更正，感谢大家！

伍崇海

题目目录

第一篇　公共理论 / 001

第一章　政策法规 / 002
第一节　执业医师法【熟悉】/ 002
第二节　医疗事故与损害法律制度【了解】/ 005
第三节　传染病防治法【掌握】/ 007
第四节　药品及处方管理办法【熟悉】/ 011
第五节　突发公共卫生事件应急处理条例
【熟悉】/ 013
第六节　中医药法【掌握】/ 014
第七节　重性精神疾病患者的管理【掌握】/ 015
第八节　我国人口和计划生育政策【了解】/ 016

第二章　医学伦理学 / 017
第一节　医患关系【熟悉】/ 017
第二节　医学道德【了解】/ 019
第三节　医疗机构从业人员行为规范
【掌握】/ 021

第二篇　专业理论 / 023

第一章　中医全科理论 / 024
第一节　中医全科理论知识【熟悉】/ 024
第二节　中医养生保健学【熟悉】/ 026
第三节　社区诊断【掌握】/ 027
第四节　双向转诊、健康教育、家庭病床
【熟悉】/ 028

第二章　社区健康管理 / 030
第一节　健康档案【熟悉】/ 030
第二节　老年人保健【熟悉】/ 031
第三节　中医慢病健康管理【熟悉】/ 034
第四节　儿童保健【熟悉】/ 035

第三章　社区康复 / 038
第一节　康复医学【熟悉】/ 038
第二节　常见病的康复评定【熟悉】/ 040

第四章　临床常见中医病证的诊疗规范 / 043
第一节　中医内科【掌握】/ 043
第二节　中医外科【掌握】/ 090
第三节　中医妇科【掌握】/ 105
第四节　中医儿科【掌握】/ 115
第五节　中医骨伤科【掌握】/ 127
第六节　中医五官科【掌握】/ 133

第三篇 基本技能 / 139

第一章 基本急救技能 / 140

第一节 突发公共卫生事件的判断与处置【掌握】/ 140

第二节 常用急救药物的应用【掌握】/ 141

第三节 生命体征的观察及临床意义、院前急救流程、患者的运转及准备【掌握】/ 141

第四节 徒手心肺复苏技术【掌握】/ 142

第五节 洗胃术和创伤的止血、包扎、固定【掌握】/ 144

第二章 全科专业基本技能 / 146

第一节 本专业相关临床基本技能【掌握】/ 146

第二节 全科医疗服务技能【掌握】/ 156

第三章 中医适宜技能 / 157

第一节 针刺【掌握】/ 157

第二节 艾灸【掌握】/ 170

第三节 推拿【掌握】/ 171

第四章 中医适宜技术 / 176

拔罐、刮痧、足疗、耳穴、贴敷、食疗、导引、情志调摄【掌握】/ 176

附录 模拟试题 / 179

考试注意事项 / 179

模拟试题一 / 179

模拟试题二 / 196

第一篇 公共理论

第一章 政策法规

第一节 执业医师法【熟悉】

A1和A2型题

说明：为单选题，5个选项中可能同时有最佳正确答案和非错误答案，请从中选择一个最佳答案。

1. 下列各项属医师执业活动中应履行的义务是（　　）
   A. 接受继续医学教育
   B. 享受国家规定的医学待遇
   C. 遵守技术操作规范
   D. 依法参与所在机构民主管理
   E. 从事学术交流，参加专业学术团体

2. 医生的义务有（　　）
   A. 提高医学专业技术能力和水平
   B. 人格尊严、人身安全不受侵犯
   C. 关心、爱护、尊重患者
   D. 获得与本人执业活动相当的医疗设备基本条件
   E. 获取工资报酬和津贴

3. 以下情形中**不予**医师执业注册的是（　　）
   A. 受刑事处罚，自刑罚执行完毕之日起至申请注册之日止不满3年的
   B. 依法禁止从事医师执业的期限已满
   C. 无民事行为能力
   D. 因医师定期考核不合格被注销注册不满2年
   E. 受吊销《医师执业证书》行政处罚，自处罚之日起至申请注册之日止不满3年的

4. 定期考核不合格的医师暂停执业活动期满，再次考核仍不合格的（　　）
   A. 再次接受培训
   B. 试用3年
   C. 在执业医师指导下从事执业活动
   D. 暂停执业活动3年
   E. 注销注册，收回《医师执业证书》

5. 某医院年终对全院职工的基本情况做调查了解，其情况如下：死亡1人；医师甲因病休息1年多；医师乙因医院效益不好也在家闲了不满2年；医师丙参与经营未从事医疗2年多；医师丁承包医院的第二门诊近3年；其余大多数仍在医院坚持工作。依据《中华人民共和国医师法》，下述人员中，属于应当注销注册，收回《医师执业证书》的为（　　）
   A. 医师乙
   B. 医师甲
   C. 医师丙
   D. 医师丁
   E. 以上都不是

6. 《中华人民共和国医师法》第二十二条规定的医师的法律义务同时也是其基本的道德义务，这些义务应**除外**的是（　　）
   A. 遵守法律、法规、技术操作规范
   B. 树立敬业精神，遵守职业道德，履行医师职责，尽职尽责为患者服务
   C. 维护医院形象，关心医院创收，积极推进公立医院营利性、市场化改革
   D. 关心、爱护、尊重患者，保护患者的隐私
   E. 努力钻研业务，更新知识，提高专业技术水平

7. 下述机构中的医师**不适用**医师法的是（　　）
   A. 计划生育技术服务机构
   B. 药品生产经营机构
   C. 医疗机构
   D. 预防机构
   E. 保健机构

8. 《中华人民共和国医师法》规定管理本行政区域医师工作的机构是（　　）
   A. 县级以上人民政府劳动人事部门
   B. 县级以上人民政府工商行政部门
   C. 县级以上人民政府卫生行政部门
   D. 医师协会
   E. 县级以上人民政府

9. 不按规定使用麻醉药品、精神药物，情节严重的，由卫生行政部门给予的处理是（　　）
   A．暂停执业活动三个月至六个月
   B．暂停执业活动六个月至一年
   C．给予行政处分
   D．吊销《医师执业证书》
   E．追究刑事责任

10. 执业医师的权利是（　　）
    A．依法参与所在机构的民主管理
    B．宣传卫生保健知识
    C．保护患者隐私
    D．努力钻研业务
    E．遵守技术操作规范

11. 女，28岁。妊娠2个月，到某大学附属医院妇产科接受人工流产手术。接诊医师在给患者检查时，旁边有10多位男女见习医学生。患者要求见习医学生出去，被接诊医师拒绝，随后医师边操作边给医学生讲解。术后患者质问医师为何示教未事先告知，医师认为患者在医院无隐私，后患者以隐私权被侵犯为由，要求当地卫生行政部门进行处理。基于该案例，卫生行政部门给予当事医师警告处分。处分的依据是（　　）
    A．医师法
    B．药品管理法
    C．行政处罚法
    D．母婴保健法
    E．精神卫生法

12. 发生自然灾害、传染病流行、突发重大伤亡事故以及其他严重威胁人民生命健康的紧急情况时，不服从卫生行政部门调遣的，给予的处理是（　　）
    A．暂停执业活动三个月至六个月
    B．暂停执业活动六个月至一年
    C．给予行政处分
    D．暂停执业活动六个月至一年，吊销《医师执业证书》
    E．追究刑事责任

13. 检验科医师贾某为交流业务信息，在朋友圈上传了一名艾滋病患者的检验数据，并进行了解读，其中包括患者的工作单位，有人提醒他此行为侵犯了患者的法定权利。贾某侵犯的患者权利是（　　）
    A．健康权
    B．姓名权
    C．身份权
    D．知情权
    E．隐私权

14. 经国家执业医师资格考试，取得执业医师资格的，可以申请注册，受理机构是（　　）
    A．县级以上人民政府卫生行政部门
    B．县级以上人民政府
    C．省（自治区）级以上人民政府卫生行政部门
    D．省（自治区）级以上人民政府
    E．医师协会

15. 获得执业医师资格或执业助理医师资格后，应在几年内注册（　　）
    A．1年
    B．2年
    C．半年
    D．3年
    E．5年

16. 取得执业《助理医师执业证书》后，具有高等学校医学专科学历的，可以在医疗预防保健机构中工作满一定年限后报考执业医师资格考试，该年限是（　　）
    A．3年
    B．5年
    C．1年
    D．4年
    E．2年

17. 某地农村产妇分娩一女婴。由于第三产程子宫收缩无力，产妇的胎盘迟迟未娩出。此时，无证个体医生王某，在不消毒、不戴消毒手套的情况下，将手伸进子宫，误认为还有一胎儿未娩出而向外猛拉子宫，当场造成产妇大出血死亡。根据《中华人民共和国医师法》的规定，应依法追究王某的法律责任，但其法律责任不包括（　　）
    A．责令改正
    B．予以取缔
    C．没收违法所得及其药品器械
    D．赔偿责任
    E．刑事责任

18. 医疗机构对限于设备或者技术条件不能诊治的患者，应当依法采取的措施是（　　）
    A．立即抢救
    B．及时转诊
    C．继续观察
    D．提请上级医院派人会诊
    E．请示当地卫生局依法处理

19. 对急危患者，医师应该采取的救治措施是（　　）
    A．积极措施
    B．紧急措施
    C．适当措施
    D．最佳措施
    E．一切可能的措施

20. 《中华人民共和国医师法》规定，医师在执业

活动中应履行的义务之一是（　　）

　　A．在注册的执业范围内，选择合理的医疗、预防、保健方案

　　B．从事医学研究、学术交流，参加专业学术团体

　　C．参加专业培训，接受继续医学教育

　　D．努力钻研业务，更新知识，提高专业水平

　　E．获得工资报酬和津贴，享受国家规定的福利待遇

21．医师的下列行为**不属于**违法违规的是（　　）

　　A．违反技术操作规范

　　B．延误救治

　　C．拒绝以其他医院的检验结果为依据出具诊断证明书

　　D．未经患者同意实施实验性临床医疗

　　E．泄露患者隐私

22．医师在执业活动中**不属于**应当履行的义务是（　　）

　　A．宣传普及卫生保健知识

　　B．尊重患者隐私权

　　C．人格尊严、人身安全不受侵犯

　　D．努力钻研业务，及时更新知识

　　E．爱岗敬业，努力工作

23．《中华人民共和国医师法》规定，在医疗、预防、保健机构中试用期满一年，具有以下学历者可以参加执业医师资格考试（　　）

　　A．高等学校医学专业本科以上学历

　　B．高等学校医学专业专科学历

　　C．取得执业《助理医师执业证书》后，具有高等学校医学专科学历

　　D．中等专业学校医学专业学历

　　E．取得执业《助理医师执业证书》后，具有中等专业学校医学专业学历

24．未经有关部门批准，医师擅自开办诊所，卫生行政部门可采取的措施**不包括**（　　）

　　A．没收违法所得

　　B．责令赔偿患者损失

　　C．没收药品、器械

　　D．吊销《医师执业证书》

　　E．取缔

25．黄某2019年9月因医疗事故受到吊销《医师执业证书》的行政处罚，2021年8月向当地卫生行政部门申请重新注册。卫生行政部门经过审查决定对黄某不予注册，理由是黄某的行政处罚自处罚决定之日起至申请注册之日止不满（　　）

　　A．一年

　　B．两年

　　C．三年

　　D．四年

　　E．五年

26．执业医师是指在医疗机构中的（　　）

　　A．从业人员

　　B．执业的医务人员

　　C．经注册的医务人员

　　D．取得医师资格的医务人员

　　E．取得医师资格并经注册的执业医务人员

27．医师中止执业活动两年以上，当其中止的情形消失后，需要恢复执业活动的，应当经所在地的县级以上卫生行政部门委托的机构或者组织考核合格，并依法申请办理（　　）

　　A．准予注册手续

　　B．中止注册手续

　　C．注销注册手续

　　D．变更注册手续

　　E．重新注册手续

28．高等学校专科毕业生林某，在乡卫生院工作，2005年取得执业《助理医师执业证书》。他要参加执业医师资格考试，根据《中华人民共和国医师法》规定，应取得执业《助理医师执业证书》后，在医疗机构中工作满（　　）

　　A．六年

　　B．五年

　　C．四年

　　D．三年

　　E．两年

29．医师拒绝按照其他医院的检验结果开处方，应（　　）

　　A．不受处罚

　　B．受纪律处罚

　　C．受党纪处罚

　　D．受行政处罚

　　E．受司法处罚

30．医师医疗权的权能**不包括**（　　）

　　A．获得报酬

　　B．医学处置

　　C．出具证明文件

　　D．选择医疗方案

　　E．医学检查

第二节 医疗事故与损害法律制度【了解】

A1 和 A2 型题
说明：为单选题，5 个选项中可能同时有最佳正确答案和非错误答案，请从中选择一个最佳答案。

1. 医疗事故分为（　　）
   A. 八级
   B. 一级
   C. 二级
   D. 四级
   E. 三级

2. 发生医疗纠纷，可提请医疗事故技术鉴定委员会鉴定，由卫生行政部门处理。对鉴定结论或卫生行政部门处理不服的（　　）
   A. 只能申请上一级卫生行政部门复议
   B. 只能申请上一级鉴定委员会重新鉴定
   C. 只能向人民法院起诉
   D. 不能进行任何申请或起诉
   E. 可以提出重新鉴定或行政复议申请，也可以起诉

3. 5 岁男孩李某，玩耍时将一小跳棋子误吸卡于喉部，出现严重窒息。其父速将其送至邻居周某开设的中医诊所就诊。周某即刻用桌上的一把水果刀将男孩李某的气管切开，并用手伸入切口将棋子捅出。李某的生命虽得救，但伤口感染。经抗感染治疗后，伤口愈合，瘢痕形成，气管狭窄。周某行为属于（　　）
   A. 违规操作，构成医疗事故
   B. 非法行医，不属于医疗事故
   C. 超范围执业，构成医疗事故
   D. 超范围执业，不构成医疗事故
   E. 虽造成不良后果，但不属于医疗事故

4. 构成医疗事故的客观条件必须是给病员造成危害结果，除了（　　）
   A. 残废
   B. 因诊疗护理过失延长了治疗时间
   C. 组织器官损伤导致功能障碍
   D. 严重毁容
   E. 死亡

5. 《医疗事故处理条例》规定，对 70 周岁以上的患者因医疗事故致残的，赔偿其残疾生活补助费的时间不超过（　　）
   A. 5 年
   B. 10 年
   C. 15 年
   D. 20 年
   E. 30 年

6. 《医疗事故处理条例》规定，残疾生活补助费应根据伤残等级，自定残之月起最长赔偿（　　）
   A. 5 年
   B. 10 年
   C. 15 年
   D. 20 年
   E. 30 年

7. 下列按伤情分类属于重伤的是（　　）
   A. 肱骨骨折
   B. 股骨干骨折合并肺脂肪栓塞
   C. 脾被膜下破裂
   D. 开放性胫骨骨折
   E. 膀胱破裂

8. 医疗事故的技术鉴定应由（　　）
   A. 医师协会负责
   B. 医学会负责
   C. 医疗事故技术鉴定专家组负责
   D. 卫生行政部门负责
   E. 法院负责

9. 晚期肺癌患者刘某，经抢救无效死亡。刘某的亲属对其死因以及医院的诊疗行为无异议，尸体随后火化。但两周后，刘某的家属以医院的抢救过程存在严重问题导致刘某死亡为由，向当地人民法院起诉。法院委托当地市医学会对本案进行医疗事故技术鉴定。鉴定专家应当（　　）
   A. 以未进行尸检，不能确定死因为由，将案件退回法院
   B. 认定由刘某的亲属承担未进行尸检而不能确定死因的责任
   C. 认定由医方承担因未进行尸检而不能确定死因的举证不能
   D. 根据病历资料，依法对医方的医疗行为是否构成医疗事故进行鉴定
   E. 医方拿出充分的证据证明自己医疗行为无过错

10. 疑似输血引起的不良后果的，医患双方应共同对现场实物进行封存，封存的现场实物应由（　　）

A．患者保管
B．医疗机构保管
C．患者和医疗机构共同委托的第三人保管
D．患者和医疗机构任何一方均可以保管
E．医疗机构所在地的卫生行政部门保管

11．医务人员就医疗行为进行说明的首选对象是（　　）
A．患者朋友
B．患者同事
C．患者所在单位领导
D．患者本人
E．患者亲属

12．某医院发生一起医疗事故，医患双方在卫生行政部门的支持下就赔偿事宜达成和解，根据《医疗事故处理条例》规定，应将和解内容制成书面资料的是（　　）
A．调解书
B．判决书
C．决定书
D．裁定书
E．协议书

13．根据《医疗事故处理条例》规定，有权对医疗事故争议或者重大医疗过失行为作出行政判定的单位是（　　）
A．司法鉴定机构
B．县级以上地方卫生行政部门
C．医学会
D．医师协会
E．医院协会

14．医疗侵权赔偿责任中，医疗过错的认定标准是（　　）
A．未尽到分级诊疗的义务
B．未尽到先行垫付的义务
C．未尽到健康教育的义务
D．未尽到主动协商的义务
E．未尽到与当时医疗水平相应的诊疗义务

15．某患者凌晨因心脏病发作被送入医院抢救，但不幸于当天上午8点死亡，下午3时，患者家属要求查阅病历，院方以抢救时间紧急，尚未补记病历为由未予提供，引起家属不满，投诉至卫生局。根据《医疗事故处理条例》规定，卫生局应给予医院的处理是（　　）
A．限期整顿
B．责令改正
C．罚款
D．吊销执业许可证
E．警告

16．医疗事故的主体是医疗机构及其医务人员，这里所说的医务人员是指（　　）
A．本院所有医师、护士
B．本院所有依法注册的医师、护士
C．本院的医师、护士以及外聘人员
D．本院从事医疗活动的所有有关人员
E．本院从事医疗活动的所有有关医疗技术人员

17．发生医疗事故争议时，在医患双方在场的情况下封存的病历资料是（　　）
A．门诊病历
B．疑难病例讨论记录
C．医嘱单
D．特殊检查同意书
E．住院志

18．男，70岁。因腹主动脉瘤在某市级医院接受手术治疗，术中发生大出血，经抢救无效死亡，其子女要求复印患者在该院的全部病历资料，而院方只同意复印其中一部分。根据《医疗事故处理条例》规定，其子女有权复印的病历资料是（　　）
A．疑难病例讨论记录
B．上级医师查房记录
C．死亡病例讨论记录
D．会诊意见
E．手术及麻醉记录单

19．确定医疗事故具体赔偿数额时，应考虑的法定因素之一是（　　）
A．患者家庭的经济收入情况
B．医疗机构的支付能力
C．医疗事故等级
D．医患双方的意见
E．卫生行政部门的意见

20．负责组织医疗事故技术鉴定工作的医学会应当在当事人提交的有关医疗事故技术鉴定的材料、书面陈述及答辩之日起（　　）日内出具医疗事故鉴定书
A．5
B．10
C．15
D．30
E．45

21．发生重大医疗过失行为，导致患者死亡的事故，医疗机构在（　　）小时内报告
A．3
B．6
C．12
D．24
E．48

22．《医疗事故处理条例》规定，造成患者轻度残疾、器官组织损伤，导致一般功能障碍的属于（　　）

A. 一级医疗事故
B. 二级医疗事故
C. 三级医疗事故
D. 四级医疗事故
E. 严重医疗差错

23. 下列情况属于非法行医的是（　　）
A. 无执业医师证的住院医师规范化培训学员在指导老师的带教下进行诊疗活动
B. 普外科医师在列车上帮助孕妇接生
C. 卫生院里的内科医师为患者行阑尾手术
D. 临床医生在进修学习B超技术后在B超室上班
E. 卫生院聘用无执业医师证的医学毕业生

24. 某著名专家是医疗事故技术鉴定专家库成员，在一起医疗事故鉴定案中，被随机抽取为专家鉴定组成员。但该专家以书面形式向医学会申请回避。能被医学会批准回避的理由是（　　）
A. 本人不愿意
B. 系当事人近亲属
C. 单位不同意请假
D. 家中有事
E. 因公出差

25. 女，36岁。因患子宫肌瘤在县医院接受手术治疗，术后患者因对手术效果不满意诉至法院。法院经审理认为医院存在《中华人民共和国民法典》规定的过错推定情形，判决医院败诉。该推定情形是（　　）
A. 未尽到说明义务
B. 未尽到与当时医疗水平相应的诊疗义务
C. 伪造病历资料
D. 泄露患者隐私
E. 限于当时的医疗水平难以诊疗

26. 青年李某，右下腹疼痛难忍，到医院就诊。经医师检查、检验，当即诊断为急性阑尾炎，遂对其实施阑尾切除术。手术情况正常，但拆线时发现伤口愈合欠佳，有淡黄色液体渗出。手术医师告知，此系缝合切口的羊肠线不为李某人体组织吸收所致，在临床中少见。经过近1个月的持续治疗，李某获得痊愈。依据《医疗事故处理条例》的规定，李某被拖延近1个月后才得以痊愈这一客观后果，应当属于（　　）
A. 二级医疗事故
B. 三级医疗事故
C. 四级医疗事故
D. 因患者体质特殊而发生的医疗意外
E. 因不可抗力而造成的不良后果

27. 卫生行政部门可以责令发生医疗事故的医务人员暂停执业活动的期限是（　　）
A. 1个月以上3个月以下
B. 6个月以上1年以下
C. 1年以上3年以下
D. 3个月以上6个月以下
E. 1年以上18个月以下

28. 某中年男性因突发急症在大街上摔倒并昏迷，由路人送至附近医院，被确诊为脑出血，急需手术，但医务人员无法联系到其亲属。在此情况下，可以决定为其急诊手术的人员是（　　）
A. 医院所在地民政部门负责人
B. 医院所在地派出所负责人
C. 为其接诊医师的上级医师
D. 院长或其授权人
E. 为其接诊的医师

29. 《医疗事故处理条例》开始施行的时间是（　　）
A. 2002年4月4日
B. 2002年9月1日
C. 2000年9月1日
D. 2000年10月31日
E. 2000年12月30日

30. 赔偿请求人请求国家赔偿的时效为（　　）
A. 3个月
B. 6个月
C. 1年
D. 2年
E. 20年

第三节　传染病防治法【掌握】

A1和A2型题

为单选题。说明：5个选项中可能同时有最佳正确答案和非错误答案，请从中选择一个最佳答案。

1. 《中华人民共和国传染病防治法》规定应予以隔离治疗的是（　　）
A. 疑似传染病患者
B. 甲类传染病患者

C．甲类传染病患者和病原携带者
D．乙类传染病患者和病原携带者
E．除艾滋病患者、炭疽中的肺炭疽以外的乙类传染病患者

2．卫生行政部门工作人员依法执行职务时，应当不少于（　　）人
A．2
B．3
C．4
D．5
E．6

3．2004年8月28日修订通过《中华人民共和国传染病防治法》，开始施行日期（　　）
A．1989年8月28日
B．1995年12月1日
C．2003年10月1日
D．2004年8月28日
E．2004年12月1日

4．男性，26岁。近日出现低热、剧烈头痛、食欲缺乏、恶心、腹泻等症状，经检查确诊为登革热。经治医师王某拟将其病情如实上报，但护士小李认为上报其病情就等于泄露了张某的隐私，违背了保密原则。对此，以下说法正确的是（　　）
A．医师王某上报患者张某的病情，必须征得张某本人的知情同意
B．登革热属传染性疾病，可能对他人造成危害，无个人隐私可言
C．登革热作为传染性疾病，其疾病信息虽属患者隐私，但患者无权要求保密
D．护士小李的考虑是完全正确的，上报其病情就等于泄露了张某的医密
E．医师王某有义务如实上报张某的病情，但不应将张某的病情向其他无关人员公开

5．对被甲类传染病病原体污染的污水、污物、粪便，有关单位必须按照以下规定，进行处理（　　）
A．在卫生防疫机构的指导监督下进行严密消毒后处理
B．在卫生防疫机构的指导监督下进行消毒后处理
C．在卫生防疫机构的指导下进行消毒后处理
D．由卫生防疫机构进行消毒后处理
E．由卫生防疫机构进行严密消毒后处理

6．关于二重感染，下列说法**错误**的是（　　）
A．抗菌药物治疗过程中可诱发二重感染
B．一般在用药后2～3日内发生
C．年老体弱者、婴幼儿、严重基础疾病及免疫力低下者多发
D．以消化道、呼吸道、泌尿道感染及败血症多见
E．假膜性肠炎可用万古霉素治疗

7．某传染病的最短潜伏期为8日，最长潜伏期为22日，平均潜伏期为14日，症状期为21日，恢复期为30日，试问该病的检疫期限为（　　）
A．8日
B．22日
C．14日
D．21日
E．30日

8．经接触疫水传播的传染病的流行特征不包括（　　）
A．患者有接触疫水史
B．发病有一定的地区性和季节性
C．发病无年龄、性别和职业差异
D．大量易感人群进入疫区，可能引起暴发或流行
E．对疫水采取措施或加强个人防护后即可控制疾病的发生

9．患儿李某，因发热三日到县医院就诊，门诊接诊医生张某检查后发现李某的颊黏膜上有Koplik斑，初步诊断为麻疹。按照传染病防治法的规定，张某应当（　　）
A．嘱患儿家长带李某去市传染病医院就诊
B．请上级医师会诊，确诊后隔离治疗
C．向医院领导报告，确诊后由防疫部门进行转送隔离
D．向医院领导报告，确诊后对李某就地进行隔离
E．在规定时间内，向当地防疫机构报告

10．某学校119名学生在同一餐因食入同一种食物而相继出现腹痛、腹泻、发热等症状，被诊断为一起食源性疾病，其判断是"食源性肠道传染病"还是"食物中毒"的依据是（　　）
A．是否均由相同食物引起
B．症状是否基本一致
C．是否有人传人现象
D．实验室中是否检出病原微生物
E．是否有死亡

11．法定报告人依照国家法定传染病报告系统上报，属于（　　）
A．自愿监测
B．被动监测
C．主动监测
D．症状监测
E．哨点监测

12．某学校有30余名学生进餐后1～2小时相继出现恶心、呕吐、腹痛、腹泻症状，首先考虑（　　）

A．食物中毒突发公共卫生事件
B．普通事件
C．普通胃肠炎
D．胃肠型感冒
E．不明原因疾病

13．某医院收入一名哮喘患者，在该患者入院后的第 2 天发现其同时患有腮腺炎，如果该患者在此次住院期间导致病房其他患者感染腮腺炎，则这种感染应属于（　　）
A．带入感染
B．交叉感染
C．医源性感染
D．自身感染
E．内源性感染

14．执行职务的医疗保健人员及卫生防疫人员发现甲类、乙类和监测区域内的丙类传染病患者、病原携带者或者疑似传染病患者，必须按照国务院卫生行政部门规定的时限（　　）
A．向法院部门报告疫情
B．向本单位负责人报告疫情
C．向当地卫生防疫机构报告疫情
D．向当地卫生行政部门报告疫情
E．向当地人民政府报告疫情

15．传染病的治疗原则是（　　）
A．病原治疗和消毒隔离
B．治疗、护理和消毒隔离
C．一般治疗和特效治疗
D．对症治疗、康复治疗和中医中药治疗
E．病原治疗、康复治疗和中医中药治疗

16．对医疗废物的收集、运送、贮存、处置中的疾病防治工作进行定期监督检查的部门是（　　）
A．市容监督机关
B．城市规划行政部门
C．卫生行政主管部门
D．检验检疫行政主管部门
E．环境保护行政部门

17．根据传染病防治法的规定，以下**不属于**医疗机构的职责的是（　　）
A．传染病病例报告
B．传染病医疗救治
C．对拒绝隔离的患者采取强制措施
D．防治医源性感染
E．防止院内感染

18．业务员纪某因身体不适去医院就诊，被初步诊断为疑似传染性非典型肺炎，并被实施单独隔离治疗。2 天后，纪某厌倦了被隔离治疗的状态，要求出院；医院反复劝说，不予批准。纪某于当晚溜出医院并回家；医院发现纪某失踪后立即向有关部门报告。家人得知纪某情况后动员其尽快返回医院接受隔离治疗，被纪某拒绝。根据《中华人民共和国传染病防治法》，有权协助医疗机构对纪某采取强制隔离治疗措施的是（　　）
A．卫生监督机构
B．卫生行政部门
C．街道办事处
D．疾病预防控制机构
E．公安机关

19．新生儿出生后，监护人应在规定时限为其办理预防接种证，该时限是（　　）
A．6 个月
B．1 个月
C．4 个月
D．3 个月
E．2 个月

20．各级各类医疗保健机构应当设立预防保健组织或者人员承担（　　）
A．本单位的传染病预防、控制和疫情管理工作
B．责任地段的传染病监测管理工作
C．本单位和责任地段的传染病监测管理工作
D．本单位和责任地段的传染病预防、控制和疫情管理工作
E．本单位和责任地段的传染病监督、监测管理工作

21．疫苗接种记录依法应保存的最低年限是（　　）
A．3 年
B．5 年
C．2 年
D．1 年
E．4 年

22．为保证儿童及时接受预防接种，医疗机构与儿童的监护人员应当（　　）
A．订立合同
B．协商
C．付款监督
D．由政府联系
E．相互配合

23．《中华人民共和国疫苗管理法》规定的预防接种异常反应情形是（　　）
A．受种者在接种时正处于某种疾病的潜伏期，接种后偶合发病
B．因心理因素发生的个体或者群体的心因性反应
C．合格疫苗在规范接种过程中相关各方均无过错但造成受种者机体组织器官损害

D．因疫苗质量不合格给受种者造成的损害

E．因疫苗本身特性引起的接种后一般反应

24．《中华人民共和国传染病防治法》规定，有关单位和个人可以依法申请行政复议或者提起诉讼的情况是指（　　）

A．卫生行政部门要求传染病患者、病原携带者在治愈前或者在排除传染病嫌疑前，禁止从事容易使该传染病扩散的工作的

B．卫生行政部门以及其他有关部门、疾病预防控制机构和医疗机构因违法实施行政管理或者预防、控制措施，侵犯单位和个人合法权益的

C．预防控制机构要求有关单位对被传染病病原体污染的污水、污物，必须进行严格消毒处理的

D．有关单位对被传染病病原体污染的污水、污物拒绝消毒处理，卫生行政部门进行强制消毒处理的

E．医疗机构要求儿童的监护人应当配合保证儿童及时接受预防接种的

25．医疗机构发现甲类传染病患者、病原携带者应当予以隔离治疗。拒绝隔离治疗或者隔离期未满擅自脱离隔离治疗的，可以由下列（　　）部门协助医疗机构采取强制隔离治疗措施

A．疾病控制机构

B．公安机关

C．卫生行政部门

D．当地政府

E．卫生监督机构

26．下列传染病中属于乙类传染病的是（　　）

A．鼠疫

B．霍乱

C．传染性非典型肺炎

D．麻风病

E．风疹

27．在卫生法律法规中涉及（　　）

A．警告外的各种行政处罚

B．罚款外的各种行政处罚

C．责令停产停业外的各种行政处罚

D．吊销许可证或执照外的各种行政处罚

E．限制人身自由外的各种行政处罚

28．需采取甲类传染病的预防、控制措施的传染病是（　　）

A．黑热病

B．肺炭疽

C．肺结核

D．艾滋病

E．淋病

29．某县医院收治了数名高热伴头痛、鼻塞、流涕、全身酸痛等症状的患者，后被确诊为H7N9流感。为了防止疾病传播，该医院严格按照有关规定立即对患者予以隔离和治疗，同时在规定的时限内向当地卫生计生行政部门进行了报告，该规定时限是（　　）

A．3小时

B．5小时

C．4小时

D．1小时

E．2小时

30．《中华人民共和国传染病防治法》规定，医疗机构发现甲类传染病时，应当及时采取措施，对疑似患者采取的措施是（　　）

A．隔离治疗

B．自我隔离治疗

C．强制隔离治疗

D．医学观察

E．确诊前在指定场所单独隔离治疗

31．《中华人民共和国传染病防治法》规定的甲类传染病是指（　　）

A．鼠疫、霍乱、炭疽中的肺炭疽

B．鼠疫、传染性非典型肺炎、人感染高致病性禽流感

C．鼠疫、炭疽、传染性非典型肺炎

D．鼠疫、霍乱、传染性非典型肺炎

E．鼠疫、霍乱

32．某医疗机构接诊了一例鼠疫患者，该机构应在几小时内报告到疾病预防控制机构（　　）

A．24

B．12

C．6

D．48

E．2

33．某地相继发生多例以急性发病、高热、头痛等症状为主要临床表现的病因不明的疾病，被确定为突发公共卫生事件。当地乡卫生院以床位紧张为由，拒绝收治此类患者，被患者家属投诉。县卫生局经调查核实后，决定给予乡卫生院行政处罚。该处罚是（　　）

A．限期整改

B．责令改正

C．责令检测

D．警告

E．通报批评

34．某大型企业计划在自然疫源地兴建旅游建设项目，在征询意见时，有专家提醒，根据《中华人民共和国传染病防治法》规定，应当事先由法定单位对该项目施工环境进行卫生调查。该法定单位是（　　）

A．省级以上旅游主管部门

B. 省级以上疾病预防控制机构
C. 国务院卫生行政主管部门
D. 省级以上环境保护主管部门
E. 省级以上环境监测评价机构

35. 对于因肺炭疽死亡的患者尸体，法定的处理方式是（　　）

A. 将尸体就地深埋，并告诉家属
B. 将患者先移入太平间，征求家属同意后处理
C. 将尸体立即进行卫生处理，就近火化
D. 将尸体解剖查验，然后就近火化
E. 将尸体进行卫生处理后深埋

第四节　药品及处方管理办法【熟悉】

A1 和 A2 型题

说明：为单选题，5个选项中可能同时有最佳正确答案和非错误答案，请从中选择一个最佳答案。

1. 某县医院在处方检查中发现某医师开具了3张超常处方，医院领导询问其原因，该医师未能作出合理解释。于是医院根据相关规定对其作出了处理。该处理是（　　）

A. 责令暂停执业
B. 限制处方权
C. 取消处方权
D. 记过
E. 无

2. 李某是一糖尿病患者，甲医疗机构为其开具治疗糖尿病的药品处方，乙医疗机构是该处方药品的调剂机构，此时处方应由谁妥善保存（　　）

A. 甲医疗机构
B. 乙医疗机构
C. 患者本人
D. 患者本人或者其近亲属
E. 甲乙医疗机构共同保管

3. 可在国家药品监督管理部门指定的医学、药学专业刊物上介绍，但不得在大众传播媒体发布广告的是（　　）

A. 非处方药
B. 处方药
C. 进口药品
D. 保健品
E. 贵重药品

4. 处方标准由以下哪个机构统一规定（　　）

A. 国家卫生健康委员会
B. 省级行政管理部门
C. 医疗机构
D. 医疗机构按照法律法规制定
E. 省级卫生行政部门

5. 推行处方药与非处方药的管理制度，方便了（　　）

A. 公众自行治疗、处理日常生活中发生的轻微病症及身体不适
B. 大众自我处理日常生活中发生的轻微病症
C. 民众治疗自己身体的不适
D. 群众自我治疗日常生活中发生的轻微病症
E. 众人自行处理身体的不适

6. 下列情形以假药论处的是（　　）

A. 超过有效期的
B. 不注明生产批号的
C. 变质的
D. 擅自添加香料的
E. 直接接触药品包装未经批准的

7. 取得处方权的部门为（　　）

A. 国家卫生健康委员会
B. 医疗机构
C. 医师执业考核部门
D. 卫生局
E. 药监局

8. 精神药品处方的保存期限至少为（　　）

A. 1年
B. 2年
C. 3年
D. 4年
E. 5年

9. 医疗机构的药剂人员调配处方时，应遵守下列规定，除了（　　）

A. 对处方所列药品不得擅自更改
B. 必须经过核对
C. 对有配伍禁忌的处方，应当拒绝调配
D. 对超剂量的处方，应当更改为正确剂量
E. 对处方所列药品不得擅自代用

10. 医师处方权的取得一般是经过（　　）

A. 医师执业注册

B. 医院考核合格
C. 医师资格考试合格
D. 卫生行政部门授予
E. 医师协会专业培训考核合格

11. 下列按照假药论处的是（　　）
    A. 擅自添加防腐剂、辅料的药品
    B. 所注明的适应证超出规定范围的药品
    C. 药品成分的含量不符合国家药品标准的药品
    D. 被污染的药品
    E. 未注明有效期的药品

12. 医疗机构发现可能与用药有关的严重不良反应，必须及时报告。有权接受其举报的单位是（　　）
    A. 药品监督管理部门和卫生健康主管部门
    B. 药品检验机构和疾病预防控制机构
    C. 卫生监督机构和卫生健康主管部门
    D. 疾病预防控制机构和卫生监督机构
    E. 药品生产主管部门和药品经营主管部门

13. 有权对收受药物经营企业财物的医务人员做出没收违法所得的处罚的单位是（　　）
    A. 卫生健康主管部门
    B. 公安机关
    C. 食品药品监督管理部门
    D. 医师协会
    E. 工商行政管理部门

14. 医疗机构根据《药品不良反应管理办法》对已知新发生的不良反应的上报时限为（　　）
    A. 3日
    B. 5日
    C. 7日
    D. 10日
    E. 15日

15. 医疗机构的药剂人员调配处方时，应遵守的规定不包括（　　）
    A. 对处方所列药品不得擅自代用
    B. 对处方所列药品不得擅自更改
    C. 必须经过核对
    D. 对有配伍禁忌的处方，应当拒绝调配
    E. 对超剂量的处方，应当更改为正确剂量

16. 男，50岁，为长期使用麻醉药品的门诊癌症患者。医院为了解治疗效果和用药安全状况，要求其定期进行复诊。根据相关规定，该患者复诊间隔最长期限是（　　）
    A. 4个月
    B. 6个月
    C. 5个月
    D. 2个月
    E. 3个月

17. 医师开具处方时，除特殊情况外必须注明的是（　　）
    A. 患者体重
    B. 药品的拉丁文
    C. 处方药或非处方药
    D. 临床诊断
    E. 患者是否为过敏体质

18. 执业医师处方权的取得方式是（　　）
    A. 被医疗机构聘用后取得
    B. 在注册的执业地点取得
    C. 在上级医院进修后取得
    D. 医师资格考试合格后取得
    E. 参加卫生行政部门培训后取得

19. 医师张某给一患者开具了处方，患者取药时，药剂师指出该处方不符合相关规定不予调配。其理由是（　　）
    A. 该处方使用了药品通用名称
    B. 该处方同时开具了中成药和西药
    C. 该处方开具了5种药物
    D. 该处方注明了5日有效期
    E. 该处方开具了7日药物用量

20. 处方一般不得超过几日用量（　　）
    A. 3
    B. 5
    C. 7
    D. 10
    E. 30

21. 李某为中度慢性疼痛患者，医师开具第一类精神药品控缓释制剂为其治疗。根据《处方管理办法》，每张处方用药量的最多天数是（　　）
    A. 15
    B. 3
    C. 5
    D. 7
    E. 10

22. 下列医师被取消处方权的情形中**不包括**（　　）
    A. 被责令暂停执业
    B. 不按照规定开具处方，造成严重后果
    C. 被注销、吊销《医师执业证书》
    D. 考核不合格离岗培训期间
    E. 开具的处方超过有效期

23. 医师未取得处方权开具药品处方的，由县级以上卫生行政部门责令暂停执业活动的时间为（　　）
    A. 六个月
    B. 六个月以上一年以下
    C. 一年
    D. 三个月以上六个月以下

E. 三个月

24. 麻醉药品和第一类精神药品处方资格，由哪个部门授予（　　）
    A. 县级以上卫生行政主管部门
    B. 省级卫生行政主管部门
    C. 设区的市级人民政府卫生主管部门
    D. 设区的市级人民政府药品监督管理部门
    E. 执业医师所在的医疗机构

25. 医师开具处方和药师调剂处方应当遵循的原则是（　　）
    A. 科学、合理、经济
    B. 安全、科学、合理
    C. 安全、有效、经济
    D. 科学、有效、经济
    E. 科学、合理、有效

第五节　突发公共卫生事件应急处理条例【熟悉】

A1 和 A2 型题

说明：为单选题，5 个选项中可能同时有最佳正确答案和非错误答案，请从中选择一个最佳答案。

1. 突发公共卫生事件，医疗卫生机构和有关单位的上报时间为（　　）
    A. 5 小时
    B. 2 小时
    C. 11 小时
    D. 13 小时
    E. 4 小时

2. 下列**不属于**突发公共卫生事件应急事件的是（　　）
    A. 重大传染病疫情
    B. 群众性不明原因疾病
    C. 重大食物中毒
    D. 重大职业中毒
    E. 高考试题泄密

3. 发生突发公共卫生事件时，医疗机构的应急反应措施是（　　）
    A. 评价应急处理措施效果
    B. 组织、协调有关部门参与事件的处理
    C. 督导、检查应急处理措施的落实情况
    D. 开展患者接诊、收治和转运工作
    E. 开展突发公共卫生事件的调查与处理

4. 《突发公共卫生事件应急条例》对县级人民政府的职责作出的规定中，**错误**的是（　　）
    A. 成立应急处理指挥部
    B. 做好应急工作的财政预算
    C. 建立突发事件应急流行病学调查、传染源隔离等有关物资设施的储备
    D. 建立突发事件应急医疗救护、现场处置等技术与人才资源储备
    E. 组织开展防治突发事件的科学研究

5. 根据突发公共卫生事件的性质、危害程度和涉及范围，突发公共卫生事件分为（　　）
    A. 特别重大、重大、较大、一般和较小五级
    B. 较大、一般和较小三级
    C. 重大、较大和一般三级
    D. 特别重大、重大、较大和一般四级
    E. 重大和一般两级

6. 卫生行政部门接到传染病菌（毒）种丢失报告向本级人民政府报告的法定时间为（　　）
    A. 5 小时
    B. 6 小时
    C. 3 小时
    D. 4 小时
    E. 2 小时

7. 下列事件**不属于**突发公共卫生事件的是（　　）
    A. 突然发生的造成社会公众健康损害的食物中毒
    B. 突然发生的造成社会公众健康严重损害的重大传染病疫情
    C. 突然发生的可能造成社会公众健康严重损害的重大传染病疫情
    D. 突然发生的造成社会公众健康严重损害的群体性不明原因疾病
    E. 突然发生的可能造成社会公众健康严重损害的群体性不明原因疾病

8. 我国西南部某城市数年前发生一次天然气井喷事故，有害的硫化氢气体造成死亡 243 人，累计门诊治疗中毒者 2.7 万人次。判定此次事件为突发公共事件最主要依据是（　　）
    A. 累及野生动物和家禽家畜
    B. 大量居民被迫迁移
    C. 突然发生并严重损害公众健康

D. 自然环境的破坏
E. 多人发生中毒

9. 医疗卫生机构发现重大食物中毒事件后，应当在规定的时限内向所在地县级卫生行政部门报告，该时限是（　　）
A. 2 小时
B. 1 小时
C. 4 小时
D. 12 小时
E. 24 小时

10. 教育部所属综合大学的附属医院发现脊髓灰质炎疫情，应当报告的部门是（　　）
A. 国家教育行政部门
B. 国家卫生行政部门
C. 国家疾病预防控制机构
D. 所在地的政府卫生行政部门
E. 所在地的疾病预防控制机构

11. 省级人民政府接到发生突发公共卫生事件的报告后，应当向国务院卫生行政部门报告的法定时限是（　　）
A. 2 小时内
B. 12 小时内
C. 1 小时内
D. 3 小时内
E. 6 小时内

12. 不是公共卫生执法相对人的权利的是（　　）
A. 查处事故权
B. 索赔权
C. 申诉权
D. 陈述权
E. 举证权

13. 在突发公共卫生事件期间，散布谣言、哄抬物价、欺骗消费者、扰乱社会市场秩序的，由哪个机关或部门给予行政处罚（　　）
A. 公安部门或工商部门
B. 食品药品监督管理部门
C. 税收部门
D. 物价部门
E. 卫生行政部门

14. 不属于《突发公共卫生事件应急条例》规定的突发事件应急报告的内容是（　　）
A. 发生或者可能发生重大食物和职业中毒事件
B. 发生传染病菌种、毒种丢失
C. 发生 1 例艾滋病输入病例
D. 发生或者发现不明原因的群体性疾病
E. 发生或者可能发生传染病暴发、流行

第六节　中医药法【掌握】

A1 和 A2 型题

说明：为单选题，5 个选项中可能同时有最佳正确答案和非错误答案，请从中选择一个最佳答案。

1. 第十二届全国人大常委会第二十五次会议审议通过《中华人民共和国中医药法》的时间是（　　）
A. 2016 年 12 月 25 日
B. 2016 年 12 月 1 日
C. 2017 年 7 月 1 日
D. 2017 年 1 月 25 日
E. 2018 年 12 月 25 日

2. 《中华人民共和国中医药法》立法之路漫漫，早在（　　）年，首次在全国人大会议上提出了制定《中华人民共和国中医药法》的议案。
A. 1981
B. 1982
C. 1983
D. 1984
E. 1985

3. 《中华人民共和国中医药法》正式施行的时间是（　　）
A. 2016 年 12 月 25 日
B. 2016 年 12 月 1 日
C. 2017 年 7 月 1 日
D. 2017 年 1 月 25 日
E. 2018 年 7 月 1 日

4. 从"关键词"和"中医药产业链"两个角度解析《中华人民共和国中医药法》，其共提及关键词（　　）次，涉及中医药产业链上（　　）个关键点
A. 45、31
B. 46、31
C. 46、32
D. 45、32
E. 45、32

5. 发展中医药事业应当遵循（　　）
   A. 中医药发展规律
   B. 中医药人才成长规律
   C. 中医药学科发展规律
   D. 中医药行业发展规律
   E. 中医药队伍发展规律
6. 发展中医药事业应当符合（　　）特点
   A. 中药材
   B. 中药饮片
   C. 中医
   D. 中医药
   E. 西药
7. 传统与现代、理论与实际、中医与西医相结合，充分体现了发展中医药事业的客观基础和（　　）
   A. 普遍性
   B. 特殊性
   C. 实践性
   D. 矛盾性
   E. 复杂性
8. 《中华人民共和国中医药法》的立法目的是（　　）
   A. 继承中医药
   B. 保障和促进中医药事业发展
   C. 保护人民健康
   D. 弘扬中医药
   E. 以上均是
9. 《中华人民共和国中医药法》明确的发展中医药事业的原则是（　　）
   A. 遵循中医药发展规律
   B. 坚持继承和创新相结合
   C. 保持和发挥中医药特色和优势
   D. 运用现代科学技术，促进中医药理论和实践的发展
   E. 以上均是

第七节　重性精神疾病患者的管理【掌握】

A1 和 A2 型题

说明：为单选题，5 个选项中可能同时有最佳正确答案和非错误答案，请从中选择一个最佳答案。

1. 对精神障碍患者实施住院治疗须经监护人同意的情形是（　　）
   A. 医疗费用需要自理
   B. 没有办理住院手续能力
   C. 发生伤害自身行为
   D. 患者家属提出医学鉴定要求
   E. 有伤害他人的安全危险
2. 重性精神疾病**不包括**（　　）
   A. 精神分裂症、分裂情感障碍
   B. 偏执性精神病
   C. 双相（情感）障碍
   D. 癫痫所致精神障碍
   E. 焦虑症
3. 重性精神疾病患者的危险性评估分为（　　）级
   A. 6
   B. 5
   C. 4
   D. 3
   E. 2
4. 建档报告病种包括（　　）
   A. 精神分裂症
   B. 分裂情感性障碍
   C. 偏执性精神病
   D. 双相情感障碍
   E. 以上均是
5. 危险性评估 5 级是指（　　）
   A. 口头威胁，喊叫，但没有打砸行为
   B. 打砸行为，局限在家里，针对财物，能被劝说制止
   C. 明显打砸行为，不分场合，针对财物，不能接受劝说而停止
   D. 持续的打砸行为，不分场合，针对财物或人，不能接受劝说而停止
   E. 持管制性危险武器的针对人的任何暴力行为，或者纵火、爆炸等行为，无论在家里还是公共场合
6. 对于有口头威胁，喊叫，但没有打砸行为的患者，危险性评估为（　　）级
   A. 5
   B. 4
   C. 3
   D. 2
   E. 1
7. 精防医生随访患者时，对于出现危险体征的患

者，处理措施是（　　）

A．对症治疗，病情稳定后 3 个月时随访

B．对症处理后，观察 2 周，若治疗无效，建议转诊上级医院

C．对症处理，同时在规定范围内调整现用药物剂量，2 周时随访

D．立即转诊，2 周内随访转诊情况

E．对症治疗，病情稳定后 3 个月时随访，若治疗无效，建议转诊上级医院

第八节　我国人口和计划生育政策【了解】

A1 和 A2 型题

说明：为单选题，5 个选项中可能同时有最佳正确答案和非错误答案，请从中选择一个最佳答案。

1. 负有开展人口与计划生育的社会公益性宣传的义务的是（　　）

A．国家宣传部门
B．社会有关团体
C．大众传媒
D．企业组织
E．个人

2. 我国严禁利用超声技术和其他技术手段进行非医学需要的胎儿（　　）鉴定

A．性别
B．缺陷
C．健康
D．生长
E．疾病

第二章 医学伦理学

第一节 医患关系【熟悉】

A1 和 A2 型题

说明：为单选题，5个选项中可能同时有最佳正确答案和非错误答案，请从中选择一个最佳答案。

1. 相对于一般契约关系而言，医生在医患关系中负有更重的义务，但这些义务中**不包括**（　　）
   A. 监督义务
   B. 保密义务
   C. 披露义务
   D. 注意义务
   E. 忠实义务

2. 患者的权利**不包括**（　　）
   A. 基本医疗权
   B. 自我决定权
   C. 知情同意权
   D. 要求保密权
   E. 保管病志权

3. 下列会直接影响医务人员与患者进行语言沟通的是（　　）
   A. 声调
   B. 手势
   C. 谈话地点
   D. 关闭式谈话
   E. 以上均不是

4. 随着病情的变化，医患关系可以（　　）
   A. 一直保持不变
   B. 由主动-被动型转化为指导-合作型
   C. 由主动-被动型转化为共同参与型
   D. 最终都要进入共同参与型
   E. 由一种模式转向另一种模式

5. 医患沟通的伦理准则是（　　）
   A. 尊重
   B. 有利
   C. 公正
   D. 诚信
   E. 以上均是

6. 对于切除阑尾的术后患者，宜采取的医患模式是（　　）
   A. 主动-被动型
   B. 被动-主动型
   C. 指导-合作型
   D. 共同参与型
   E. 合作-指导型

7. 医务人员职业道德**不要求**（　　）
   A. 无私的奉献
   B. 崇高的爱情
   C. 利他精神
   D. 把患者的痛苦看得高于一切
   E. 以上均不是

8. 以下适用保密原则的情况是（　　）
   A. 精神障碍患者有严重伤害自身或伤害他人的危险
   B. 精神障碍患者有致命的传染性疾病等且可能危及他人
   C. 未成年人受到性侵犯或虐待
   D. 精神障碍患者有敏感多疑的想法
   E. 法律规定需要披露的情形

9. 对大多数慢性病患者，帮助患者自疗属于（　　）医患关系模式
   A. 共同参与型
   B. 指导-合作型
   C. 主动-被动型
   D. 父母与婴儿式
   E. 以上均不是

10. 患者的自主性取决于（　　）
    A. 医患之间的契约关系
    B. 医患之间的经济关系
    C. 医患之间的政治关系
    D. 医患之间的亲疏关系
    E. 医患之间的工作关系

11. 医患关系出现物化趋势的最主要原因是（ ）
    A．医学高技术手段的大量应用
    B．医院分科越来越细，医生日益专科化
    C．医生工作量加大
    D．患者对医生的信任感降低
    E．患者过多依赖医学高技术的检测手段

12. 医疗活动中最基本、最重要的人际关系是（ ）
    A．医患关系
    B．医疗团体与社会的关系
    C．医护关系
    D．医际关系
    E．护患关系

13. 甲医师发现邻病房乙医师的诊治失误后，及时反映给主管部门。这体现了正确处理医务人员之间关系的道德原则是（ ）
    A．共同维护社会公益
    B．共同维护患者利益
    C．开展正当竞争
    D．全心全意为人民服务
    E．以上都不是

14. 患者李某，女，26岁，未婚，体检中发现左侧乳房有肿块来院治疗。经医生诊断后拟进行手术治疗，但患者十分担心手术会影响今后生活质量，医生积极解释，消除了患者的心理负担，在征得患者家属同意的情况下，进行手术且手术顺利，患者及家属都很满意。本案例集中体现了尊重患者的（ ）
    A．基本医疗权
    B．知情同意权
    C．疾病认知权
    D．提出问题并要求医生解答的权利
    E．监督医疗过程的权利

15. 连某因患严重的躁狂抑郁障碍，正在精神病专科医院住院治疗。因病情恶化，患者出现伤人毁物等行为，医院在没有其他可替代措施的情况下，对其实施了约束身体的措施，但实施后没有及时通知连某的监护人。连某的父亲作为监护人探视时，看到儿子被捆绑在病床上非常气愤。该案例中所形成的医患关系模式是（ ）
    A．主动-被动型
    B．指导-合作型
    C．契约许可型
    D．指导参与型
    E．共同参与型

16. 关于医患关系的表述不正确的是（ ）
    A．建立在平等关系上的契约关系
    B．是服务与被服务的契约关系
    C．是有法律保障的信托关系
    D．医患是平等关系
    E．技术关系是建立在利益的基础上的

17. 女，18岁。近几个月来常因琐事与父母发生激烈争吵，闷闷不乐，被诊断为抑郁症而入院治疗。两周后，其父母去探视，患者起初表现出既想见又不想见的矛盾心理，但最终还是决定拒绝见其父母。医生根据病情同意了患者的决定。是否允许患者父母探视应首先遵循的伦理原则是（ ）
    A．协同一致原则
    B．患者家属自主原则
    C．患者利益至上原则
    D．公正原则
    E．公益原则

18. 医患交流中，能够使得沟通更为有效与顺畅的方法是（ ）
    A．尽量多用书面语沟通
    B．避免表达态度和情感
    C．善用问句引导话题
    D．尽量使用医学术语
    E．提供的信息越多越好

19. 对隐私权的保护不是无限制的、绝对的，除下列（ ）情况需要对隐私权公开
    A．保护隐私权和公共利益相冲突
    B．保护隐私权和公民合法知情权相冲突
    C．保护隐私权和国家法律相冲突
    D．保护隐私权和他人健康相冲突
    E．保护隐私权和医院利益相冲突

20. 下列不属于患者的道德义务的是（ ）
    A．提供与病情有关的信息
    B．在医师的指导下与医生积极配合
    C．遵守医院各项规章制度
    D．提高医院声誉
    E．支持医学生的实习和医疗教学

21. 关于患者的权利，下列不正确的是（ ）
    A．监督医疗过程
    B．拒绝有创性的检查和治疗
    C．拒绝实习生触诊
    D．配合医药推销人员宣传
    E．拒绝医生获得患者隐私

22. 在临床诊疗过程中，医生往往过分强调药物和治疗手段的作用，患者常常只能被动接受，对疾病诊治方案、检查项目、价格等均无发言权。此类情况的出现反映医生忽视了患者的（ ）
    A．安全需要
    B．个体差异
    C．生理需要
    D．主观能动性
    E．人格尊严

23. 患者，男，68岁。因咳嗽、咳痰就诊，接诊医生在与患者进行交流中，问患者"您每天吸多少支烟？"，该医师的提问技巧是（　　）
   A. 复合式提问
   B. 诱导式提问
   C. 开放式提问
   D. 探索式提问
   E. 封闭式提问

24. 医务人员与患者的合理沟通技巧是（　　）
   A. 应开诚布公，告知患者详细病情
   B. 应用适时的沉默
   C. 说比听更重要
   D. 多使用暗示性提问
   E. 有些问题提问应尽可能促使患者能明确回答"是"或"否"

25. 下列关于医患关系特点的表述**错误**的是（　　）
   A. 医者应保持情感的中立性
   B. 双方目的的一致性
   C. 人格尊严、权利上的平等性
   D. 医学知识和能力的对称性
   E. 医患矛盾存在的必然性

26. 在医患交往过程中，医护人员不恰当的交往方式是（　　）
   A. 重视患者的自我感受
   B. 采取封闭和开放式的提问
   C. 用专业术语进行交流
   D. 关注疾病本身和相关话题
   E. 了解患者的安全需要

27. 医务人员彼此协作的基础是（　　）
   A. 没有分歧
   B. 彼此独立
   C. 互相信任
   D. 互相学习
   E. 彼此竞争

28. 有关医际关系与医患关系的表述，下列选项**错误**的是（　　）
   A. 医际关系的恶化在一定程度上将对医患关系产生不良影响
   B. 医患关系的恶化在一定程度上将对医际关系产生不良影响
   C. 处理医际关系与医患关系依据的伦理原则是相同的
   D. 医际关系与医患关系既互相独立又相互关联
   E. 良好的医际关系有助于形成良好的医患关系

29. 下列各项，属医患关系基本内容的是（　　）
   A. 技术操作和服务态度
   B. 技术方面和法律方面
   C. 法律方面和伦理方面
   D. 处理医者和患者的矛盾
   E. 技术方面和非技术方面

30. **不**属于患者道德义务的是（　　）
   A. 支持医学发展
   B. 遵守医院规章制度
   C. 对医疗机构及其医务人员进行监督
   D. 尊重医务人员的人格和劳动
   E. 支付医疗费用

31. 某医院急诊医师接诊了一位遭遇车祸昏迷的患者，立即给予了心肺复苏、气管插管等抢救措施。此时的医患关系所属类型是（　　）
   A. 共同参与型
   B. 主动-被动型
   C. 指导-合作型
   D. 合作-监督型
   E. 主动权威型

32. 在医务人员之间人际关系的特点中，"比、学、赶、超"体现的是（　　）
   A. 协作性
   B. 平等性
   C. 互助性
   D. 竞争性
   E. 同一性

第二节　医学道德【了解】

A1 和 A2 型题

说明：为单选题，5个选项中可能同时有最佳正确答案和非错误答案，请从中选择一个最佳答案。

1. 医德修养的方法是（　　）
   A. 积极参加医院的各种政治学习
   B. 让领导多督促自己
   C. 让同事多提醒自己

D．让患者多监督自己
E．追求慎独

2. 对医师是"仁者"最准确的理解是（　　）
A．医师应该精通儒学
B．仁者爱人，爱患者
C．医师应该是伦理学家
D．医师应该善于处理人际关系
E．医师角色要求道德高尚

3. 对医务人员在医德修养方面提倡"慎独"，**不正确**的是（　　）
A．"慎独"是古代儒家用语，是封建社会道德特有的范畴
B．"慎独"是道德修养的方法
C．"慎独"是指个人在独处无人监督时，仍能坚持道德原则和道德信念
D．"慎独"是中性名词，在今天使用它可以有新的内容和含义
E．医德修养是有层次的，提倡"慎独"，是希望医务人员的医德修养达到更高境界

4. 对医术与医德之间关系**错误**的理解是（　　）
A．"医乃仁术"
B．有能力做的就应该去做
C．"大医精诚"
D．临床医学决策同时也是伦理决策
E．前沿医学技术应用于临床必须有医德参与

5. **不属于**医疗资源管理和分配道德准则的是（　　）
A．平等交往，以患者利益为中心
B．医患利益兼顾，患者群体利益第一
C．防治结合，预防为主
D．经济效益与社会效益统一，社会效益第一
E．投入与效益并重，提高效率优先

6. 临床医师应尽的道德义务中，首要和根本的是（　　）
A．对同事的义务
B．对医院的义务
C．对医学的义务
D．对社会的义务
E．对患者的义务

7. 下列关于医学道德评价的提法中，正确的是（　　）
A．它依据社会道德的原则和规范为标准
B．它只对医务人员的行为和活动进行评价
C．它是改善社会道德风尚的有力武器
D．它是医务人员医学道德品质形成的重要手段
E．它仅有社会评价的方式

8. 医学道德评价应坚持（　　）
A．动机与目的辩证统一
B．动机与手段的辩证统一
C．动机与效果的辩证统一
D．目的与效果的辩证统一
E．手段与效果的辩证统一

9. 医德评价的意义应**除外**（　　）
A．医务人员自我心理需求的手段
B．医务人员行为的监视器和调节器
C．维护医德原则的重要保障
D．维护医德规范的重要保障
E．使医德原则、规范转化为医德行为的中介和桥梁

10. 对"慎独"最正确的理解是（　　）
A．无人监督时注意不违背医德
B．别人无法监督时注意不违背医德
C．有错误思想干扰时注意加以抵制
D．坚持从小事上点点滴滴做起
E．坚持医德修养的高度自觉性、坚定性、一贯性

11. 对医德评价的意义理解**有误**的是（　　）
A．表明评价者个人的喜好
B．形成健康的医德氛围
C．调节医学人际关系
D．有助于将外在医德规范内化为医务人员的信念
E．有助于指导医务人员选择高尚的医德行为

12. 医学道德修养是指医务人员在医学道德方面所进行的自我教育、自我锻炼和自我陶冶，以及在此基础上达到的（　　）
A．医学道德境界
B．医疗实践能力
C．医疗技术水平
D．医患沟通能力
E．医疗道德意识

13. 下列各项，**不属于**医德修养内容的是（　　）
A．树立正确的医德认识，在实践中进行医德品质的培养
B．认真学习医学伦理学知识，进行医德理论修养
C．在医疗实践中以医德原则和规范要求自己，进行认知修养
D．学习国家医疗体制改革文件，进行卫生政策修养
E．以正确的医德思想克服旧的道德观念的影响，进行医德信念修养

14. 培养全面、合格的医学人才的重要手段是（　　）

A. 医德教育
B. 医德修养
C. 医德评价
D. 医德实践
E. 医德情操
15. 医德教育的目的是（　　）
A. 提高医德认识
B. 培养医德情感
C. 锻炼医德意志
D. 树立医德信念
E. 养成良好的医德习惯
16. 通过内心信念来实现的道德评价是（　　）

A. 患者评价
B. 群众评价
C. 领导评价
D. 同行评价
E. 自我评价
17. 医学道德评价的首要标准是（　　）
A. 患者疾病的缓解和康复
B. 医疗机构的发展
C. 人类生存和环境保护及改善
D. 医学科学发展和社会进步
E. 医务人员社会地位的提升

第三节　医疗机构从业人员行为规范【掌握】

A1和A2型题

说明：为单选题，5个选项中可能同时有最佳正确答案和非错误答案，请从中选择一个最佳答案。

1. 对于有精神疾病的患者，在诊治中的道德要求不包括（　　）
A. 讲究语言文明，重视精神治疗
B. 治疗行为必须取得患者本人知情同意
C. 正确对待异性患者
D. 为患者保密
E. 要慎重、准确地做出诊断
2. 性病诊治中的道德要求不包括（　　）
A. 尊重患者，消除心理顾虑
B. 对患者配偶保守秘密
C. 明确诊断，积极治疗
D. 普及性病防治知识，预防传播
E. 及时报告疫情，防止传染
3. 下列选项中符合手术治疗伦理要求的是（　　）
A. 手术方案应经患方知情同意
B. 患者坚决要求而无指征的手术也可实施
C. 手术对患者确实有益时，可无需患者知情同意
D. 手术方案必须经患者单位同意
E. 患者充分信任时，医生可自行决定手术方案
4. 女，50岁。因子宫肌瘤行全子宫切除术。术中医生发现患者左侧卵巢有病变应切除，在未征得患者及其家属同意的情况下，将左侧卵巢与子宫一并切除。术后患者恢复良好。该案例中，医生违背的临床诊疗伦理原则是（　　）
A. 知情同意原则
B. 患者至上原则

C. 守信原则
D. 最优化原则
E. 保密原则
5. 对临床诊疗道德中最优化原则理解全面的是（　　）
A. 采取没有风险的治疗手段
B. 选择以最小代价获得最大效果的治疗方案
C. 选择让患者花费最少的治疗方案
D. 尽可能使用保守治疗方案
E. 采取使患者没有痛苦的治疗手段
6. 临床诊治工作的基本道德原则是（　　）
A. 及时、准确、有效、择优、自主
B. 及时、准确、最优、保密、自主
C. 及时、准确、择优、尊重、保密
D. 及时、有效、最优、自主、保密
E. 及时、有效、择优、尊重、保密
7. 对急诊患者，当手术是抢救患者的唯一方案时，最符合医学道德的做法是（　　）
A. 首先考虑患者的选择
B. 立即进行手术
C. 在征得其家属或单位同意后，立即进行手术
D. 放弃手术
E. 患者拒绝手术时可不手术
8. 在辅助检查中，不属于临床医生应遵循的道德要求是（　　）
A. 从诊治需要出发，目的纯正
B. 认真细致、心正无私

C．知情同意、尽职尽责
D．综合分析、切忌片面
E．密切联系、加强协作

9. 在下列各项中，**不体现**协同一致原则的是（　　）
   A．医师通过辅助检查明确诊断
   B．急危重症患者的抢救
   C．手术治疗
   D．询问病史
   E．会诊

10. 患者，女，30岁，因出现类似早孕症状2次到某县医院门诊就医，医师简单检查后均诊断为妇科炎症，但该女士服药多日症状未见缓解。半个月后，因突然阴道大出血和急腹症被送往医院抢救后确诊为异位妊娠。该案例中，初诊医生可能违背的临床诊疗伦理要求是（　　）
    A．关心体贴，减少痛苦
    B．全面系统，认真细致
    C．耐心倾听，正确引导
    D．尊重患者，心正无私
    E．举止端庄，态度热情

第二篇 专业理论

第一章　中医全科理论

第一节　中医全科理论知识【熟悉】

A1 和 A2 型题

说明：为单选题，5个选项中可能同时有最佳正确答案和非错误答案，请从中选择一个最佳答案。

1. 以现代医学和传统医学为手段，实现为慢性病患者解除痛苦并提高生命质量的目的。这里体现的全科医师的历史使命是（　　）
   A．降低医疗费用
   B．重塑医师形象
   C．承担三级预防
   D．推进卫生改革
   E．发展"照顾医学"
2. 全科医学的基础是（　　）
   A．社会生态学模式
   B．自然哲学医学模式
   C．生物医学模式
   D．医学机械论模式
   E．生物-心理-社会医学模式
3. 全科医学全新的整体观**不包括**（　　）
   A．医师的服务对象是患者
   B．人是有感情和需要的
   C．患者有和医生同样的尊重和权利
   D．要端正健康的观念
   E．患者是一个完整的人
4. 全科医疗的基本原则**不包括**（　　）
   A．人性化服务
   B．连续性服务
   C．可及性服务
   D．以家庭为单位服务
   E．以医疗为中心的服务
5. 全科医疗作为一种基层医疗保健，它**不是**（　　）
   A．以门诊为主体的医疗照顾
   B．公众需要时最先接触的医疗服务
   C．仅仅关注前来就医者
   D．以相对简便而有效的手段解决社区居民大部分健康问题
   E．强调在改善健康的同时提高医疗资源利用的成本效益
6. 全科医学的核心是（　　）
   A．以患者为中心的卫生服务
   B．以家庭为单位的初级卫生服务
   C．以疾病为中心的卫生服务
   D．以社区为基础的卫生服务
   E．以家庭为中心的卫生服务
7. 全科医学产生的基础**不属于**（　　）
   A．疾病谱及死因谱的变化
   B．高科技医学的发展
   C．医学模式的转变
   D．人口老龄化
   E．医疗费用的高涨与卫生资源的不合理分配
8. 以患者为中心的患者管理，基本内容是指（　　）
   A．给患者提供信息支持和适当的解释
   B．给予支持、提出用药的建议
   C．开处方、进行持续性的预防和随访
   D．适当的转诊和实验室检查
   E．以上全部内容
9. 以下**不属于**全科医疗中患者管理的基本内容的是（　　）
   A．安慰和解释
   B．告诫
   C．转诊
   D．随访
   E．问诊
10. 全科医疗的最大特点是强调（　　）
    A．持续性、综合性、个体化的照顾
    B．预防疾病和维持健康
    C．早期发现并处理疾病
    D．对服务对象的长期（贯穿生命周期）负

责式照顾

E. 全面给予医疗服务

11. **不是**中医全科医疗的特征的有（　　）

A. 是一种基层医疗服务

B. 是以门诊为主体的服务

C. 一种新型的医疗服务模式

D. 是专科性的中医医疗服务

E. 是有中国特色的全科医疗

12. 以社区为基础的健康照顾（COPC）模式的基本要素是（　　）

A. 医院、医生、患者

B. 社区、医院、防疫站

C. 基层医疗单位、社区、确定及解决社区主要健康问题的过程

D. 基层医疗单位、社区、家庭

E. 医院、社区、患者

13. 关于中医全科医学的性质**错误**的是（　　）

A. 是一门体现中医学全科特点的学科

B. 是一门综合性的医学学科

C. 实现医学模式的转变

D. 是一门服务于基层的医学学科

E. 是一门注重人文社会科学的医学学科

14. 全科医疗中患者管理的原则**不包括**（　　）

A. 充分利用社区和家庭资源对患者进行合理的处置

B. 患者详细解释病情、治疗的内涵和预期结果

C. 治疗要考虑副作用和花费

D. 考虑伦理学的相关问题

E. 不使用替代疗法

15. COPC处于3级水平的是（　　）

A. 对所在社区的健康问题有所了解，缺乏社区内个人的资料，根据医师本人的主观印象来确定健康问题的优先顺序及解决方案

B. 对所在社区的健康问题有进一步的了解，有间接调查得到的二手资料，具备计划和评价的能力

C. 通过社区调查或建立的档案资料能掌握所定义社区90%以上居民的健康状况，针对社区内的健康问题采取对策，但缺乏有效的预防策略

D. 对社区内每一个居民建立健康档案，掌握个人的健康及基本情况，采取有效的预防保健和疾病治疗措施，建立社区内健康问题收集的正式渠道和评价系统，具备解决问题的能力和协调管理社区资源的能力

E. 无社区的概念，只对就医的患者提供非连续性照顾

16. 实施COPC的核心是（　　）

A. 社区治疗

B. 社区投资

C. 制订COPC计划

D. 社区参与

E. 社区诊断

17. 全科医师提供"长期负责式照顾"的特点**不包括**（　　）

A. 对服务对象提供以人为本、以健康为中心的主动服务

B. 对服务对象的健康事务长期负有管理责任

C. 对患者的各种健康需求作出及时评价与反应

D. 负责对患者的常见慢性疾病进行全程治疗

E. 随时关注其"签约患者"的身心健康状况

18. 下列**不是**家庭出诊的指征的是（　　）

A. 家庭及其成员发生紧急事件时

B. 接收基层医疗照顾中的患者

C. 需要提供医学信息的家庭

D. 正处于病情观察或接受家庭治疗的患者

E. 需要接受系统评价的家庭

19. 关于全科医学特征的叙述，**错误**的是（　　）

A. 强调全面照顾

B. 充分利用高新技术

C. 以生物-心理-社会新的医学模式为指导

D. 研究对象覆盖全社区人群

E. 以人为本、以健康为中心

20. 中医全科医师应具备的知识结构**不包括**（　　）

A. 中医学知识

B. 中医全科医学的专业知识

C. 与职业价值观无关的知识

D. 现代医学知识

E. 以人为中心的各学科知识

21. 中医全科医师应具备的能力**不包括**（　　）

A. 社区中医学的应用能力

B. 现代医学的诊治能力

C. 心理学的应用能力

D. 经营和管理的能力

E. 学习与自我发展的能力

22. 全科医学的"持续性服务"是指（　　）

A. 全科医师对人生各阶段及疾病进展各阶段都负有健康管理责任

B. 如果全科医师被调动工作，就违反了持续性服务的原则

C．全科医师对于社区所有人口的生老病死负有全部责任

D．所有人的所有健康问题都要由全科医师亲自处理

E．全科医师在从发病到痊愈的全过程中陪伴在患者床边

23．关于传统生物医学的哲学思想说法**错误**的是（　　）

A．二元论哲学与医学的冲突

B．还原论与传统生物医学发展

C．机械论对生物医学的影响

D．科学主义思潮对医学的影响

E．框定了中医学理论建构的模式

24．下列关于全科的医学观**错误**的是（　　）

A．全科医学的本质在于医学观的改变，即观察和解决问题时所秉持的哲学

B．准确把握医学的科学性和经验性

C．准确把握医学的自然科学性和社会科学性

D．需要正确认识病理过程与疾病的关系

E．要将患者只视作患者

第二节　中医养生保健学【熟悉】

A1和A2型题

说明：为单选题，5个选项中可能同时有最佳正确答案和非错误答案，请从中选择一个最佳答案。

1．在饮食养生中，饮食三宜是指（　　）

A．食宜少，食宜凉，食宜细嚼细咽

B．食宜少，食宜淡

C．食宜少，食宜甜

D．食宜咸，食宜润

E．食宜软，食宜温，食宜细嚼细咽

2．冬季方药养生不可过服湿热之品，并适当给予滋补阴精之品，以使（　　）

A．阴阳互生互化

B．精血护生

C．补养气血

D．脏腑平和

E．调和脾肾

3．《素问·四气调神大论》载冬季应"早卧晚起，以待阳光"，其养生目的是（　　）

A．有利预防春季温病

B．有利气血旺盛

C．有利蓄养阴精

D．有利阳气潜藏，阴精积蓄，避寒保温

E．有利心神宁静

4．蘑菇、山药、胡萝卜、芹菜，最适宜食用的季节是（　　）

A．冬季

B．春季

C．长夏之季

D．秋季

E．夏季

5．下列食物脂肪肝患者应首选（　　）

A．苦瓜、橙子

B．黑木耳、洋葱

C．花生米、柿子

D．虾、蘑菇

E．鸡蛋、奶酪

6．从神经发育方面分析作业活动时，下面观察**不对**的是（　　）

A．选择活动的目标

B．该活动需要哪些关节固定或运动

C．进行活动时人与物品的位置以及彼此间的定位关系

D．该活动需要消耗的代谢当量水平

E．何种运动模式？是否与原始反射或肢体连带运动相对立

7．下列**不是**方药养生保健的应用原则的是（　　）

A．渐进施药

B．顺时选药

C．因人用药

D．辨证遣药

E．多用补药

8．三宝养生论中的"三宝"是指（　　）

A．精气神

B．气血津

C．心肝肾

D．神魂魄

E．以上均不是

9．中医养生学中的整体观念包括（　　）

A．人体结构与功能上的整体性
B．人与自然的整体
C．人与社会的整体性
D．以上均是
E．以上均不是

第三节 社区诊断【掌握】

A1 和 A2 型题

说明：为单选题，5个选项中可能同时有最佳正确答案和非错误答案，请从中选择一个最佳答案。

1. 以下关于社区卫生服务的描述，正确的是（　　）
   A．以三级医院为主体，基层卫生机构为辅助
   B．以全科医师为主干，利用先进技术
   C．以人的健康为中心、家庭为单位、社区为范围、需求为导向
   D．以孕妇、婴儿、老年人、慢性病患者、残疾人为重点
   E．以解决社区所有卫生问题、满足基本卫生服务需求为目标

2. 社区卫生服务组织管理的特征中，属于前提和基础的是（　　）
   A．必须进行分工
   B．必须进行合作
   C．必须有责任制度
   D．必须具有目标
   E．有不同层次的权力

3. 以下是以社区为基础健康照顾的基本方法的是（　　）
   A．以家庭为单位的照顾
   B．以问题为导向的医疗记录
   C．社区导向的基层医疗
   D．以预防为导向的健康照顾
   E．以人为中心的健康照顾

4. 制订社区卫生人力培训计划的原则中，**错误**的是（　　）
   A．突出重点的原则
   B．系统性、渐进性原则
   C．整体性原则
   D．机构需要的原则
   E．可操作性的原则

5. 关于全科医师的描述，正确的是（　　）
   A．为个人、家庭和社区提供优质、方便、一体化的基层医疗保健服务
   B．全面掌握各科业务技术的临床医师
   C．采用以疾病为中心的权威型的诊疗模式
   D．以诊断和治疗疾病为目标，注重个人对疾病的研究兴趣
   E．提供全部"六位一体"社区卫生服务的基层医师

6. 社区卫生服务中的骨干力量是（　　）
   A．公卫人员
   B．护士
   C．全科医师
   D．专科医师
   E．后勤人员

7. 社区卫生服务评价中，属于健康状况指标的是（　　）
   A．卫生资源分配
   B．人均能量摄取量
   C．健康教育覆盖率
   D．平均期望寿命
   E．安全供水普及率

8. 社区卫生服务是（　　）
   A．以健康为导向的基层卫生服务
   B．以患者为导向的基层卫生服务
   C．以需求为导向的基层卫生服务
   D．以利用为导向的基层卫生服务
   E．以居民为导向的基层卫生服务

9. 制订社区卫生服务计划的方法中，定性的方法是（　　）
   A．需求量法
   B．需要量法
   C．甘特图法
   D．滚动式计划方法
   E．要求量法

10. 社区诊断的主要目的**不包括**（　　）
    A．发现社区主要健康问题及排列顺序，辨明社区的需要、需求
    B．分析社区健康问题产生的主要原因及影响因素
    C．了解社区资源及解决卫生问题的能力

D．提供制订社区卫生计划所需的资料
　　E．根据资料制订建设社区卫生计划
11．对社区卫生服务理解**错误**的是（　　）
　　A．服务方式是以"三甲"医院服务为主
　　B．应以社区健康服务中心门诊服务为主
　　C．服务所面对的问题是常见病以及疾病的早期问题
　　D．服务机构要为居民提供简单、便宜、科学有效的诊疗护理和预防保健服务
　　E．是社区大多数居民就医时最先接触的医疗保健服务
12．以下属于社区服务需求的影响因素的是（　　）
　　A．医疗保障制度
　　B．卫生服务的价格和成本
　　C．卫生服务模式和服务方式
　　D．技术水平、设备和设施条件
　　E．卫生服务的管理水平

第四节　双向转诊、健康教育、家庭病床【熟悉】

A1 和 A2 型题

说明：为单选题，5 个选项中可能同时有最佳正确答案和非错误答案，请从中选择一个最佳答案。

1．社区卫生服务中心与二、三级医院之间应以契约式协议建立固定的（　　）制度
　　A．双向转诊
　　B．单向转诊
　　C．多向转诊
　　D．偶然转诊
　　E．拒绝转诊
2．健康信念理论模式核心概念是相关疾病（　　）
　　A．危险性的知觉
　　B．威胁知觉和行为评估
　　C．易感性认知
　　D．后果严重性认识
　　E．行为改变的障碍
3．家庭问题的根本原因是（　　）
　　A．家庭成员的交往方式问题
　　B．缺乏知识
　　C．缺乏技能
　　D．认知错误
　　E．生活方式的问题
4．糖尿病患者由社区向上级医院转诊的正确指征是（　　）
　　A．血糖控制差，低血糖或高血糖，需严密监测血糖及调整用药者
　　B．已经诊断为糖尿病患者
　　C．近期出现合并慢性并发症
　　D．需用胰岛素或其他强化治疗方案，密切监测血糖者
　　E．新诊断的或血糖控制差的高血压糖尿病，需用胰岛素治疗者
5．健康教育的基本内容**不包括**（　　）
　　A．戒烟
　　B．营养知识教育
　　C．控制体重
　　D．运动疗法
　　E．精神内守
6．家庭病床出现于（　　）
　　A．20 世纪 30 年代
　　B．20 世纪 50 年代
　　C．20 世纪 70 年代
　　D．20 世纪 90 年代
　　E．21 世纪初期
7．**不**属于家庭病床收治的对象的是（　　）
　　A．手术后恢复期患者
　　B．慢性心肺疾病患者
　　C．老年痴呆患者
　　D．急性胆囊炎患者
　　E．尿潴留患者
8．家庭病床收治的范围是（　　）
　　A．需进行急诊手术的患者
　　B．需进行急诊留观的患者
　　C．疾病急性期的患者
　　D．需进行抢救治疗的患者
　　E．年老体衰的慢性病患者
9．家庭外在资源评估的简单方法是（　　）
　　A．家庭关怀指数
　　B．家庭生态图
　　C．家庭基本资料
　　D．麦克马斯特家庭功能模型
　　E．家系图
10．对"以家庭为单位照顾"描述最佳的是（　　）

A．全科医师将家庭访视作为其日常工作中的最主要内容
B．全科医师必须为社区内所有家庭建立家庭健康档案
C．全科医师负责管理每个家庭所有成员疾病的诊疗及康复
D．全科医师应利用家庭资源进行健康与疾病的管理
E．全科医师在接诊患者时首先应了解并记录其家庭情况

第二章 社区健康管理

第一节 健康档案【熟悉】

A1和A2型题

说明：为单选题，5个选项中可能同时有最佳正确答案和非错误答案，请从中选择一个最佳答案。

1. 家庭评估的主要目的是（　　）
   A. 了解家庭的结构和功能状况
   B. 进行家庭生活干预
   C. 了解家庭发展历史
   D. 了解患者的家庭矛盾
   E. 了解家庭的人际关系

2. 家庭生活周期分为（　　）个阶段
   A. 4
   B. 6
   C. 8
   D. 10
   E. 12

3. 下述哪项属于高危家庭（　　）
   A. 吸毒、酗酒者家庭
   B. 单亲家庭
   C. 残疾者、长期重病者家庭
   D. 受社会歧视的家庭
   E. 以上都包括

4. 家系图可以反映的内容是（　　）
   A. 家庭关系的好坏
   B. 家庭成员是否适应自身的角色
   C. 家庭的关怀度
   D. 家庭合作度
   E. 家庭关系模式

5. 编制家系图时，其基本设计应为（　　）
   A. 含三代或三代以上
   B. 在家系图上应标明家庭中出现的各种压力事件和发生时间
   C. 子女应按年龄大小依次从左向右排列
   D. 夫妻应男在左，女在右，并标明婚姻状况
   E. 包括以上全部内容

6. 一份完整的家系图一般由（　　）代组成
   A. 四
   B. 五
   C. 二
   D. 一
   E. 三

7. 如图所示下图中虚线内4人组成的家庭属于的家庭类型是（　　）

   A. 核心家庭
   B. 单亲家庭
   C. 主干家庭
   D. 联合家庭
   E. 混合家庭

8. 家庭评估的主要适应证**不包括**（　　）
   A. 频繁的急性发病和无法控制的慢性病
   B. 遵医行为不良
   C. 家庭生活压力事件
   D. 儿童行为问题
   E. 遗传性疾病的生物学评价

9. **不属于**家庭健康档案的内容是（　　）
   A. 家庭成员每人的基本资料
   B. 家庭成员的健康状况
   C. 家庭住址
   D. 家庭周边的自然环境
   E. 家庭人数

10. 家庭对健康与疾病的影响**不包括**（　　）
    A. 疾病遗传方面

B．儿童发育方面
C．血液类型方面
D．疾病传播方面
E．生活方式方面

11．家庭健康档案包括（　　）
A．家庭基本资料
B．人口资料
C．家庭生活周期
D．家庭圈
E．以上都是

12．就我国目前控烟现状看，若想达到全面控烟的效果必须采取的措施是（　　）
A．健康教育
B．社会动员
C．大众宣传
D．综合干预
E．发展个人技能

A3 和 A4 型题

说明：为共用题干单选题，考题是以一个共同题干的临床案例出现，请从中选择一个最佳答案。

（1~2 题共用题干）
一对中年夫妇将 7 岁儿子送来急诊，诊断为哮喘，用药后迅速缓解。此后这一情况在 2 个月内重复了 3 次，医生感到有必要了解该家庭的状况。

1．[第一问]经了解，得知该家庭中仅有此 3 位成员同住。该家庭的结构属于（　　）
A．单亲家庭
B．联合家庭
C．主干家庭
D．核心家庭
E．单亲家庭

2．[第二问]医生了解到夫妻双方经常发生争吵，并以"离婚"相互要挟。患儿感受到极大压力，常因此而出现哮喘，针对此患儿的疾病，该家庭的（　　）功能出现问题
A．抚养与赡养
B．满足生殖和性需要
C．赋予成员地位
D．经济功能
E．满足情感需要

第二节　老年人保健【熟悉】

A1 和 A2 型题

说明：为单选题，5 个选项中可能同时有最佳正确答案和非错误答案，请从中选择一个最佳答案。

1．老年人心肌梗死容易误诊，主要原因在于（　　）
A．常有呼吸系统疾病
B．常有胃肠道疾病
C．症状不典型或无痛
D．心电图不出现病理性 Q 波
E．血清心肌酶水平不升高

2．患者，男，80 岁。发现持续性房颤 1 年，既往有腔隙性脑梗死病史。患者使用华法林需要注意的内容是（　　）
A．老年人对华法林代谢能力降低，需要减少剂量
B．老年人对华法林代谢能力增强，需要增加剂量
C．老年人对华法林代谢能力与年轻人相同，不需要调整剂量
D．老年人对华法林代谢能力受多因素影响，需要加强监测，调整剂量
E．老年人对华法林代谢能力降低，不能应用此类药物

3．关于老年人患病特点，以下描述正确的是（　　）
A．患病时间较短
B．通常患有多系统疾病
C．用药种类较少
D．其患有的疾病之间具有相关性
E．患病多为早期疾病

4．下列**不是**老年人药物不良反应发生率高的原因

的是（　　）

A．健康观问题，故意不服药
B．诊断、治疗不正确
C．处方量过大
D．老年人记忆力差
E．长期用药管理不当，未严格遵从医嘱

5．患者，女，82岁。既往因缺血性脑血管病服用银杏叶提取物，此次发现心房颤动。在应用华法林时，正确的做法是（　　）

A．需考虑增加华法林剂量
B．需考虑减少华法林剂量
C．华法林剂量不受影响
D．不适合服用华法林类药物
E．需增加银杏叶提取物用量

6．老年人经常出现的心理变化包括（　　）

A．认知能力增强
B．孤独、依赖性增强
C．易怒、情绪稳定
D．焦虑和躁狂
E．逻辑分析能力增强

7．我国老年人的年龄标准为（　　）

A．55岁以上
B．60岁以上
C．60～89岁
D．55～89岁
E．65～89岁

8．老年综合评估中，基础日常生活活动包括（　　）

A．郊游
B．如厕
C．阅读
D．做饭
E．购物

9．关于老年人用药的特点，正确的是（　　）

A．必须根据循证医学证据确定用药
B．可用种类较少，不易出现不良反应
C．老年人药物清除率较低，药物半衰期相应延长
D．由于药物种类多，相互影响下药效通常会增强
E．由于用药种类较多，需要常规加用保肝药物

10．同较年轻患者相比，老年患者对药物的代谢能力改变，服用相同剂量地西泮后，其血浆浓度将发生的变化是（　　）

A．升高
B．降低
C．不变
D．不可预测
E．升高幅度与年龄呈正相关

11．患者，女，82岁。诊断为帕金森病10年。既往高血压20年，糖尿病25年。平素步行呈轻度慌张步态，生活基本自理。以下**错误**的是（　　）

A．起坐时注意搀扶
B．卫生间坐便器加装扶手
C．起居室铺设地毯改善脚感
D．服用改善症状药物
E．对家属进行宣教

12．假设一个国家的人口总数为1亿，60岁及以上人口数为1000万，70岁及以上人口数为800万，则该国老年人口系数为（　　）

A．8%
B．1%
C．8‰
D．10%
E．10‰

13．老龄化社会的判断标准是（　　）

A．60岁以上人口达总人口的10%
B．65岁以上人口达总人口的10%
C．65岁以上人口达总人口的14%
D．60岁以上人口达总人口的7%
E．60岁以上人口达总人口的14%

14．患者，男，80岁。5年来出现尿频、尿不尽感，偶有失禁。指导患者用药时需要特别注意的事项中，正确的是（　　）

A．α受体阻滞剂：卧位低血压及头晕
B．抗毒蕈碱药物：腹泻
C．抗毒蕈碱药物：心动过缓
D．α受体阻滞剂：头晕
E．抗毒蕈碱药物：多尿

15．关于老年人睡眠障碍的处理方法，正确的是（　　）

A．治疗原发疾病
B．心理干预
C．放松锻炼以减轻焦虑
D．改善环境
E．以上都对

16．老年患者，右利手，有高血压病史，急性发病，表现为双侧手指失认，肢体左右失定向，同时还有失写和失算。该患者的临床表现符合（　　）

A．Gerstmann综合征
B．听觉失认
C．肢体运动性失用症
D．视觉失认
E．体像障碍

17．以下不是保健的区域化原则（服务社区化）

社区服务内容的是（　　）
- A. 家庭保健
- B. 家庭帮助
- C. 日间医疗服务
- D. 日夜间护理
- E. 日间护理

18. 《国家基本公共卫生服务规范（2016年版）》中，老年人健康管理项目的服务对象是（　　）
- A. 辖区内60岁及以上常住居民
- B. 辖区内65岁及以上常住居民
- C. 辖区内70岁及以上常住居民
- D. 辖区内75岁及以上常住居民
- E. 辖区内80岁及以上常住居民

19. 《国家基本公共卫生服务规范（2016年版）》要求，对确诊的2型糖尿病患者，社区卫生服务站每年至少提供（　　）次免费空腹血糖检测，并至少进行（　　）次面对面随访
- A. 2，2
- B. 2，4
- C. 3，3
- D. 4，4
- E. 5，2

A3和A4型题

说明：为共用题干单选题，考题是以一个共同题干的临床案例出现，请从中选择一个最佳答案。

（1～3题共用题干）

患者，男，79岁。10余年来逐渐出现排便困难，每周排便2～3次。4天来未排便，偶有排气，伴有腹胀、腹痛。查体腹膨隆，肠鸣音弱，左下腹轻压痛，可扪及包块。

1. [第一问] 患者此次就诊最可能的主要原因是（　　）
- A. 机械性肠梗阻
- B. 血运性肠梗阻
- C. 肠道肿瘤
- D. 肠易激综合征
- E. 急性阑尾炎

2. [第二问] 导致相关症状的主要原因是（　　）
- A. 肿瘤梗阻
- B. 肠系膜动脉栓塞
- C. 粪块梗阻
- D. 肠道慢性炎症
- E. 肠系膜静脉血栓

3. [第三问] 治疗老年便秘较合理的方法是（　　）
- A. 调整生活方式，定时排便训练
- B. 大量增加膳食纤维
- C. 每日使用番泻叶等刺激性泻药
- D. 聚乙二醇等渗透性泻药无效
- E. 每日使用甘油灌肠剂

（4～8题共用题干）

男性，70岁。既往无高血压病史，有失眠史。本次体检血压为180/85mmHg（1mmHg=0.133kPa），3天后复查血压为165/86mmHg，超声心动图检查正常，肝肾功能正常。

4. [第一问] 本例诊断应考虑是（　　）
- A. 临界高血压
- B. 混合型高血压
- C. 收缩期高血压
- D. 肾动脉硬化性高血压
- E. 神经性高血压

5. [第二问] 本例血压增高的可能原因是（　　）
- A. 正常人年龄差异
- B. 心脏顺应性降低
- C. 大动脉弹性减退，顺应性降低
- D. 老年性肾素增高
- E. 失眠导致精神紧张

6. [第三问] 最佳的降压药物是（　　）
- A. 美托洛尔
- B. 复方降压片
- C. 硝苯地平控释片
- D. 卡托普利
- E. 氢氯噻嗪

7. [第四问] 患者经降压药物治疗，某日大便后起身突觉头晕、短暂黑矇，遂来急诊。体检：神清，血压150/85mmHg，心率70次/分。应考虑为（　　）
- A. 大便所致迷走神经张力过高
- B. 机体反射性调节血压功能减退
- C. 降压药过量
- D. 窦房结功能减退
- E. 心功能不全

8. [第五问] 患者的实验室检查结果如下：总胆固醇5mmol/L，血糖5.8mmol/L，尿酸400μmol/L，肌酐115μmol/L。下列治疗选择**错误**的是（　　）
- A. 噻嗪类利尿剂
- B. β受体阻滞剂
- C. 钙离子拮抗剂
- D. 血管紧张素转换酶抑制剂（ACEI）
- E. 无须治疗

第二章　社区健康管理　033

第三节 中医慢病健康管理【熟悉】

A1和A2型题

说明：为单选题，5个选项中可能同时有最佳正确答案和非错误答案，请从中选择一个最佳答案。

1. 有关冠心病的中医药健康管理方案正确的是（ ）
   A. 饮食上可以进食肥甘厚腻之品
   B. 生活上可以不用运动
   C. 可以进行冷水浴
   D. 上午锻炼，下午吃药
   E. 定期进行健康检查

2. 高血压患者平时保健治疗要注意（ ）
   A. 增加体重
   B. 减少体育锻炼
   C. 减少食盐的摄入
   D. 可以适当地多放植物油
   E. 应该使用短效的降压药

3. 有关2型糖尿病的饮食治疗正确的是（ ）
   A. 适当放宽脂肪的摄入量
   B. 可以考虑以增加饮食的方式来减缓体重的降低
   C. 合并有脑血栓的患者每日的食盐用量是10g左右
   D. 适当增加蛋白质
   E. 多吃不含膳食纤维的食物

4. 某社区医师将自己管理的16位糖尿病患者组成了糖尿病患者小组，每月活动1次，咨询交流，其目的不包括（ ）
   A. 强调患者自我教育
   B. 减少药物治疗的成本
   C. 优化患者的管理
   D. 加强医患交流
   E. 注重群体治疗

5. 患者，女，45岁。患有原发性高血压2级，糖尿病。经药物治疗后，目前血压、血糖指标平稳。告知患者再次进行社区常规随访测血压的时间是（ ）
   A. 3个月后
   B. 1周后
   C. 1个月后
   D. 半年后
   E. 2个月后

A3和A4型题

说明：为共用题干单选题，考题是以一个共同题干的临床案例出现，请从中选择一个最佳答案。

（1~2题共用题干）
患者，女，74岁。因"3个月来出现活动时胸痛，休息可缓解"就诊。既往有高血压15年，2型糖尿病12年，年初体检发现低密度脂蛋白胆固醇3.9mmol/L。6个月来间断头痛伴视物模糊。

1. ［第一问］本次就诊，患者可能的治疗方案包括（ ）
   A. 硝酸酯类控制胸痛发作
   B. 不需调整降压药物
   C. 调整降糖药物
   D. 停用抗血小板药物
   E. 加用镇痛药

2. ［第二问］该患者用于控制血压的药物首选（ ）
   A. 利尿药
   B. α受体阻滞剂
   C. 钙通道阻滞剂
   D. ACEI或血管紧张素Ⅱ受体阻滞剂（ARB）类
   E. 中枢降压药物

第四节　儿童保健【熟悉】

A1 和 A2 型题

说明：为单选题，5 个选项中可能同时有最佳正确答案和非错误答案，请从中选择一个最佳答案。

1. 新生儿期的保健要注意（　　）
   A. 新生儿期是指出生后脐带结扎到出生 1 周
   B. 出生后护理可以不用注重清洁
   C. 出生后护理要注意保温、喂养、清洁卫生
   D. 居家保健可以不注重清洁
   E. 可以通过抗寒运动来增强免疫力
2. 在胎儿期保健要注意（　　）
   A. 预防遗传性疾病和先天畸形
   B. 母体的生活环境和胎儿无关
   C. 可以不用预防产时感染
   D. 围生期疾病不是胎儿期保健的范畴
   E. 生活环境和胎儿关系不大
3. 幼儿期应该注意的保健是（　　）
   A. 可以有挑食、生长发育监测
   B. 生长发育监测、早期教育
   C. 生长发育监测、教育可推迟到入学
   D. 早期教育、社会适应能力
   E. 社会适应能力培养
4. 12 月龄时小儿的体重约为出生时的（　　）倍
   A. 3
   B. 2
   C. 6
   D. 4
   E. 5
5. 小儿生理性免疫功能低下的最主要时期是（　　）
   A. 围生期
   B. 婴幼儿期
   C. 青春期
   D. 学龄前期
   E. 学龄期
6. 最能反映婴儿营养状况的体格发育指标是（　　）
   A. 胸围
   B. 头围
   C. 体重
   D. 前囟大小
   E. 身长
7. 筛查性智能测试是（　　）
   A. Gesell 发育量表
   B. Bayley（贝莉）婴儿发育检查量表
   C. Wechsler 学前及初小儿童智能量表
   D. Wechsler 儿童智能量表修订版
   E. DDST
8. 下列属于适应行为评定法的是（　　）
   A. 韦氏幼儿智力量表
   B. 婴幼儿发育检查量表
   C. 新生儿行为神经评分法
   D. 绘人测验
   E. 丹佛智力发育筛查法
9. DDST 适用于（　　）
   A. 预测智力
   B. 诊断发育异常
   C. MR 的评价
   D. 发育筛查
   E. 高危儿诊断
10. 患儿，男，8 岁，读小学二年级，因学习成绩差而来医院就诊，坐立不安，上课时动作过多，如抓头、挠耳朵、咬指甲等，还经常向外眺望，注意力不集中。如果做智能测试，适合该年龄阶段有诊断价值的项目是（　　）
    A. 图画词汇试验
    B. 绘人试验
    C. Gesell 发育量表
    D. 韦氏儿童智能量表修订版
    E. 韦氏学前及初小儿童智能量表
11. 新生儿期保健的重点时间是（　　）
    A. 出生后 1 小时内
    B. 出生后 1 天内
    C. 出生后 3 天内
    D. 出生后 1 周内
    E. 出生后 2 周内
12. 小儿体格发育的两个高峰期是（　　）
    A. 青春期、学龄期
    B. 学龄期、学龄前期
    C. 青春期、幼儿期
    D. 青春期、婴儿期
    E. 学龄期、新生儿期

13. 小儿生命中，死亡率最高的时期是（ ）
    A. 围生期
    B. 婴儿期
    C. 幼儿期
    D. 学龄前期
    E. 学龄期
14. 评价体格生长的常用方法有（ ）
    A. 均值离差法
    B. 百分位数法
    C. 均值离差法和百分位数法
    D. 均值离差法和界值点
    E. 百分位数法和界值点
15. 体格生长评价中，生长水平反映儿童（ ）
    A. 过去存在的问题
    B. 生长趋势
    C. 在某一年龄时点的体格生长达到的水平
    D. 个体差异
    E. 两项指标间的比例关系
16. 一健康女婴，体重8kg，身长68cm，已能抓物、换手、独坐久，能发复音。该患儿目前应接种的疫苗是（ ）
    A. 卡介苗
    B. 乙肝疫苗
    C. 麻疹疫苗
    D. 百白破疫苗
    E. 脊髓灰质炎疫苗
17. 麻疹疫苗的初种年龄（ ）
    A. 2个月
    B. 3个月
    C. 8个月
    D. 1个月
    E. 出生后2～3天
18. 7个月的婴儿，足月顺产，母乳喂养，生长发育良好，一直按照预防接种程序进行预防接种，该婴儿还没有接种过的疫苗是（ ）
    A. 麻疹疫苗
    B. 脊髓灰质炎减毒活疫苗
    C. 卡介苗
    D. 乙肝疫苗
    E. 百白破混合疫苗
19. 小儿体重8.5kg，身长70cm，能独坐及用双上肢向前爬。该小儿近期应接种（ ）
    A. 脊髓灰质炎疫苗
    B. 麻疹疫苗
    C. 乙肝疫苗
    D. 百白破疫苗
    E. 卡介苗复种
20. 小儿计划免疫实施程序中，乙肝疫苗接种年龄是（ ）
    A. 出生时、1个月、3个月
    B. 出生时、1个月、6个月
    C. 出生时、3个月、6个月
    D. 1个月、2个月、3个月
    E. 2个月、3个月、4个月
21. 关于预防接种的初种时间正确的是（ ）
    A. 2个月时开始接种脊髓灰质炎疫苗
    B. 2个月后接种卡介苗
    C. 4～5个月时接种麻疹疫苗
    D. 6～8个月时接种乙型脑炎疫苗
    E. 1岁后开始接种百白破混合疫苗
22. 4个月婴儿，已经完成的计划免疫和预防接种包括（ ）
    A. 卡介苗、乙肝疫苗、脊髓灰质炎三价混合疫苗、百白破混合制剂
    B. 脊髓灰质炎减毒糖丸活疫苗、乙肝疫苗
    C. 百白破三联针、脊髓灰质炎三价混合疫苗、百白破混合制剂
    D. 卡介苗、脊髓灰质炎三价混合疫苗、乙肝疫苗
    E. 卡介苗、脊髓灰质炎三价混合疫苗

A3和A4型题

说明：为共用题干单选题，考题是以一个共同题干的临床案例出现，请从中选择一个最佳答案。

（1～2题共用题干）
小儿身高85cm，前囟已闭，头围48cm，乳牙20颗，已会跳并能用简单的语言表达自己的需求，对人、事有喜恶之分。

1. [第一问] 此小儿的年龄最大的可能是（ ）
    A. 1岁
    B. 1岁半
    C. 2岁
    D. 3岁
    E. 3岁半
2. [第二问] 按公式计算此小儿的体重约是（ ）
    A. 9kg
    B. 10kg
    C. 12kg

D. 13kg

E. 14kg

（3~4题共用题干）

正常小儿身高80cm，前囟已闭，头围47cm，乳牙16颗，能用简单的语言表达自己的需要，对人、事有喜恶之分。

3. ［第一问］此小儿的年龄最可能是（   ）

   A. 1岁

   B. 1岁半

   C. 2岁半

   D. 3岁

   E. 3岁半

4. ［第二问］按公式计算此小儿的体重约是（   ）

   A. 15kg

   B. 13.5kg

   C. 12kg

   D. 10.5kg

   E. 9kg

（5~6题共用题干）

一女孩出生体重3.4kg，5个月6.5kg，按公式<6个月体重＝出生体重（g）+月龄×0.7计算，该5个月女孩体重应为6.9kg。

5. ［第一问］该女孩的体格生长状况为（   ）

   A. 体重增长差

   B. 体重增长不足

   C. 营养不良

   D. 缺资料，不能评价

   E. 不能用公式评价

6. ［第二问］如果进行体格评价，应包括（   ）

   A. 体重、身长、头围

   B. 生长水平、生长速度、匀称度

   C. 与同年龄、同性别儿童横向比较

   D. 与同龄儿、同性别儿童纵向比较

   E. 体型、身材和体重指数

第三章 社区康复

第一节 康复医学【熟悉】

A1和A2型题

说明：为单选题，5个选项中可能同时有最佳正确答案和非错误答案，请从中选择一个最佳答案。

1. 直流电疗法**禁止**用于（　　）
   A. 神经炎
   B. 高热
   C. 放射治疗反应
   D. 慢性溃疡
   E. 伤口
2. 康复的最终目标是（　　）
   A. 提高患者生活质量，最终回归家庭和社会
   B. 减轻功能障碍
   C. 减轻患者症状
   D. 发挥患者自身潜能
   E. 以上都不是
3. 康复的手段主要是（　　）
   A. 功能评估
   B. 治疗方案制订
   C. 功能训练
   D. 作业疗法
   E. 物理疗法
4. 下列哪项**不是**COPC需包含的基本要素（　　）
   A. 一个基层医疗单位
   B. 一个特定的人群
   C. 一批合格的全科医师
   D. 一个确定解决社区主要健康问题的实施过程
   E. 一个社区卫生服务机构
5. 对癌症患者的康复治疗而言，其与临床治疗的主要差异是（　　）
   A. 临床治疗更注重其功能的恢复
   B. 临床治疗只重视患者疾病本身的治疗
   C. 康复治疗更注重功能的恢复，使患者能够回归社会
   D. 临床治疗更加重视患者的精神心理障碍
   E. 临床治疗更加重视减少患者的身心功能障碍
6. 关于康复评定**错误**的是（　　）
   A. 康复评定是评定功能障碍的性质、部位、范围、严重程度及发展趋势
   B. 评估康复的效果
   C. 指导确定康复目标
   D. 指导制订康复计划
   E. 等同于疾病诊断
7. 社区康复服务方式**不包括**（　　）
   A. 医院综合服务模式
   B. 社区服务保障形式
   C. 社会化综合服务模式
   D. 社区卫生服务模式
   E. 家庭病床模式
8. 关于社区康复的定义，**不正确**的是（　　）
   A. 使残疾人得到康复服务
   B. 利用和依靠社区资源
   C. 采取综合性的康复措施
   D. 改善和提高其躯体和心理功能
   E. 以治愈疾病为终极目标
9. 康复医学的工作重点是在伤病的（　　）
   A. 恢复期
   B. 慢性期
   C. 急性期
   D. 后遗症期
   E. 急性期+恢复期
10. 通过抑制不正常的姿势、病理性反射或异常运动模式尽可能诱发正常活动，达到提高日常生活活动能力的技术是（　　）
    A. 博巴斯技术（Bobath技术）
    B. 本体感神经肌肉易化（PNF）技术
    C. 鲁德技术（Rood技术）
    D. 运动再学习技术

E．布伦斯特伦技术（Brunnstrom 技术）
11．社区康复是指（　　）
　　A．依靠上级政府来管理和控制的社区医疗康复工作
　　B．省、市级医院巡回到社区提供康复治疗
　　C．在社区开设家庭康复病房
　　D．在社区层次上由社区组织、社区管理、社区参与的康复工作
　　E．在社区卫生服务机构设立康复科
12．康复医学的对象主要是（　　）
　　A．残疾人
　　B．残疾人和有各种功能障碍而影响正常生活或工作的慢性病和老年病患者
　　C．各种功能障碍者
　　D．神经科、骨科手术后肢体功能障碍者
　　E．慢性病和老年病患者
13．低频脉冲电疗法是指（　　）
　　A．应用频率在1000Hz以上的脉冲电流治疗疾病的方法
　　B．应用频率在1000Hz以下的脉冲电流治疗疾病的方法
　　C．应用频率在1500Hz以上的脉冲电流治疗疾病的方法
　　D．应用频率在1500Hz以下的脉冲电流治疗疾病的方法
　　E．应用频率在5000Hz以上的脉冲电流治疗疾病的方法
14．某患者肌力达到3级以上时，可以做（　　）
　　A．主动助力运动
　　B．抗阻力运动
　　C．被动运动
　　D．抗重力运动
　　E．协调运动
15．下列**不是**人工物理因子的是（　　）
　　A．直流电
　　B．红外线
　　C．超声波
　　D．日光
　　E．磁震荡
16．光疗法种类**不包括**（　　）
　　A．红外线疗法
　　B．蓝紫光疗法
　　C．紫外线疗法
　　D．白光疗法
　　E．激光疗法
17．运动时肌肉明显缩短，张力不增加，关节角度发生变化，肌肉的起止点相互靠近，此为（　　）
　　A．等长运动
　　B．等张运动
　　C．等速运动
　　D．快速运动
　　E．负重运动
18．红外线照射治疗面部疾病时应注意（　　）
　　A．全面照射
　　B．戴防护眼镜，保护眼睛
　　C．均匀照射每个部位
　　D．与皮肤直接近距离接触，以达到最好的效果
　　E．应长时间持续照射
19．患者因语言中枢受损，无法听懂别人谈话，但可以讲话、书写、看书。该患者受损部位属于（　　）
　　A．听觉性语言中枢
　　B．视觉性语言中枢
　　C．书写性语言中枢
　　D．运动性语言中枢
　　E．阅读性语言中枢
20．下列**不属于**冷疗法的治疗作用的是（　　）
　　A．镇痛
　　B．止血
　　C．降低体温
　　D．消炎
　　E．破坏作用
21．患者进行作业治疗的目的是（　　）
　　A．提高肢体平衡与协调能力
　　B．改善日常生活活动能力和生活质量
　　C．帮助患者获得工作能力
　　D．锻炼患者的人际关系与沟通能力
　　E．改善和恢复患者的身体、心理和社会方面的功能
22．患者因运动过量，出现右踝关节部扭伤，疼痛剧烈，踝关节肿胀，皮色青紫，最适合该患者的物理因子疗法是（　　）
　　A．中频电疗法
　　B．低频脉冲电疗法
　　C．超声波疗法
　　D．红外线照射疗法
　　E．紫外线照射疗法
23．下列关于康复医学的描述，**错误**的是（　　）
　　A．康复医学是现有医学各科的延伸
　　B．康复医学的目的是最大限度地恢复残疾者的功能
　　C．强调生物-心理-社会模式
　　D．康复医学有其独特的治疗对象
　　E．康复医学需要复杂的治疗技术
24．脑外伤患者康复治疗最佳方案为（　　）
　　A．认知障碍康复训练

B．神经肌肉促进技术

C．物理因子对症治疗、轮椅训练、辅助器具应用

D．言语、吞咽功能训练、康复治疗

E．综合康复训练

25．康复医学的最终目标是使患者（　　）

A．回归社会

B．疾病恢复

C．心理健康

D．日常活动正常

E．减少死亡危险

26．关于肌力评定的描述，**错误**的是（　　）

A．肌力评定中，评定者的时间、环境温度和患者疲劳因素均应加以考虑

B．不施加阻力，能抗肢体重力完成全关节活动范围的运动评定为 Lovett 肌力 3 级

C．徒手肌力评定适用于痉挛性瘫痪及各种原因造成关节受限的患者

D．徒手肌力评定时应尽可能稳定地固定近端关节

E．徒手肌力评定时所施阻力应为同一强度，并施加于被测肢体的远端

27．下列**不属于**康复治疗常用手段的是（　　）

A．功能评估

B．言语治疗

C．康复工程

D．作业疗法

E．物理疗法

第二节　常见病的康复评定【熟悉】

A1 和 A2 型题

说明：为单选题，5 个选项中可能同时有最佳正确答案和非错误答案，请从中选择一个最佳答案。

1．下列关于协调功能评定临床分级说法**错误**的是（　　）

A．Ⅰ级：不能完成活动

B．Ⅱ级：轻度残损，能完成活动，但较正常速度和技巧稍有差异

C．Ⅲ级：中度残损，能完成活动，但动作慢、笨拙、明显不稳定

D．Ⅳ级：重度残损，仅能启动动作，不能完成

E．Ⅴ级：不能完成活动

2．康复功能评定中，关于徒手肌力检查，**错误**的叙述是（　　）

A．肌力 0 级即为肌肉无收缩

B．肌力 3 级即为肌肉可收缩，并有关节全方位活动，但不能抵抗外加阻力

C．肌力 4 级即为肌肉可收缩，可抵抗外力

D．肌力 1 级即为肌肉可收缩，但不产生运动

E．肌力分 4 级

3．关于协调功能评定试验评分说法正确的是（　　）

A．5 分——不能活动

B．4 分——重度障碍，只能发起运动而不能完成

C．3 分——中度障碍，能完成指定的活动，但协调缺陷极明显，动作慢、笨拙和不稳定

D．2 分——轻度障碍，能完成指定的活动，但速度和熟练程度比正常稍差

E．1 分——正常

4．以下**不是**语言表达的形式的是（　　）

A．口语表达

B．口语理解

C．手势表达

D．阅读理解

E．书写表达

5．以下关于语言说法正确的是（　　）

A．不是认知功能

B．不包含体态语

C．是一个不规则体系

D．是人为发展起来的

E．包括语音、词法、句法、语义及语用

6．言语发生器官执行动作指令异常会发生（　　）

A．儿童语言发育迟缓

B．精神智力障碍

C．言语障碍——失语症

D．言语失用

E．构音障碍

7．关于失语症最常见的病因是（　　）

A．脑卒中

B．脑外伤

C．脑肿瘤

D. 感染
E. 癫痫

8. 常见的心电图运动试验**不包括**（　　）
   A. 二阶梯运动试验
   B. 踏车运动试验
   C. 活动平板运动试验
   D. 洛文斯顿作业疗法认知评定成套测验
   E. 反复抬腿运动试验

9. 康复评定中，运动功能评定一般**不包括**（　　）
   A. 肌张力评定
   B. 肌力评定
   C. 关节活动范围评定
   D. 步态分析
   E. 认知评定

10. 有关 Berg 平衡量表测试正确的是（　　）
    A. 每个动作评分标准为 0、1、2、3、4 分，最低为 0 分，最高为 48 分
    B. 检查工具只用秒表和台阶
    C. 结果是 0~10 分时说明此患者平衡功能差，患者需坐轮椅
    D. 结果是 21~40 分时说明此患者有一定平衡功能，需在辅助下步行
    E. 大于 40 分时提示此患者有跌倒的危险

11. 失语症的主要语言症状**不包括**（　　）
    A. 说话费力
    B. 错语
    C. 语法错误
    D. 形音失读
    E. 独语

12. 根据关节活动度测量法，髋关节内旋正常值为（　　）
    A. 0°~60°
    B. 0°~30°
    C. 0°~180°
    D. 0°~45°
    E. 0°~90°

13. 根据改良 Ashworth 分级评定肌张力，3 级肌张力评定标准为（　　）
    A. 无肌张力的增加
    B. 肌张力略微增加
    C. 肌张力轻度增加
    D. 肌张力明显增加
    E. 肌张力严重增加

14. 以下有关失语症严重程度分级**错误**的是（　　）
    A. 0 级：无有意义的言语或听觉理解能力
    B. 1 级：言语交流中有不连续的言语表达，但大部分需要听者去推测、询问或猜测；可交流的信息范围有限，听者在言语交流中感到困难
    C. 2 级：在仅需少量帮助下或无帮助下，患者可以讨论几乎所有的日常问题。但由于言语和（或）理解能力的减弱，某些谈话出现困难或不大可能
    D. 4 级：言语流利，但可观察到有理解障碍，但思想和言语表达尚无明显限制
    E. 5 级：有极少可分辨得出的言语障碍，患者主观上可能有点困难，但听者不一定能明显觉察到

15. 使用量角器进行关节活动范围测量时，下列做法**错误**的是（　　）
    A. 应采用正确测量体位，充分暴露检测部位
    B. 通常先测主动活动度，后测被动活动度
    C. 量角器轴心与关节活动轴心一致
    D. 应在运动后立即测量
    E. 量角器两臂与关节两端肢体长轴平行

16. 康复评定的内容**不包括**（　　）
    A. 躯体方面
    B. 精神方面
    C. 言语方面
    D. 社会方面
    E. 形象方面

17. 患者中风后出现半身不遂，现对双下肢进行肌力评定，结果示：双下肢可触及肌肉收缩，但不能引起关节的收缩。根据 Lovett 分级评定标准，该患者双下肢肌力分级属于（　　）
    A. 0 级
    B. 1 级
    C. 2 级
    D. 3 级
    E. 4 级

18. 日常生活活动能力评定常用的方法是（　　）
    A. Barthel 指数
    B. Berg 平衡量表
    C. 改良 Ashworth 分级
    D. MT 分级
    E. GCS 量表

19. 日常生活活动能力的评定方法**不包括**（　　）
    A. 修订的 Kenny 自理评定
    B. Barthel 指数
    C. Katz 指数
    D. 改良 PULSES 评定量表
    E. SF-36 生活质量量表

20. 关于 Barthel 指数的描述，**不正确**的是（　　）
    A. Barthel 指数得分 40 分以上者康复治疗的效益最大

B. 有 10 个评定项目
C. 属于 IADL
D. 属于 PADL
E. 是评估神经肌肉或肌肉骨骼异常患者自我照顾能力的简单的独立指数

21. 在日常生活活动训练中，将复杂的动作分解，让患者记住每一活动的各个步骤，以指导动作，该方法属于（　　）
A. 关键词法
B. 交叉促进训练法
C. 视扫描法
D. 黏土塑形法
E. 任务分析法

22. 下列**不是** Barthel 指数评定内容的是（　　）
A. 控制大便
B. 平地走 45 米
C. 用厕所
D. 记忆
E. 修饰

23. 下面**不是**日常生活活动能力的训练的是（　　）
A. 床上训练
B. 进食训练
C. 洗漱动作训练
D. 穿衣动作训练
E. 大小便控制训练

24. 某患者使用 Barthel 指数进行日常生活活动能力评定，其结果提示该患者为中度生活依赖。则该患者的评定得分可能为（　　）
A. 20 分
B. 30 分
C. 40 分
D. 60 分
E. 80 分

25. Berg 平衡量表中，有摔倒危险的分值为（　　）
A. 41～56 分
B. 21～40 分
C. 0～20 分
D. 10～30 分
E. <40 分

26. 患者既往有冠心病，现行心功能评定，根据 NYHA 心功能分级，结果示：活动轻度受限，休息时无症状，日常活动可引起明显的气促、心悸等症，该患者心功能分级为（　　）
A. Ⅰ级
B. Ⅱ级
C. Ⅲ级
D. Ⅳ级
E. Ⅴ级

第四章 临床常见中医病证的诊疗规范

第一节 中医内科【掌握】

一、感冒、咳嗽、哮病、喘证、肺胀【掌握】

> **A1 和 A2 型题**
> 说明：为单选题，5 个选项中可能同时有最佳正确答案和非错误答案，请从中选择一个最佳答案。

1. 肺胀的特点**不包括**（ ）
   A. 病程长
   B. 时轻时重
   C. 反复性
   D. 发作性
   E. 病久累及多个脏器

2. 下列除（ ）外，均为肺胀的主要治法
   A. 祛邪宣肺
   B. 降气化痰
   C. 温阳利水
   D. 清热泻火
   E. 益肾健脾

3. 肺胀的病理性质为本虚标实，下列（ ）不属于标实的内容
   A. 痰浊
   B. 水饮
   C. 瘀血
   D. 气滞
   E. 食滞

4. 痰热郁肺证肺胀的治法是（ ）
   A. 宣肺化痰，止咳定喘
   B. 清热解毒，止咳化痰
   C. 宣肺泄热，降逆平喘
   D. 辛凉解表，止咳化痰
   E. 养阴清肺，化痰降气

5. 症见咳嗽痰多，白色泡沫样痰，喘息不能平卧，胸部膨满，憋闷如塞，面色紫暗，唇甲紫绀，舌质暗，舌下青筋明显，苔白腻，脉弦滑，属于肺胀（ ）证型
   A. 痰热郁肺
   B. 痰瘀阻肺
   C. 痰蒙神窍
   D. 肺肾气虚
   E. 阳虚水泛

6. 肺胀见呼吸浅短难续，咳声低怯，胸满短气，倚息不能平卧，咳嗽，痰白如沫，咳吐不利，心悸，形寒汗出，面色晦暗，舌暗紫，脉沉细无力，治法为（ ）
   A. 温肺散寒，降逆涤痰
   B. 清肺泄热，降逆平喘
   C. 涤痰祛瘀，泻肺平喘
   D. 补肺纳肾，降气平喘
   E. 温阳化饮，宣肺平喘

7. 肺胀之肺肾气虚证，肺虚有寒，怕冷，舌淡，应加用（ ）
   A. 丹参、益母草、北五加皮
   B. 牵牛子、川椒目、葶苈子
   C. 核桃仁、紫河车、熟地黄
   D. 肉桂、干姜、钟乳石
   E. 鹿角片、制附片

8. 患者赵某，女，34 岁，身热，微恶风，头胀痛，汗出不畅，鼻塞涕黄，咳嗽痰黏，咽喉肿痛，口渴喜饮，舌尖红，苔薄黄，脉浮数者，治法宜（ ）
   A. 辛温解表
   B. 辛凉解表
   C. 清暑祛湿
   D. 益气解表
   E. 滋阴解表

9. 治疗肺痈成痈期，应首选的方剂是（ ）

A．银翘散
B．千金苇茎汤
C．加味桔梗汤
D．沙参清肺汤
E．桔梗杏仁煎

10．肺痈病情转归的关键期是（　　）
A．成痈期
B．初期
C．迁延期
D．恢复期
E．溃脓期

11．肺痨患者咳嗽、咳痰、咯血、胸痛，其病损脏器是（　　）
A．肺
B．肾
C．脾
D．心
E．肝

12．患者，女，45岁，肥胖。平素喜肥甘厚味，近半年觉胸胁支满，心下痞闷，胃中有振水音，脘腹喜温畏冷，泛吐清水痰涎，饮入易吐，口渴不欲饮水，头晕目眩，心悸气短，食少，大便溏，形体逐渐消瘦，舌苔白滑，脉弦细而滑。本病的治法是（　　）
A．温脾化饮
B．攻下逐饮
C．泻肺祛饮
D．理气和络
E．宣肺化饮

13．感冒的主要治疗原则是（　　）
A．疏风清热，解毒利咽
B．清热解毒，利咽消肿
C．解表达邪，疏风宣肺
D．表里双解，益气固表
E．疏风散热，清肺化痰

14．肺痈患者的脓血痰吐入水中，结果是（　　）
A．浮在水上
B．悬浮在水中
C．沉入水底
D．溶解在水中
E．痰分成三层

15．治疗哮病发作期风痰哮证，应首选的方剂是（　　）
A．定喘汤或越婢加半夏汤
B．厚朴麻黄汤
C．三子养亲汤
D．射干麻黄汤
E．平喘固本汤

16．肺痨患者若兼有乏力、纳少、腹胀便溏，其病损脏器是（　　）
A．肺
B．肾
C．脾
D．心
E．肝

17．肺痿的临床主症是（　　）
A．咳吐浊唾涎沫
B．痰多清稀色白
C．痰黄黏稠
D．痰黏结块
E．痰呈泡沫

18．治疗哮病发作期冷哮证，应首选的方剂是（　　）
A．定喘汤或越婢加半夏汤
B．小青龙加石膏汤
C．三子养亲汤
D．射干麻黄汤或小青龙汤
E．平喘固本汤

19．肺痿虚热证，出现津伤甚者，应加用（　　）
A．竹茹、竹叶
B．天花粉、川贝母
C．沙参、玉竹
D．熟地黄、当归
E．银柴胡、地骨皮

20．肺痈成痈期的病机是（　　）
A．风热外袭，卫表不和，邪热壅肺，肺失清肃
B．邪毒渐去，肺体损伤，阴伤气耗
C．热毒蕴肺，蒸液成痰，热壅血瘀，蕴酿成痈
D．热壅血瘀，血败肉腐，痈肿内溃，脓液外泄
E．邪热蕴肺，蒸液成痰，痰热壅滞，肺失清肃

21．患者，男性，42岁，发热恶寒，肢节酸痛，头痛，鼻塞声重，咳嗽轻微，咯吐白稀痰，苔薄白，脉浮。临床上最可能诊断（　　）
A．风寒感冒
B．风热感冒
C．时行感冒
D．气虚感冒
E．阴虚感冒

22．赵某，男，56岁。有肺结核病史2年。现症：咳嗽日久，咳逆喘息，咳痰色白有沫夹血丝，潮热，自汗盗汗，声嘶，面浮肢肿，肢冷形寒，五更泄泻，大肉尽脱，遗精阳痿，苔黄而剥，舌质光淡隐紫，少津，脉微细而数。其证候诊断是（　　）

A. 肺阴亏损证
B. 虚火灼肺证
C. 气阴耗伤证
D. 阴阳两虚证
E. 脾肾两虚证

23. 肺痈的特征性临床表现中，**错误**的是（　　）
A. 咳嗽
B. 胸痛
C. 发热
D. 咳吐腥臭脓痰
E. 咳铁锈色痰

24. 患者，男，68岁。反复咳嗽咳痰10年，近半年呛咳时作，咳吐少量黏痰，口干咽燥，午后潮热，颧红，盗汗，形体消瘦，舌质偏红，少苔，脉小数。治疗本病首选的方剂是（　　）
A. 左归丸
B. 七福饮
C. 六味地黄丸
D. 葶苈大枣泻肺汤
E. 沙参麦冬汤合泻白散

25. 贺某，男，41岁。3天前汗出当风，次日即见咳嗽，咳痰黄稠，发热微恶风寒，鼻塞流涕，咽喉红肿疼痛，口微渴，少汗，舌尖红，苔薄黄，脉浮数。属于（　　）
A. 热邪壅肺证
B. 风热犯肺证
C. 肺阴虚证
D. 燥邪犯肺证
E. 肝火犯肺证

26. 李某，女性，36岁。咳嗽1个月，呛咳气急，痰少质黏，时时咯血，血色鲜红，混有泡沫痰涎，午后潮热，骨蒸颧红，五心烦热，盗汗量多，口渴心烦，失眠，性情急躁易怒，形体日益消瘦。近期曾有与肺痨患者接触史。舌干而红，苔薄黄而剥，脉细数。此病证的证机概要是（　　）
A. 阴虚肺燥，肺失滋润，肺伤络损
B. 阴伤气耗，肺脾两虚，肺气不清，脾虚不健
C. 肺肾阴伤，水亏火旺，燥热内灼，络损血溢
D. 阴伤及阳，精气虚竭，肺、脾、肾俱损
E. 肺肾阴伤，燥热内灼，肺肾俱损

27. 肺痨虚热证，出现虚烦、呕逆者，应加用（　　）
A. 竹茹、竹叶
B. 天花粉、川贝母
C. 沙参、玉竹
D. 熟地黄、当归
E. 银柴胡、地骨皮

28. 外感风寒表证兼气滞胸闷不舒者，首选的药物是（　　）
A. 防风
B. 白芷
C. 紫苏叶
D. 生姜
E. 麻黄

29. 肺痿虚寒证的特点是（　　）
A. 咳吐涎沫，咽干，下利泄泻，形寒肢凉
B. 咳吐涎沫，短气，呼多吸少，动辄尤甚
C. 咳吐黏稠涎沫，口渴咽燥，午后潮热，皮毛干枯
D. 咳吐涎沫，神疲体弱，气短懒言，唇面青紫
E. 咳吐清稀涎沫，形寒，小便频数或遗尿

30. 哮病的治疗原则是（　　）
A. 祛邪化痰，平喘止咳
B. 扶正固本，平喘止咳
C. 发时治标，平时治本
D. 补肾化痰，平喘止咳
E. 化痰平喘，平喘止咳

31. 肺痿虚热证的特点是（　　）
A. 咳吐涎沫，咽干，下利泄泻，形寒肢凉
B. 咳吐涎沫，短气，呼多吸少，动辄尤甚
C. 咳吐黏稠涎沫，口渴咽燥，午后潮热，皮毛干枯
D. 咳吐涎沫，神疲体弱，气短懒言，唇面青紫
E. 咳吐清稀涎沫，形寒，小便频数或遗尿

32. 朱某，男性，41岁。咳嗽1个月，咳声短促，咳少量血丝痰，胸部隐隐闷痛，午后自觉手足心热，盗汗，口干咽燥。近期曾有与肺痨患者接触史。舌苔薄白，舌边尖红，脉细数。其诊断是（　　）
A. 肺痨之肺阴亏损证
B. 肺痨之虚火灼肺证
C. 肺痨之气阴耗伤证
D. 虚劳之肺阴虚证
E. 咳嗽之肺阴亏虚证

33. 患者，男，76岁，既往有慢性咳嗽病史20余年。自觉胸胁疼痛，咳唾引痛两年。近期痛势逐渐减轻，而呼吸困难加重，咳逆气喘，息促不能平卧，一侧肋间胀满，舌苔白，脉沉弦。本证候的证机概要是（　　）
A. 邪犯胸肺，枢机不利，肺失宣降
B. 饮停胸胁，脉络受阻，肺气郁滞
C. 饮邪久郁，气机不利，络脉痹阻
D. 寒饮伏肺，遇感引动，肺失宣降
E. 支饮日久，脾肾阳虚，饮凌心肺

34. 感冒病名首见于（ ）
    A．《黄帝内经》
    B．《伤寒论》
    C．《诸病源候论》
    D．《丹溪心法》
    E．《仁斋直指方》

35. 赵某，男，76岁。反复咳喘25年多。现症：咳吐涎沫，喘促短气，呼多吸少，动辄尤甚，唇面青紫，舌暗红有瘀斑，脉虚而涩。其证候诊断是（ ）
    A．肺痨之肾虚血瘀证
    B．肺痨虚寒证
    C．肺痨虚热证
    D．肺痨之上热下寒证
    E．喘病之瘀阻肺络证

36. 肺痨患者症见咳嗽无力，气短声低，自汗畏风，舌质转淡，其虚损性质是（ ）
    A．阴虚
    B．气阴两虚
    C．气虚
    D．阳虚
    E．阴阳两虚

37. 李某，女性，80岁。反复咳嗽35年多，现症：咳吐涎沫，喘促短气，咽干而燥，下利泄泻，形寒肢凉，舌淡红，苔薄白，脉细弱。此病证的证机概要是（ ）
    A．肺气虚寒，气不化津，津反为涎
    B．肺阴亏耗，虚火内炽，灼津为痰
    C．肺肾两虚，气不摄纳，气虚血瘀
    D．阴损及阳，阳损及阴，终致阴阳两虚
    E．肺肾气虚，脾阳虚弱

38. 患者，女性，68岁。3日前外感风寒后，自觉身体沉重而疼痛，甚则肢体浮肿，恶寒，无汗，伴咳喘，痰多白沫，胸闷，干呕，口不渴，苔白，脉弦紧。本病的诊断是（ ）
    A．痰饮
    B．支饮
    C．溢饮
    D．悬饮
    E．伏饮

39. 一老年男性，恶寒重，发热，无汗，身倦，咳嗽，咳痰无力，苔淡白，脉浮无力，治宜选用（ ）
    A．荆防败毒散
    B．藿香正气散
    C．玉屏风散
    D．新加香薷饮
    E．参苏饮

40. 朱某，男性，66岁。20年前有肺结核病史。现症：咳吐浊唾涎沫，其质较黏稠，咳声不扬，气急喘促，口渴咽燥，午后潮热，形体消瘦，皮毛干枯，舌红而干，脉虚数。其诊断是（ ）
    A．肺痿之肾虚血瘀证
    B．肺痿虚寒证
    C．肺痿虚热证
    D．肺痿之上热下寒证
    E．咳嗽之风燥伤肺证

41. 治疗肺痿之阴阳两虚证，应首选的方剂是（ ）
    A．秦艽鳖甲散
    B．月华丸
    C．百合固金汤
    D．保真汤
    E．补天大造丸

42. 患者李某，男，50岁。喉中哮鸣如鼾，声低，气短息促，动辄喘甚，发作频繁，甚则持续喘哮，口唇爪甲青紫，咳痰无力，痰质黏起沫，颧红唇紫，咽干口渴，烦热，舌偏红，紫暗，脉细数。其治疗应首选的方剂是（ ）
    A．生脉地黄汤
    B．平喘固本汤
    C．六君子汤
    D．三子养亲汤
    E．金匮肾气丸

43. 下列各项，对于鉴别肺痨与虚劳最有意义的是（ ）
    A．病情轻重
    B．有无传染性
    C．有无五脏虚损
    D．病程长短及预后
    E．有无发热

44. 感冒的病机（ ）
    A．以肺失宣降为主
    B．以肺气失宣为主
    C．以卫表不和为主
    D．以营卫不和为主
    E．以肺卫不固为主

45. 下列关于肺痿治疗的各项叙述中，**错误**的是（ ）
    A．不可妄投燥热，以免助火伤津
    B．忌苦寒滋腻碍胃
    C．慎用祛痰峻剂
    D．重视调理肝肾
    E．以补肺生津为原则

46. 一般来讲，感冒邪在肺卫，辨证多属（ ）
    A．阴虚证
    B．表实证
    C．肺实证

D. 里实证
E. 里寒证

47. 治疗肺痿虚寒证，应首选的方剂是（ ）
    A. 麻黄升麻汤
    B. 甘草干姜汤
    C. 清燥救肺汤
    D. 七味都气丸
    E. 麦门冬汤

48. 于某，男，47岁。症见气息喘促，动辄尤甚，痰多，食少，胸闷，怯寒肢冷，少腹拘急不仁，脐下悸动，小便不利，舌体胖大，苔白腻，脉沉细。其治则是（ ）
    A. 温脾化饮
    B. 攻下逐饮
    C. 宣肺化饮
    D. 温脾补肾，以化水饮
    E. 泻肺祛饮

49. 治疗肺痿之肾虚血瘀证，应首选的方剂是（ ）
    A. 麻黄升麻汤
    B. 甘草干姜汤
    C. 清燥救肺汤
    D. 七味都气丸合柴胡疏肝散
    E. 麦门冬汤

50. 患者，年轻女性，身热，微恶风寒，头昏，少汗，口渴咽干，心烦，干咳少痰，舌红苔少，脉细数，治法宜（ ）
    A. 辛温解表
    B. 辛凉解表
    C. 清暑祛湿解表
    D. 益气解表
    E. 滋阴解表

51. 肺痿的特征性症状是（ ）
    A. 咳吐浊唾涎沫、气短
    B. 胸部膨满，憋闷如塞
    C. 咳嗽、咯血、潮热、盗汗
    D. 咳大量脓血痰
    E. 胸胁饱满，咳唾引痛

52. 虚喘的病位是（ ）
    A. 心、肺
    B. 脾、肺
    C. 肺、肾
    D. 肝、肾
    E. 心、肾

53. 外邪从口鼻、皮毛入侵，首当其冲为（ ）
    A. 肝、肺
    B. 肺、脾
    C. 肺、卫
    D. 肺、胃
    E. 心、肺

54. 肺痿的病位在肺，与（ ）
    A. 脾、心、肾密切相关
    B. 脾、胃、肾密切相关
    C. 脾、肝、肾密切相关
    D. 脾、肾密切相关
    E. 脾、胃密切相关

55. 实喘和虚喘的鉴别，下列**错误**的是（ ）
    A. 呼吸深长有余与短促难续
    B. 呼出为快与深吸为快
    C. 气粗声高与气怯声低
    D. 病势急骤与徐缓
    E. 痰多与痰少

56. 实喘痰浊阻肺证痰涌气急者适宜（ ）
    A. 二陈汤
    B. 三子养亲汤
    C. 五磨饮子
    D. 桑白皮汤
    E. 华盖散

57. 女性，27岁。既往患冷哮，用小青龙汤治疗后，表解而哮喘渐平，现喘则面白汗出，四肢不温，疲惫无神，气短难续，舌质淡胖，脉沉弱。其治疗的主方是（ ）
    A. 小青龙汤
    B. 射干麻黄汤
    C. 定喘汤
    D. 苏子降气汤
    E. 三子养亲汤

58. 实喘咽中如窒，喉中痰鸣不著属（ ）证
    A. 表寒肺热
    B. 痰热郁肺
    C. 肺气郁闭
    D. 风寒蕴肺
    E. 痰浊阻肺

59. 肺胀之阳虚水泛证，水肿势剧，上凌心肺，倚息不得卧，应加用（ ）
    A. 丹参、益母草、北五加皮
    B. 牵牛子、川椒目、葶苈子
    C. 核桃仁、紫河车、熟地黄
    D. 肉桂、干姜、钟乳石
    E. 鹿角片、制附片

60. 虚喘正虚喘脱证，神昧不清，应加用（ ）
    A. 百合、合欢皮、酸枣仁
    B. 紫河车、核桃仁
    C. 麦门冬、龟甲胶
    D. 丹参、远志、石菖蒲
    E. 柴胡、郁金、青皮

61. 咳嗽肺阴亏耗证，阴虚潮热，应加用（　　）
   A．浙贝母、冬瓜仁、薏苡仁
   B．干姜、细辛、白芥子
   C．北沙参、麦冬、天花粉
   D．半夏、厚朴、茯苓
   E．功劳叶、银柴胡、鳖甲

62. 哮病缓解期肺肾两虚证，肾阴虚为主者，应加用（　　）
   A．附子、鹿角片、补骨脂
   B．桂枝、白芍
   C．黄芪、沙参、百合
   D．生地黄、冬虫夏草
   E．玄参、芦根

63. 肺胀的辨证要点，偏虚者应辨别（　　）
   A．痰浊、水饮、血瘀的偏盛
   B．外感与内伤的类别
   C．气滞、血瘀的偏盛
   D．气、血、津液的亏虚
   E．肺、心、肾、脾病变的主次

64. 肺胀的病名首见于（　　）
   A．《黄帝内经》
   B．《灵枢》
   C．《金匮要略》
   D．《诸病源候论》
   E．《丹溪心法》

65. 虚喘肾虚不纳证，喘息渐平，善后调理可常服（　　）
   A．百合、合欢皮、酸枣仁
   B．紫河车、核桃仁
   C．麦冬、龟甲胶
   D．丹参、远志、石菖蒲
   E．柴胡、郁金、青皮

66. 咳嗽肝火犯肺证，火郁伤津，咽燥口干，应加用（　　）
   A．浙贝母、冬瓜仁、薏苡仁
   B．干姜、细辛、白芥子
   C．北沙参、麦冬、天花粉
   D．半夏、厚朴、茯苓
   E．功劳叶、银柴胡、鳖甲

67. 喘证的辨证，首先应审其（　　）
   A．表里
   B．寒热
   C．虚实
   D．阴阳
   E．标本

68. 哮病发作期虚喘证，有肾阳虚表现者，应加用（　　）
   A．附子、鹿角片、补骨脂
   B．桂枝、白芍
   C．黄芪、沙参、百合
   D．生地黄、冬虫夏草
   E．玄参、芦根

69. 患者，男，42岁。有多年饮酒史。喘逆上气，咳痰不爽，痰质稠、色黄，恶寒身热，无汗，舌红苔黄，脉浮滑而数。治疗应首选（　　）
   A．麻杏石甘汤
   B．黄连解毒汤
   C．清金化痰汤
   D．银翘散
   E．桑白皮汤

70. 肺胀的辨证要点，偏实者应辨别（　　）
   A．痰浊、水饮、血瘀的偏盛
   B．外感与内伤的类别
   C．气滞、血瘀的偏盛
   D．气、血、津液的亏虚
   E．肺、心、肾、脾病变的主次

71. 导致感冒的主因是（　　）
   A．风邪
   B．寒邪
   C．暑邪
   D．燥邪
   E．湿邪

72. 咳嗽风燥伤肺证的特点是（　　）
   A．咳嗽声重，气急咽痒
   B．咳嗽频剧，咳声嘶哑
   C．干咳喉痒
   D．咳声重浊，痰多稠厚
   E．咳嗽气粗，咳痰不爽

73. 患者，男，62岁。咳喘病史20年。近1个月来咳逆喘促，时有神志恍惚，谵妄，烦躁不安，或有嗜睡，下肢水肿，舌淡胖，苔白腻，脉沉细。诊断为肺胀。其证候是（　　）
   A．肺肾气虚
   B．阳虚水泛
   C．痰浊壅肺
   D．痰热郁肺
   E．痰蒙神窍

74. 下列关于实体感冒的各项叙述中，**错误**的是（　　）
   A．一般以风寒、风热、暑湿症状为主
   B．病程短，痊愈快
   C．无反复感邪、反复发病之势
   D．无气、血、阴、阳虚损症状
   E．治疗上当扶正解表

75. 丁某，男，65岁。咳喘多年，入冬加重，动辄喘甚，呼多吸少，气不得续，形瘦神惫，面青唇紫，

舌淡苔白而润滑,脉微细。其证机概要为（ ）

A．肺气亏虚,气失所主
B．肺病及肾,肺肾俱虚,气失摄纳
C．肺气欲绝,心肾阳衰
D．肝郁气逆,上冲犯肺,肺气不降
E．上盛下虚

76．某女,36岁。昨日淋雨后出现喘逆上气,胸胀而痛,气粗鼻煽,咳而不爽,痰黄质黏,伴形寒无汗,舌红苔薄黄,脉滑而浮数。治法宜用（ ）

A．宣肺泄热
B．清泻痰热
C．清热化痰
D．化痰平喘
E．以上均非

77．患者,女,70岁。久患肺病,反复发作,本次旧疾复发,呼吸浅短难续,咳声低怯,胸满短气,张口抬肩,倚息不能平卧,咳嗽,痰白如沫,咳吐不利,舌淡暗,脉沉细无力。诊断为肺胀。其证候是（ ）

A．痰瘀阻肺
B．肺肾气虚
C．外寒内饮
D．脾肾阳衰
E．心肾阳衰

78．治疗风痰哮证,首选的方剂是（ ）

A．三子养亲汤
B．越婢加半夏汤
C．厚朴麻黄汤
D．射干麻黄汤
E．麻杏石甘汤

79．患者,男,54岁。咳嗽气粗,痰多痰黄,面赤身热,口干欲饮,舌红苔黄,脉滑数。其证候是（ ）

A．痰热郁肺
B．肺阴亏耗
C．风燥伤肺
D．风热犯肺
E．风寒袭肺

80．女性,33岁。咳喘息粗,烦躁胸满,痰黄难咳,口渴舌红,苔黄腻,脉滑数,方宜选用（ ）

A．射干麻黄汤
B．越婢加半夏汤
C．桑白皮汤
D．麻杏石甘汤
E．麻杏蒌石汤

81．患者,女,42岁。每于情绪刺激而诱发,发时突然呼吸短促,但喉中痰鸣不著,胸闷而痛,失眠心悸,苔薄,脉弦。治法为（ ）

A．宣肺散寒
B．宣肺泄热
C．清泻痰热
D．化痰降气
E．开郁降气

82．治疗寒包热哮证,首选的方剂是（ ）

A．三子养亲汤
B．越婢加半夏汤
C．厚朴麻黄汤
D．射干麻黄汤
E．麻杏石甘汤

83．李某,女性,45岁。喘而胸满闷塞,咳嗽,痰多黏腻色白,咳吐不利,兼有呕恶,食少,口黏不渴,舌苔白腻,脉滑。其诊断是（ ）

A．喘证,痰浊阻肺证
B．咳嗽,痰湿蕴肺证
C．哮病,风痰哮证
D．肺胀,痰浊壅肺证
E．喘证,痰热郁肺证

84．赵某,男,76岁。反复咳喘26年多。胸部膨满,呼吸浅短难续,张口抬肩,倚息不能平卧,咳嗽,痰白如沫,咳吐不利,胸闷心慌,形寒汗出,腰膝酸软,小便清长,舌暗紫,脉沉细数无力。其诊断是（ ）

A．肺胀之痰浊壅肺证
B．肺胀之肺肾气虚证
C．肺胀之阳虚水泛证
D．肺胀之痰热郁肺证
E．喘证之正虚喘脱证

85．赵某,男,56岁。发热1天,微恶风寒,少汗,头昏,心烦,口干咽燥,干咳少痰,舌红少苔,脉细数。其证候诊断是（ ）

A．常人感冒风寒束表证
B．常人感冒暑湿伤表证
C．常人感冒风热犯表证
D．虚体感冒气虚感冒证
E．虚体感冒阴虚感冒证

86．治疗肺胀之肺肾气虚证,应首选的方剂是（ ）

A．苏子降气汤合三子养亲汤
B．越婢加半夏汤
C．桑白皮汤
D．真武汤合五苓散
E．平喘固本汤合补肺汤

87．王某,男性,55岁,反复咳喘5年余。刻下喘促气涌,胸部胀痛,咳嗽痰多,质黏色黄,身热,有汗,口渴而喜冷饮,面赤,咽干,小便赤涩,大便秘结,舌红,舌苔薄黄,脉滑数。此证治法是（ ）

A．祛痰降逆,宣肺平喘
B．开郁降气平喘

C. 清热肃肺，豁痰止咳
D. 清热化痰，宣肺平喘
E. 解表清里，化痰平喘

88. 张某，女性，69岁。喘咳多年，此次发病又现面浮肢肿，腹部胀满有水，心悸，咳痰清稀，脘痞纳少，尿少，怕冷，苔白滑，脉沉细。此时治疗宜用（　　）
A. 桑苏桂苓饮
B. 实脾饮
C. 苓桂术甘汤
D. 真武汤
E. 泽泻汤

89. 正虚喘脱的证机概要为（　　）
A. 心气欲竭，脾肾阳衰
B. 心气欲竭，肺肾气虚
C. 肾气欲竭，心肺气虚
D. 肺气欲竭，心肾阳衰
E. 肺气欲竭，肝肾阴亏

90. 治疗热哮发作期，应首选（　　）
A. 桑白皮汤
B. 麻杏石甘汤
C. 苏子降气汤
D. 定喘汤
E. 泻白散

91. 陈某，男性，28岁。2天来，喘逆上气，息促鼻煽，咳而不爽，痰吐黏稠，形寒身热，身痛无汗，口渴，苔薄黄，舌红，脉浮数。治疗应首选的方剂是（　　）
A. 麻黄汤
B. 小青龙汤
C. 麻杏石甘汤
D. 桑白皮汤
E. 三子养亲汤

92. 咳嗽痰少，痰中带血或反复咯血，血色鲜红，口干咽燥，颧红，潮热盗汗，舌红，脉细数。治疗应首选（　　）
A. 桑杏汤
B. 杏苏散
C. 沙参麦冬汤
D. 麦门冬汤
E. 百合固金汤

93. 李某，女性，78岁。反复咳喘30余年。胸部膨满，憋闷如塞，咳痰清稀，胸闷心悸，面浮肢肿，腹部胀满有水，脘痞纳差，尿少，怕冷，面唇青紫，舌苔白滑，舌体胖质暗，脉沉细。此病证的证机概要是（　　）
A. 清肃失司，肺气上逆
B. 肺气欲绝，心肾阳衰

C. 痰饮蕴肺，肺气上逆
D. 心肾阳虚，水饮内停
E. 肺肾两虚，摄纳失常

94. 下列关于喘证治疗的各项叙述中，错误的是（　　）
A. 实喘以祛邪利气为主
B. 虚喘以培补摄纳为主
C. 实喘可采用温化宣肺、清化肃肺、化痰理气的方法
D. 虚喘或补肺，或健脾，或益肾
E. 实喘难治，虚喘易疗

95. 刘某，男性，78岁。反复咳喘20余年。胸部膨满，憋闷如塞，短气喘息，稍劳即著，咳嗽痰多，色白黏腻，脘痞纳少，倦怠乏力，舌暗，苔薄腻，脉小滑。其诊断是（　　）
A. 肺胀之痰浊壅肺证
B. 肺胀之肺肾气虚证
C. 肺胀之阳虚水泛证
D. 肺胀之痰热郁肺证
E. 喘证之痰浊壅肺证

96. 治疗虚体感冒之气虚感冒证，首选的方剂是（　　）
A. 葱豉桔梗汤
B. 加减葳蕤汤
C. 荆防达表汤
D. 新加香薷饮
E. 参苏饮

97. 治疗肺胀之阳虚水泛证，首选的方剂是（　　）
A. 苏子降气汤合三子养亲汤
B. 越婢加半夏汤
C. 桑白皮汤
D. 真武汤合五苓散
E. 平喘固本汤合补肺汤

98. 下列各项，不符合正虚喘脱证主症的是（　　）
A. 喘逆剧甚，端坐不能平卧
B. 心慌动悸，烦躁不安
C. 面青唇紫，汗出如珠
D. 肢体浮肿，按之凹陷
E. 脉浮大无根

99. 患者，男，50岁。喉中痰鸣如吼，胸高胁胀，痰黄黏稠，咳吐不利，烦闷不安，面赤汗出，舌红苔黄，脉弦滑。治疗应首选（　　）
A. 定喘汤
B. 射干麻黄汤
C. 三子养亲汤
D. 苏子降气汤
E. 葶苈大枣泻肺汤

100. "其在皮者,汗而发之"出自的医著是（　　）
    A.《黄帝内经》
    B.《难经》
    C.《金匮要略》
    D.《伤寒论》
    E.《诸病源候论》

101. 治疗实喘表寒肺热证,首选的方剂是（　　）
    A. 麻杏石甘汤
    B. 桑白皮汤
    C. 麻黄汤合华盖散
    D. 射干麻黄汤
    E. 麻黄连翘赤小豆汤

A3 和 A4 型题

说明：为共用题干单选题，考题是以一个共同题干的临床案例出现，请从中选择一个最佳答案。

（1～3题共用题干）

李某，男，43岁，哮喘反复发作7年，近1周来，频繁发作，喉中痰鸣如吼，喘而气粗，咳黏稠黄痰，咳吐不利，胸闷胁胀，咳则尤甚，口干面赤自汗，指端微绀，舌红苔黄腻，脉滑数。

1. [第一问] 本病例诊断为（　　）
    A. 风痰哮
    B. 冷哮
    C. 热哮
    D. 虚哮
    E. 寒包热哮

2. [第二问] 本病例的治法为（　　）
    A. 清热化痰，宣肺定喘
    B. 祛风涤痰，降气平喘
    C. 补肺纳肾，降气化痰
    D. 解表散寒，清热化痰
    E. 宣肺散寒，化痰平喘

3. [第三问] 本病例痰稠黄，需加用的药物是（　　）
    A. 山茱萸、五味子、麦冬
    B. 鱼腥草、射干、知母、海蛤壳
    C. 射干、葶苈子、紫苏子
    D. 厚朴、半夏、陈皮
    E. 紫苏叶、蝉蜕、苍耳子

（4～8题共用题干）

患者，男，78岁。喘促日久，动则喘甚，呼多吸少，气不得续，形瘦神疲，跗肿，汗出肢冷，面青唇紫，舌淡苔白，脉沉弱。

4. [第一问] 治疗应首选（　　）
    A. 参附汤
    B. 金匮肾气丸
    C. 六味地黄丸
    D. 左归丸
    E. 真武汤

5. [第二问] 若症见中气上逆，脐下筑动，气从小腹上奔者可加（　　）
    A. 核桃仁、肉桂
    B. 肉桂、附子
    C. 黄芪、白术
    D. 桂枝、虫草
    E. 紫石英、沉香、磁石

6. [第三问] 若见喘息面红，咽干烦躁，足冷，汗出如油等症，可加（　　）
    A. 紫石英
    B. 龙骨、牡蛎
    C. 人参
    D. 磁石
    E. 紫河车

7. [第四问] 若兼见痰浊蕴肺，喘咳痰多，气急，胸闷，苔腻之上实下虚证，可用（　　）
    A. 定喘汤
    B. 小青龙汤
    C. 苏子降气汤
    D. 三子养亲汤
    E. 二陈汤

8. [第五问] 若阳虚水泛，上凌心肺，可用（　　）
    A. 防己黄芪汤
    B. 大补元煎
    C. 苓桂术甘汤
    D. 金匮肾气丸
    E. 真武汤

（9～11题共用题干）

陈某，男，49岁。咳嗽，时有咯血，潮热颧红，面白神疲，气怯声低，倦怠无力，纳食减少，畏风怕冷，时或盗汗，舌淡红，苔薄，脉象细数无力。

9. [第一问] 该患者证候属于（　　）
    A. 咳嗽，肺阴亏损证
    B. 肺痨，肺阴虚证
    C. 肺痨，气阴两虚证
    D. 咳嗽，气阴两虚证
    E. 肺痨，阴阳两虚证

10. [第二问] 治疗首选方是（　　）
    A. 保真汤

B．沙参麦冬汤
C．百合固金汤
D．月华丸
E．补天大造丸

11．[第三问] 其治法是（　　）
A．滋阴润肺，清热杀虫
B．补益肺肾，滋阴降火
C．养阴润肺，益气健脾
D．养阴润肺，清热健脾
E．滋养精血，温补脾肾

（12～14题共用题干）

李某，女性，63岁。久喘之人，现喘促短气，气怯声低，喉有鼾声，咳声低弱，痰吐稀薄，自汗畏风，舌淡脉弱。

12．[第一问] 根据患者上述临床表现及中医辨证，采取最为恰当的治疗方法是（　　）
A．补肺益气
B．益气养阴
C．补脾益肺
D．益气健脾
E．益气固表

13．[第二问] 如此，根据治疗方法，方药宜用生脉散合（　　）
A．玉屏风散
B．养阴清肺汤
C．沙参麦门冬汤
D．补中益气汤
E．补肺汤

14．[第三问] 如患者病情较重兼见动则喘甚，呼多吸少，治疗上应注意适时加用（　　）
A．益气养阴药
B．补肾纳气药
C．温补肾阳药
D．益气健脾药
E．化痰定喘药

（15～17题共用题干）

患者，男，40岁，感冒5日未解，现症见形寒，身热咳嗽，气喘，胸胀痛，烦闷，息粗，鼻煽，口渴，吐痰稠黏，咳而不爽，舌尖边红，苔白罩黄，脉滑数。

15．[第一问] 本病诊断为（　　）
A．肺痿
B．肺胀
C．感冒
D．喘证
E．哮病

16．[第二问] 本病例符合的证型为（　　）
A．肺气郁闭证
B．痰浊阻肺证
C．痰热郁肺证
D．风寒壅肺证
E．表寒肺热证

17．[第三问] 本病例应选方（　　）
A．二陈汤
B．三子养亲汤
C．五磨饮子
D．桑白皮汤
E．麻杏甘石汤

（18～19题共用题干）

某患者，女性。72岁。自汗，怕风，常易感冒，哮证反复发作，发作前打喷嚏，气短声低，咳痰色白质稀，舌苔薄白，质淡，脉虚大。急性期缓解后

18．[第一问] 应采用的最为恰当的治疗方法为（　　）
A．益气固表
B．补肺固卫
C．益气健脾
D．补益肺脾
E．健脾补肺

19．[第二问] 由此，采用的最为恰当的方剂为（　　）
A．香砂六君子汤
B．生脉饮
C．四君子汤
D．玉屏风散
E．补中益气汤

（20～23题共用题干）

辛某，男，67岁，患喘证20余年，每遇冬令发作加重，平素微喘而咳。近日因气候寒冷，咳喘加重，动则喘甚，痰多黏稠色白，喉中略有痰鸣，面色青暗，心慌，畏寒，足冷，形瘦神疲，舌苔暗，苔薄白而滑，脉沉弱。

20．[第一问] 本病例证型属于（　　）
A．表寒肺热证
B．风寒壅肺证
C．肾虚不纳证
D．肺气虚耗证
E．正虚喘脱证

21．[第二问] 本病例的证机可概括为（　　）
A．风寒侵肺，肺气不宣
B．痰浊壅肺，肺失肃降
C．肺郁气逆，肺气不降
D．肺肾两虚，气失摄纳
E．肺气亏虚，气失所主

22．[第三问] 本病例的治法是（　　）
A．宣肺散寒
B．补肾纳气
C．补肺益气

D. 开郁降气平喘
E. 祛痰平喘

23. [第四问] 本病例治疗的基础方是（　　）
    A. 金匮肾气丸合参蛤散
    B. 生脉散合补肺汤
    C. 二陈汤合三子养亲汤
    D. 麻杏甘石汤
    E. 五磨饮子

（24～26题共用题干）
患者咳喘反复发作，久治不愈，症见咳嗽痰多，气急，胸闷，伴腰酸膝软，下肢欠温，苔白腻，脉沉细。

24. [第一问] 其证属（　　）
    A. 风寒壅肺证
    B. 表寒肺热证
    C. 痰热郁肺证
    D. 上实下虚证
    E. 肺气虚耗证

25. [第二问] 治法是（　　）
    A. 补肺益气
    B. 开郁降气平喘
    C. 补肾纳气
    D. 化痰降逆，温肾纳气
    E. 扶阳固脱，镇摄肾气

26. [第三问] 其首选方剂为（　　）
    A. 苏子降气汤
    B. 定喘汤
    C. 桑白皮汤
    D. 麻杏石甘汤
    E. 补肺汤

（27～29题共用题干）
患者，女，34岁。受凉后出现恶寒、发热、无汗、头痛身楚、咳嗽、痰白，平素神疲体弱，气短懒言，反复易感，舌淡苔白，脉浮而无力。

27. [第一问] 其证属（　　）
    A. 风寒感冒
    B. 暑温感冒
    C. 气虚感冒
    D. 阴虚感冒
    E. 风热感冒

28. [第二问] 治法宜（　　）
    A. 清暑祛湿解表
    B. 辛温解表
    C. 辛凉解表
    D. 益气解表
    E. 滋阴解表

29. [第三问] 治疗方剂可选（　　）
    A. 荆防败毒散加减
    B. 参苏饮加减
    C. 加减葳蕤汤化裁
    D. 新加香薷饮加减
    E. 银翘散加减

（30～33题共用题干）
患者，女，50岁。咳嗽阵作，痰黏不易咳出，咽干口苦，胸胁胀痛，咳时引痛，可因情绪波动而增减，平素烦躁易怒，舌红，苔薄黄少津，脉弦数。

30. [第一问] 本病证属（　　）
    A. 外感咳嗽之风热犯肺证
    B. 内伤咳嗽之肺阴亏耗证
    C. 内伤咳嗽之痰热郁肺证
    D. 外感咳嗽之风燥伤肺证
    E. 内伤咳嗽之肝火犯肺证

31. [第二问] 其治法为（　　）
    A. 清热肃肺，豁痰止咳
    B. 清热泻肝，顺气降火
    C. 滋阴润肺，化痰止咳
    D. 燥湿化痰，理气止咳
    E. 疏风清肺，润燥止咳

32. [第三问] 治疗首选方剂是（　　）
    A. 黛蛤散合加减泻白散加减
    B. 清金化痰汤加减
    C. 二陈平胃散合三子养亲汤加减
    D. 桑杏汤加减
    E. 桑菊饮加减

33. [第四问] 若患者经治疗后，咳嗽仍未好转，咽燥口干，可加用的中药是（　　）
    A. 枳壳、桔梗
    B. 郁金、丝瓜络
    C. 麦冬、天花粉
    D. 知母、鱼腥草
    E. 苦杏仁、贝母

C型题

说明：为案例分析题，考题是以一个共同题干的临床案例出现，其中有一个或多个答案。

（1～6题共用题干）
患者，女，45岁，农民，因"气喘胸闷痰多一周"就诊。自述七天前因受凉而咳嗽气喘吐痰，经西药治疗，虽咳嗽稍减，但呼吸困难逐渐加重，甚则胸闷如室,张口抬肩。现症:喘促气急,胸盈仰息,咳嗽吐痰,痰黏稠量多色白,咳吐不利,食少纳呆,时有恶心,口黏不渴,苔白厚腻,脉滑。

1．[第一问]该患者应该考虑为何证（　　）
  A．喘证，实喘，痰浊阻肺证
  B．喘证，实喘，痰热遏肺证
  C．喘证，实喘，水凌心肺证
  D．喘证，虚喘，喘脱证
  E．喘证，实喘，肝气乘肺证

2．[第二问]此时，该患者的治法应为（　　）
  A．散寒宣肺
  B．清泻痰热
  C．化痰降逆
  D．温阳利水，泻壅平喘
  E．补肾纳气

3．[第三问]此时辨证治疗该患者当以下列何方为主方加减化裁（　　）
  A．麻黄汤
  B．参附汤合黑锡丹
  C．补肺汤合玉屏风散
  D．金匮肾气丸合参蛤散
  E．二陈汤合三子养亲汤
  F．桑白皮汤
  G．真武汤合葶苈大枣泻肺汤

4．[第四问]此时，该患者当属何种证候（　　）
提示：该患者气喘因失治误治，迁延未愈，现症见喘促短气，言语无力，咳声低弱，自汗畏风，咽喉不利，口干面红，舌淡红，脉象细弱。
  A．肺阴亏虚之喘证
  B．肺脾气虚之喘证
  C．肺气阴两虚之喘证
  D．肺肾阴亏之喘证
  E．脾肾两虚之喘证

5．[第五问]维持呼吸功能正常的重要环节是（　　）
  A．心主血脉的生理功能
  B．肾主蒸腾气化的功能
  C．肺主气司呼吸的功能
  D．肾主闭藏的生理功能
  E．脾主运化的生理功能
  F．肝主藏血的功能

6．[第六问]若患者喘促持续不解，渐而加剧，张口抬肩，鼻煽气促，不能平卧，面青唇紫，心悸烦躁，肢冷汗出，脉浮大无根，其病机是（　　）
  A．肺虚及肾，痰浊壅盛
  B．肾气亏损，痰气壅肺
  C．肺肾两虚，气失摄纳
  D．阳虚水泛，上凌心肺
  E．肺气欲竭，心肾阳衰

（7～14题共用题干）
患者赵某，男，38岁。主诉：发热时高时低2月余。现病史：患者2个月前因参加劳动，过度疲劳，汗出后出现发热，伴有周身酸楚等症，经某医院治疗后周身酸痛消失，但低热一直不退，今前来就诊，现症见：发热不退，热势时高时低，乏力气短，懒言自汗，食少便溏，舌淡，苔白薄，脉细弱。患者平素易于感冒。

7．[第一问]本病的辨证应考虑为（　　）
  A．血虚发热
  B．阴虚发热
  C．气虚发热
  D．阳虚发热
  E．湿阻发热
  F．以上皆非

8．[第二问]气虚发热常见表现为（　　）
  A．发热常在劳累后发作或加剧
  B．食少便溏
  C．自汗，易于感冒
  D．气短懒言
  E．舌淡少苔，脉细数
  F．午后或夜间发热

9．[第三问]本病可选用补中益气汤进行治疗，其包括下列药物中的（　　）
  A．黄芪
  B．人参
  C．升麻
  D．柴胡
  E．白术
  F．茯苓
  G．芍药
  H．当归

10．[第四问]补中益气汤可以治疗的病证有（　　）
  A．脱肛，中气下陷
  B．气虚发热
  C．呕吐，胃阴不足
  D．泄泻，脾胃虚弱
  E．虚劳，气虚下陷
  F．腹痛，中脏虚寒

11．[第五问]中医学中最早提出"内伤发热"这一病名的医著是（　　）
  A．《证治汇补》
  B．《症因脉治》
  C．《内外伤辨惑论》
  D．《脾胃论》
  E．《黄帝内经》
  F．《小儿药证直诀》

12．[第六问]内伤发热的辨证要点包括（　　）

A. 辨阴阳
B. 辨病位
C. 辨寒热
D. 辨虚实
E. 辨标本缓急
F. 辨轻重

F. 血虚
G. 阴虚
H. 阳虚
I. 肾虚

13. [第七问] 内伤发热临床辨证分型有（   ）
    A. 肝郁
    B. 脾虚
    C. 血瘀
    D. 湿阻
    E. 气虚

14. [第八问] 内伤发热与外感发热的辨别要点是（   ）
    A. 年龄大小
    B. 性别不同
    C. 发病原因
    D. 病程长短
    E. 起病急缓
    F. 伴随症状

二、胸痹、心悸、眩晕、不寐、心衰病【掌握】

A1 和 A2 型题

说明：为单选题，5 个选项中可能同时有最佳正确答案和非错误答案，请从中选择一个最佳答案。

1. 关于心悸说法**错误**的是（   ）
   A. 心悸是指患者自觉心中悸动，惊惕不安，甚则不能自主的一种病证
   B. 临床一般多呈发作性，每因情志波动或劳累过度而发作
   C. 且常伴胸闷、气短、失眠、健忘、眩晕、耳鸣等症
   D. 病情较轻者为惊悸
   E. 病情较重者为惊悸，可呈持续性

2. 女，68 岁，患原发性高血压 10 年，近半个月出现头晕眼花，两目干涩，胁肋灼痛，面部烘热，舌红苔黄，脉弦细而数，宜诊断为（   ）
   A. 肝火上炎证
   B. 肝血虚证
   C. 肝阳上亢证
   D. 肝阴虚证
   E. 肝胆湿热证

3. 心胸满闷，隐痛阵发，痛有定处，时欲太息，遇情志不遂时容易诱发或加重，兼胸脘胀闷，得嗳气或矢气则舒，苔薄或薄腻，脉细弦。可选主方（   ）
   A. 柴胡疏肝散
   B. 血府逐瘀汤
   C. 瓜蒌薤白半夏汤合涤痰汤
   D. 参附汤合右归丸
   E. 枳实薤白桂枝汤合当归四逆汤

4. 女，42 岁。头晕耳鸣，两目干涩，面部烘热，胁肋灼痛，五心烦热，潮热盗汗。口咽干燥，舌红少津，脉弦细数。辨证为（   ）

A. 肝阳上亢
B. 肝火上炎
C. 心火亢盛
D. 肾阴虚
E. 肝阴虚

5. 男，51 岁。因暴怒后突然出现咳嗽，阵阵不休，痰少而黏，近日时见少量咯血。伴有胸痛，急躁易怒，口苦咽干，舌红苔黄，脉弦数。辨证为（   ）
   A. 燥邪犯肺
   B. 肺阴虚
   C. 肝火犯肺
   D. 肺气虚
   E. 肺热壅盛

6. 患者于某，男性，38 岁。症见猝然心痛如绞，心痛彻背，背痛彻心，喘不得卧，伴有手足欠温，冷汗自出，面色苍白，舌苔薄白，脉沉细。其治疗首选方剂是当归四逆汤合用（   ）
   A. 血府逐瘀汤
   B. 柴胡疏肝散
   C. 右归饮
   D. 瓜蒌薤白半夏汤
   E. 枳实薤白桂枝汤

7. 患者杨某，女性，51 岁。既往有冠心病病史，症见心痛如绞，手足厥冷，冷汗频出，心悸气短，苔薄白，脉微欲绝。其治疗应首选的方剂是（   ）
   A. 柴胡疏肝散
   B. 右归饮
   C. 当归四逆汤

D. 瓜蒌薤白半夏汤
E. 四逆加人参汤

8. 眩晕病属于实证的治法是（　　）
   A. 补益气血
   B. 平肝潜阳
   C. 滋养肝肾
   D. 填精生髓
   E. 补虚泻实，调整阴阳

9. 符合瘀阻心脉心悸的是（　　）
   A. 心悸时发时止，舌红、苔黄腻
   B. 心悸眩晕、胸闷痞满
   C. 心悸不安、心痛时作
   D. 心悸不安、面色苍白
   E. 心悸气短、面色不华

10. 痰热重而大便不通之失眠者，宜选用（　　）
    A. 半夏秫米汤
    B. 黄连阿胶汤
    C. 黄连温胆汤
    D. 天王补心丹
    E. 交泰丸

11. 治疗心悸心阳不振证，若心动过缓，应加用（　　）
    A. 乳香、没药
    B. 瓜蒌、薤白
    C. 煅龙骨、煅牡蛎
    D. 炙麻黄、补骨脂
    E. 合欢皮、首乌藤

12. 眩晕气血亏虚证的临床特点是（　　）
    A. 头晕胀痛，遇烦劳郁怒而加重
    B. 眩晕动则加剧，劳累即发
    C. 眩晕日久不愈，腰酸膝软
    D. 头重昏蒙，伴视物旋转
    E. 头痛如刺

13. 治疗胸痹阴寒极盛之重症，应选用的方剂为（　　）
    A. 失笑散
    B. 黄连温胆汤
    C. 丹栀逍遥散
    D. 苏合香丸
    E. 乌头赤石脂丸

14. 丹参饮治疗胸痹，适用于（　　）
    A. 血瘀重型
    B. 血瘀轻型
    C. 阴寒盛型
    D. 痰浊盛型
    E. 阳气虚衰

15. 治疗胸痹气滞心胸证，若胸痛明显者，应选用的方剂为（　　）
    A. 失笑散
    B. 黄连温胆汤
    C. 丹栀逍遥散
    D. 苏合香丸
    E. 乌头赤石脂丸

16. 下列属于阴虚火旺型心悸的主症之一的是（　　）
    A. 胸脘痞闷
    B. 善惊易恐
    C. 心烦少寐
    D. 形寒肢冷
    E. 以上均不是

17. 不寐心肾不交证，若以心阴不足为主者，可用（　　）
    A. 左归丸
    B. 天王补心丹
    C. 半夏秫米汤
    D. 归脾汤
    E. 涤痰汤

18. 患者，男，55岁。胸痛如窒，痛引肩背，气短喘促，四肢沉重，形体肥胖，痰多舌苔浊腻，脉滑。其证候是（　　）
    A. 心血瘀阻
    B. 阴寒凝滞
    C. 痰浊壅塞
    D. 阳气虚衰
    E. 气阴两虚

19. 眩晕痰湿中阻证的临床特点是（　　）
    A. 头晕胀痛，遇烦劳郁怒而加重
    B. 眩晕动则加剧，劳累即发
    C. 眩晕日久不愈，腰酸膝软
    D. 头重昏蒙，伴视物旋转
    E. 头痛如刺

20. 不寐痰火扰心证，若伴胸闷嗳气，脘腹胀满，大便不爽，苔腻，脉滑，应加用（　　）
    A. 左归丸
    B. 天王补心丹
    C. 半夏秫米汤
    D. 归脾汤
    E. 涤痰汤

21. 治疗心悸瘀阻心脉证，若胸痛甚，应加用（　　）
    A. 乳香、没药
    B. 瓜蒌、薤白
    C. 煅龙骨、煅牡蛎
    D. 炙麻黄、补骨脂
    E. 合欢皮、首乌藤

22. 郑某，男，29岁。半年前因工受伤后，眩晕

时作，头痛如刺，精神不振，面唇紫暗，舌暗有瘀斑，脉细涩。其治疗应首选的方剂是（　　）

A．半夏白术天麻汤
B．左归丸
C．通窍活血汤
D．归脾汤
E．天麻钩藤饮

23．下列关于心悸虚证的治疗原则，**错误**的是（　　）

A．补气
B．养血
C．疏风
D．滋阴
E．温阳

24．治疗阴虚火旺之不寐，应首选（　　）

A．二阴煎
B．滋水清肝饮
C．天王补心丹
D．左归丸
E．黄连阿胶汤

25．崔某，男，43岁。3年来头晕伴头目胀痛，口苦，遇郁怒而加重，颜面潮红，急躁易怒，肢麻震颤，舌红苔黄，脉弦数。其治疗应首选的方剂是（　　）

A．天麻钩藤饮
B．归脾汤
C．左归丸
D．半夏白术天麻汤
E．通窍活血汤

26．患者，男，53岁，心悸不安，胸闷不舒，心痛时作，痛如针刺，唇甲青紫，舌质紫暗，脉涩而结，治法为（　　）

A．温补心阳，安神定悸
B．镇惊定志，养心安神
C．疏肝理气，活血通络
D．活血化瘀，理气通络
E．益气活血，通脉止痛

27．李某，男，72岁。5年来时感眼前发黑，周围景物旋转，甚至无法站立，精神萎靡，腰酸膝软，两目干涩，耳鸣如蝉，舌红少苔，脉细数。其病证诊断是（　　）

A．中风中经络，阴虚风动证
B．眩晕，气血亏虚证
C．中风，肝肾亏虚证
D．眩晕，肾精不足证
E．厥证，血厥

28．王某，女，56岁，有冠心病史4年。近日来心悸而痛，胸闷气短，动辄更甚，自汗，面色㿠白，四肢欠温，舌质淡胖，边有齿痕，苔白腻，脉沉细迟。此病证诊断为（　　）

A．心悸，心血不足证
B．胸痹，气阴两虚证
C．胸痹，心肾阳虚证
D．心悸，心阳不振证
E．胸痹痰浊闭阻证

29．患者，男，60岁。心悸怔忡，健忘失眠，多梦，面色不华，舌淡，脉细。其治法是（　　）

A．滋阴养心
B．滋补肝肾
C．益气养阴
D．养血安神
E．清胃泻火

30．患者，女，40岁。平素善惊易恐，因受惊而心悸1月余，坐卧不安，少寐多梦，舌苔薄白，脉虚弦。治疗应首选（　　）

A．归脾汤
B．炙甘草汤
C．朱砂安神丸
D．天王补心丹
E．安神定志丸

31．患者女性，26岁。近两个月来因工作压力较大，精神紧张，夜间经常失眠，入睡困难，入睡后易惊醒，心烦不安，心悸，头晕健忘，偶有耳鸣，腰酸，口干咽燥，舌红，脉细数。其治疗宜用（　　）

A．丹栀逍遥丸
B．安神定志丸
C．黄连阿胶汤
D．交泰丸
E．归脾汤

32．赵某，女，36岁。一年来眩晕，劳累即发，面色少华，神疲乏力，倦怠懒言，唇甲不华，纳少腹胀，舌淡苔薄白，脉细弱。其证候诊断是（　　）

A．肾精不足
B．气血亏虚
C．痰湿中阻
D．瘀血阻窍
E．肝阳上亢

33．以下关于眩晕主症特点的叙述中，**不正确**的是（　　）

A．眩是指眼花或眼前发黑
B．突然昏仆，不省人事，四肢厥冷
C．轻者闭目即止，重者如坐车船，旋转不定，不能站立
D．晕是指头晕甚或感觉自身或外界景物旋转
E．可伴有恶心、呕吐、汗出，甚则昏倒等症状

34. 李某，男，58岁，有冠心病史5年。近几日来心痛憋闷，心悸盗汗，虚烦不寐，腰酸膝软，舌红少津，苔薄，脉细数。此病证的治法为（　　）
   A．温补阳气，振奋心阳
   B．滋阴清火，养心和络
   C．益气养阴，活血通脉
   D．辛温散寒，宣通心阳
   E．疏肝理气，活血通络

35. 患者，男，45岁。近1年来心悸头晕，倦怠无力，面色无华，舌淡红，脉象细弱。其治法是（　　）
   A．镇惊定志，养心安神
   B．补血养心，益气安神
   C．滋阴降火，养心安神
   D．温补心阳，安神定志
   E．振奋心阳，化气行水

36. 赵某，男，53岁，胸部闷痛2年。今日因受寒而猝然心痛如绞，心痛彻背，喘不得卧，手足不温，冷汗自出，面色苍白，苔薄白，脉沉紧。其治疗的首选方剂是（　　）
   A．枳实薤白桂枝汤合当归四逆汤
   B．生脉散合人参养荣汤
   C．天王补心丹合炙甘草汤
   D．人参养营汤合桃红四物汤
   E．参附汤合右归饮

37. 王某，女，53岁，出现失眠半年余。如今不易入睡，多梦易醒，心悸健忘，神疲食少，四肢倦怠，腹胀便溏，舌淡苔薄，脉细无力。此病证的治法是（　　）
   A．补益心脾，养血安神
   B．补血养心，益气安神
   C．滋阴降火，交通心肾
   D．温补心阳，安神定悸
   E．通阳泄浊，豁痰清心

38. 心衰的慢性稳定期和急性加重期之间的区别正确的是（　　）
   A．急性加重期病机本虚明显，标实不甚
   B．慢性稳定期可见气短、喘息、乏力、心悸症状
   C．急性加重期脉象会呈现沉、细、迟或虚无力，或结代，或脉弱
   D．慢性稳定期病机标实邪盛，本虚不支，甚至阴竭阳脱
   E．慢性稳定期脉象可见脉促或脉微欲绝

39. 正式提出"胸痹"一名的著作是（　　）
   A．《黄帝内经》
   B．《金匮要略》
   C．《证治准绳》
   D．《医林改错》
   E．《玉机微义》

40. 患者，男，35岁。心悸不宁，头晕目眩，手足心热，耳鸣腰酸，舌红少苔，脉细数。其证候是（　　）
   A．心血不足
   B．心虚胆怯
   C．心阴亏虚
   D．阴虚火旺
   E．心火内盛

41. 治疗眩晕气血亏虚证，首选的方剂是（　　）
   A．天麻钩藤饮
   B．左归丸
   C．半夏白术天麻汤
   D．归脾汤
   E．通窍活血汤

42. 治疗胸痹心血瘀阻证，若伴气虚自汗者，可选用的方剂为（　　）
   A．四君子汤合复方丹参滴丸
   B．人参养营汤合桃红四物汤
   C．补中益气汤合失笑散
   D．生脉散合失笑散
   E．补中益气汤合当归活血饮

43. 孙某，男，40岁，失眠近两周。现症：心烦不寐，胸闷脘痞，泛恶嗳气，口苦，头重，目眩，舌偏红，苔黄腻，脉滑数。其证候诊断是（　　）
   A．肝阳上亢证
   B．痰浊中阻证
   C．心肾不交证
   D．肝火扰心证
   E．痰热扰心证

44. 胸痹的病位在（　　）
   A．肺
   B．肝
   C．心
   D．肾
   E．脾

45. 李某，女，40岁。平素胆小易惊，两日前因受惊吓而心悸不宁，坐卧不安，不寐多梦，恶闻声响，食少纳呆，苔薄白，脉细弦。其治疗应首选的方剂是（　　）
   A．安神定志丸
   B．归脾汤
   C．甘麦大枣汤
   D．黄连温胆汤
   E．酸枣仁汤

46. 眩晕痰湿中阻证，若痰郁化火，应选用的方剂是（　　）
   A．黄连温胆汤
   B．苓桂术甘汤

C. 清金化痰汤
D. 龙胆泻肝汤
E. 半夏厚朴汤

47. 某女，28岁，心悸头晕、胸闷痞满时轻时重2年余。近日出现水肿，小便短少。诊见：四肢微凉，舌淡胖，脉沉滑。辨证为（　　）
    A. 心虚胆怯
    B. 瘀阻心脉
    C. 水饮凌心
    D. 心脾两虚
    E. 寒凝心脉

48. 眩晕的证候分类中，**不包括**的是（　　）
    A. 肝阳上亢证
    B. 风湿阻络证
    C. 气血两虚证
    D. 瘀血阻窍证
    E. 肾精不足证

49. 高某，男，69岁。三日来心悸不安，胸闷气短，动则尤甚，面色苍白，形寒肢冷，舌淡苔白，脉沉细无力。此病证的治法是（　　）
    A. 温补心阳，安神定悸
    B. 补血养心，益气安神
    C. 振奋心阳，化气行水
    D. 化痰祛湿，健脾和胃
    E. 回阳救逆，益气固脱

50. 王某，男，58岁。近年来心烦不寐，入睡困难，心悸多梦，腰膝酸软，潮热盗汗，咽干少津，舌红少苔，脉细数。治疗此病证首选方剂是（　　）
    A. 左归丸合酸枣仁汤
    B. 六味地黄丸合交泰丸
    C. 安神定志丸合酸枣仁汤
    D. 六味地黄丸合安神定志丸
    E. 右归丸合酸枣仁汤

51. 符合阴虚火旺心悸的表现是（　　）
    A. 心悸时作时止，舌红、苔黄腻
    B. 心悸不安，舌紫暗
    C. 心悸眩晕，胸闷痞满或水肿
    D. 心悸气短，面色无华
    E. 心悸易惊，舌红、苔少或无

A3和A4型题

说明：为共用题干单选题，考题是以一个共同题干的临床案例出现，请从中选择一个最佳答案。

（1～5题共用题干）

患者，男，65岁，刻下症见眩晕，精神萎靡，少寐多梦，健忘，腰膝酸软，遗精耳鸣，四肢不温，形寒怯冷，舌淡，脉沉细无力。

1. [第一问] 此患者应诊断为（　　）
    A. 肝阳上亢眩晕
    B. 气血亏虚眩晕
    C. 肾阳虚眩晕
    D. 肾阴虚眩晕
    E. 痰浊中阻眩晕

2. [第二问] 治法宜选（　　）
    A. 平肝潜阳，滋养肝肾
    B. 补养气血，健运脾胃
    C. 补肾滋阴
    D. 补肾助阳
    E. 燥湿祛痰，健脾和胃

3. [第三问] 治疗方药宜选（　　）
    A. 天麻钩藤饮加减
    B. 归脾汤加减
    C. 右归丸加减
    D. 左归丸加减
    E. 半夏白术天麻汤加减

4. [第四问] 若出现心烦、失眠、腰膝酸软等心肾不交症状可加用（　　）
    A. 首乌藤、阿胶、酸枣仁、柏子仁
    B. 鳖甲、知母、黄柏、牡丹皮
    C. 沙参、麦冬、玉竹、熟地黄
    D. 黄芪、党参、白术、茯苓
    E. 五味子、当归、熟地黄、何首乌

5. [第五问] 若眩晕较甚，阴虚阳浮，应注意预防发生（　　）
    A. 头痛
    B. 中风
    C. 感冒
    D. 心悸
    E. 以上都不是

（6～10题共用题干）

患者，男，57岁。因失眠多梦2周就诊，现夜难入眠，兼头重如裹，胸脘满闷，心烦口苦，头晕目眩，痰多质黏，大便不爽，舌红苔黄腻，脉滑。

6. [第一问] 如此，按照中医治疗体系，应采取的治疗方法为（　　）
    A. 补养心脾，以生气血
    B. 滋阴降火，养心安神

C. 化痰理气，宁心安神
D. 疏肝泻热，佐以安神
E. 化痰清热，和中安神

7.［第二问］此时，根据上述辨证特点，应选用的最佳方剂为（　　）
A. 半夏秫米汤加味
B. 黄连阿胶汤加味
C. 龙胆泻肝汤加味
D. 黄连温胆汤加味
E. 归脾汤加味

8.［第三问］患者经治疗后2周，症状有所缓解，头重胸闷消失，痰少而黏，仍有心烦不安，有时头晕耳鸣，手足心热，口干津少，大便干，舌红苔少，脉细数，此时治疗宜（　　）
A. 滋阴降火，养心安神
B. 疏肝泻热，佐以安神
C. 化痰清热，和中安神
D. 补养心脾，以生气血
E. 益气镇惊，安神定志

9.［第四问］此时根据上述辨证特点，方剂可选用（　　）
A. 交泰丸
B. 琥珀多寐丸
C. 归脾汤
D. 黄连阿胶汤
E. 安神定志丸

10.［第五问］如患者兼见面热微红、眩晕、耳鸣则可加（　　）
A. 琥珀、首乌藤
B. 牡蛎、磁石
C. 酸枣仁、柏子仁
D. 龙骨、牡蛎
E. 枳实、竹茹

（11～13题共用题干）
患者，男性，57岁，形体肥胖，1周来心悸善惊，烦躁痰多，食少泛恶，舌苔黄腻，脉象滑数。

11.［第一问］根据上述临床表现，按照中医辨证理论，该病例应诊断辨证为（　　）
A. 水饮凌心之心悸
B. 痰热内扰之心悸
C. 心阳虚衰之心悸
D. 阴虚火旺之心悸
E. 心神不宁之心悸

12.［第二问］根据上述辨证特点，治疗方法为（　　）
A. 清化痰热，以安心神
B. 补血养心，益气安神
C. 健脾化痰，定惊安神
D. 滋阴清火，养心安神
E. 振奋心阳，化气行水

13.［第三问］根据上述辨证类型及治疗原则，治疗本证的最佳方剂为（　　）
A. 酸枣仁汤加减
B. 甘麦大枣汤加减
C. 黄连温胆汤加减
D. 朱砂安神丸加减
E. 苓桂术甘汤加减

（14～16题共用题干）
某男性患者，70岁，冠心病病史多年，2周来心中悸动不安，头眩，畏寒肢冷，下肢浮肿，渴不欲饮，恶心吐涎，舌淡胖，舌苔水滑，脉弦。

14.［第一问］根据上述临床表现，按照中医辨证理论，该病例应诊断辨证为（　　）
A. 痰湿中阻之心悸
B. 水饮凌心之心悸
C. 痰热扰心之心悸
D. 心阳不足之心悸
E. 心血不足之心悸

15.［第二问］根据上述辨证特点，治疗方法为（　　）
A. 健脾化湿，安神定悸
B. 温补心阳，安神定悸
C. 补血养心，益气安神
D. 振奋心阳，化气行水
E. 清热化痰，以安心神

16.［第三问］如此，根据上述辨证类型及治疗原则，治疗本证的最佳方剂为（　　）
A. 桂枝甘草龙骨牡蛎汤加减
B. 苓桂术甘汤加减
C. 胃苓汤加减
D. 归脾汤加减
E. 炙甘草汤加减

（17～18题共用题干）
一老年女性，久喘不愈，平素短气息促，动则为甚，吸气不利，心悸，脑转耳鸣，腰酸膝软，劳累后喘哮易发。

17.［第一问］根据患者的症状描述，按照中医的辨证理论，应采取的治疗方法为（　　）
A. 温补肾阳
B. 健脾益肾
C. 滋阴益肾
D. 益肾纳气
E. 补益精血

18.［第二问］由此，采用最为恰当的方剂应为（　　）
A. 补脾益肠丸

B．六味地黄丸
C．左归丸
D．七味都气丸
E．右归丸

（19～21题共用题干）

患者男性，68岁。胸闷痛反复发作10年，加重半小时，现胸闷痛向背部放射，心悸，大汗出，四肢厥冷，面色唇甲青紫，脉沉微欲绝。

19．[第一问] 根据上述临床表现及病史，按照中医的辨证理论，考虑诊断及辨证分型为（　　）
A．气阴两虚
B．阴寒凝滞
C．胸阳虚衰
D．心阳欲脱
E．心肾阳虚

20．[第二问] 如此，按照中医治疗体系，应采取的治疗方法为（　　）
A．益气养阴
B．辛温通阳
C．补益心肾
D．通阳豁痰
E．回阳救逆固脱

21．[第三问] 按照上述辨证特点及治疗原则，应选用的最佳方剂为（　　）
A．参附龙牡汤
B．参附汤合右归饮
C．参附汤合左归饮
D．生脉散
E．乌头赤石脂丸

（22～24题共用题干）

患者，男，65岁。慢性心力衰竭1年余。现症见心悸，胸闷气短，动则加剧，咳嗽，咳吐白痰，神疲乏力，面色发绀，舌暗红有瘀斑，苔薄，脉涩结代。

22．[第一问] 其基本病机是（　　）
A．气阴两虚，心血内瘀
B．心肺气虚，心血瘀阻
C．心肾阳虚，血瘀饮停
D．心脾两虚，血瘀痰凝
E．阴阳俱虚，心阳欲脱

23．[第二问] 其治法是（　　）
A．补益心肺，活血化瘀
B．温肾助阳，活血养心
C．温补阳气，化瘀逐饮
D．补气回阳，益阴固脱
E．补血养心，活血化瘀

24．[第三问] 治疗可选方剂是（　　）
A．归脾汤加减
B．生脉饮加减
C．保元汤合桃红四物汤加减
D．真武汤加减
E．参附龙牡汤加减

（25～30题共用题干）

患者，男，50岁。胸痛10年余，反复发作，发作时舌下含服硝酸甘油片可缓解。近日突然心胸绞痛剧烈，心痛彻背，喘不得卧，痛无休止，伴身寒肢冷，气短喘息，脉沉紧。

25．[第一问] 其病属（　　）
A．胸痹
B．心悸
C．心衰
D．厥证
E．真心痛

26．[第二问] 其证属（　　）
A．心肾阴虚证
B．气阴两虚证
C．阴寒极盛证
D．气滞心胸证
E．痰浊闭阻证

27．[第三问] 治法是（　　）
A．辛温散寒，宣通心阳
B．益气养阴，活血通脉
C．滋阴清火，养心和络
D．通阳泄浊，豁痰宜痹
E．疏肝理气，活血通络

28．[第四问] 方可选用（　　）
A．瓜蒌薤白半夏汤加减
B．黄连温胆汤加减
C．乌头赤石脂丸合苏合香丸加减
D．涤痰汤加减
E．生脉散合人参养荣汤加减

29．[第五问] 患者经治疗后症状逐渐消失，现需要了解患者病情发展，应复查（　　）
A．胸部X线片
B．血常规
C．尿常规
D．心电图
E．胸部MRI

30．[第六问] 若疼痛进一步加剧而四肢不温，冷汗自出，应（　　）
A．舌下含化苏合香丸
B．即刻服用乌头赤石脂丸
C．服用生脉散
D．服用炙甘草汤
E．服用瓜蒌薤白半夏汤

C 型题

说明：为案例分析题，考题是以一个共同题干的临床案例出现，其中有一个或多个答案。

（1~6题共用题干）

患儿女性，9岁，因"患心肌炎5个月"来诊。患儿面黄少华，形瘦倦怠，气促乏力，动则汗出，烦热口渴，夜寐不安，纳差便溏，舌光红少苔，脉细数无力。心电图：偶发房性期前收缩，一度房室传导阻滞。心脏彩色超声和心肌酶检测正常。

1. ［第一问］此患儿中医证候诊断是（　　）
   A. 风热犯心证
   B. 湿热侵心证
   C. 心脾两虚证
   D. 气阴两虚证
   E. 心脾两虚证
   F. 心阳虚脱证

2. ［第二问］其治疗原则是（　　）
   A. 清热解毒
   B. 活血化瘀
   C. 清热利湿
   D. 强心复脉
   E. 补益心脾
   F. 益气养阴

3. ［第三问］治疗应首选的方剂是（　　）
   A. 银翘散
   B. 葛根芩连汤
   C. 生脉散
   D. 炙甘草汤
   E. 血府逐瘀汤
   F. 归脾汤

4. ［第四问］可加用的药物是（　　）
   A. 丹参
   B. 五味子
   C. 黄芪
   D. 当归
   E. 枳壳
   F. 酸枣仁

5. ［第五问］治疗好转后，可酌情采用的治疗原则有（　　）
   A. 补肺
   B. 健脾
   C. 益气
   D. 清肝
   E. 养血
   F. 安神

6. ［第六问］平素应注意的护理措施是（　　）
   A. 避免剧烈体育活动
   B. 避免感冒
   C. 避免过度精神紧张
   D. 饮食以肥甘滋补为主
   E. 减少课业负担
   F. 饮食不宜过饱

三、胃痛、泄泻【掌握】

A1 和 A2 型题

说明：为单选题，5个选项中可能同时有最佳正确答案和非错误答案，请从中选择一个最佳答案。

1. 以上腹胃脘部近心窝处疼痛为临床特点的是（　　）
   A. 胃痛
   B. 痞满
   C. 积聚
   D. 胸痹
   E. 鼓胀

2. 饥不欲食常为（　　）证胃痛的表现
   A. 寒邪客胃
   B. 饮食伤胃
   C. 肝气犯胃
   D. 胃阴亏耗
   E. 脾胃虚寒

3. 李某，女性，40岁。昨日晚上贪凉饮冷，今日早上出现腹泻，泄泻清稀如水样，脘闷食少，腹痛肠鸣，头痛，肢体酸痛，舌苔白腻，脉濡缓。其诊断是（　　）
   A. 腹痛，寒邪内阻证
   B. 胃痛，脾胃虚寒证
   C. 泄泻，寒湿内停证
   D. 腹痛，中虚脏寒证

E. 泄泻，肾阳虚衰证

4. 患者，男，60岁。黎明之前泄泻，腹痛肠鸣即泻，泻后则安，形寒怕冷，舌淡苔白，脉沉。其病机是（　　）

A. 食滞肠胃
B. 肾阳虚衰
C. 寒湿客脾
D. 湿热伤脾
E. 肝气乘脾

5. 患者，女，42岁，有腹痛病史3年，腹痛较剧，痛处不移，伴有月经不调，舌质紫暗，脉弦。当辨为（　　）

A. 肝气郁滞
B. 气滞血瘀
C. 瘀热互结
D. 寒凝血瘀
E. 血瘀夹虚

6. 泄泻与痢疾的鉴别点，下列**无鉴别意义**的是（　　）

A. 泻下爽利与否
B. 泻下有无脓血
C. 泻下次数之多少
D. 里急后重之有无
E. 泻下稀薄或赤白黏冻

7. 患者胃部隐痛反复发作，口干咽燥，似饥而不欲食，五心烦热，口渴思饮，大便干结，舌红少津，脉细数。治疗应首选的方剂是（　　）

A. 化肝煎合保和丸
B. 清中汤合黄芪建中汤
C. 香苏散合良附丸
D. 一贯煎合芍药甘草汤
E. 失笑散合丹参饮

8. 肝气乘脾泄泻的治法为（　　）

A. 抑肝扶脾
B. 清热利湿
C. 消食导滞
D. 健脾益胃
E. 解表化湿

9. 患者，女，59岁。胃痛时作，喜温喜按，空腹痛甚，得食痛减，纳差，大便溏薄，舌淡苔白，脉虚弱。治疗应首选（　　）

A. 一贯煎
B. 左归丸
C. 化肝煎
D. 黄芪建中汤
E. 龙胆泻肝汤

10. 下列为湿热泄泻的特点的是（　　）

A. 泄泻清稀
B. 泻下如水样便
C. 泻下粪色黄褐而臭
D. 泻下粪便臭如败卵
E. 时溏时泄，水谷不化

11. 患者，男，40岁，胃脘灼热疼痛，痛势急迫，烦躁易怒，口苦，泛吐酸水，舌红苔薄黄，脉弦数。治疗应首选（　　）

A. 化肝煎
B. 黛蛤散
C. 小柴胡汤
D. 柴胡疏肝散
E. 龙胆泻肝汤

12. 治疗湿热泄泻的主方是（　　）

A. 藿香正气散
B. 胃苓汤
C. 葛根芩连汤
D. 参苓白术散
E. 保和丸

13. 泄泻的主要病变在于（　　）

A. 肺、脾、肾
B. 肝、脾、肾
C. 肝、脾、胃
D. 脾、胃、大小肠
E. 肝、脾、大小肠

14. 患者胃脘隐痛，绵绵不休，空腹痛甚，得食则缓，喜温喜按，劳累或受凉后发作或加重，泛吐清水，食少纳呆，大便溏薄，神疲倦怠，四肢不温，舌淡苔白，脉虚缓无力。其治法是（　　）

A. 温中健脾，和胃止痛
B. 养阴益胃
C. 化瘀通络，理气和胃
D. 清化湿热，理气和胃
E. 疏肝理气，和胃止痛

15. 陈某，女性，45岁。反复胃脘疼痛6年，胃脘隐隐灼痛，似饥而不欲食，口燥咽干，五心烦热，大便干结，舌红少津，脉细数。此病证的证机概要是（　　）

A. 胃阴亏耗，胃失濡养
B. 脾虚胃寒，失于温养
C. 湿热蕴结，胃气痞阻
D. 寒凝胃脘，阳气被遏，气机阻滞
E. 肝气郁结，横逆犯胃，胃气阻滞

16. 患者，每因抑郁、恼怒或情绪紧张时出现腹痛泄泻，且多伴有胸胁胀闷，嗳气少食，舌淡红，脉弦。治当（　　）

A. 调和脾胃
B. 疏肝和胃
C. 抑肝扶脾

  D．解郁疏肝
  E．泄肝除湿
 17．陆某，男性，45岁。反复胃脘疼痛10年，近2天，胃脘疼痛，似刀割，痛有定处，按之痛甚，痛时持久，食后加剧，入夜尤甚，黑便，舌质紫暗，脉涩。其治疗应首选的方剂是（　　）
  A．血府逐瘀汤
  B．失笑散合丹参饮
  C．桃核承气汤
  D．身痛逐瘀汤
  E．复元活血汤
 18．与情志因素关系最密切的胃脘痛的证型是（　　）
  A．饮食伤胃
  B．寒邪客胃
  C．湿热中阻
  D．瘀血停胃
  E．肝气犯胃
 19．首倡便秘分"虚""实"两类的是（　　）
  A．李东垣
  B．张仲景
  C．张洁古
  D．张景岳
  E．王清任
 20．李某，女性，50岁。1周前因情志不舒而出现胃脘胀痛，痛连两胁，嗳气、矢气则痛舒，胸闷嗳气，喜长叹息，大便不畅，舌苔薄白，脉弦。其诊断是（　　）
  A．胃痛，饮食伤胃证
  B．胃痛，脾胃虚寒证
  C．胃痛，肝气犯胃证
  D．胁痛，肝气郁滞证
  E．胁痛，肝络失养证
 21．一患者，2天前出现腹痛泄泻，经治无效。现泄泻清稀，甚者如水样，腹痛肠鸣，脘闷纳少，苔薄白或白腻，脉濡数。应诊断为（　　）
  A．湿热泄泻
  B．寒湿泄泻
  C．食滞泄泻
  D．脾虚泄泻
  E．肾虚泄泻

 22．胃脘疼痛，固定不移，痛如针刺是（　　）的特点
  A．实证
  B．气滞证
  C．血瘀证
  D．实寒证
  E．寒证
 23．患者脘腹痞闷，嘈杂不舒，饥不欲食，恶心嗳气，口燥咽干，大便秘结，舌红少苔，脉细数。治疗应首选的方剂是（　　）
  A．越鞠丸合枳术丸加减
  B．补中益气汤加减
  C．龙胆泻肝汤加减
  D．平胃散合二陈汤加减
  E．益胃汤加减
 24．治疗胃痛胃阴亏耗证，应首选的方剂是（　　）
  A．沙参麦冬汤
  B．黄芪建中汤
  C．一贯煎合芍药甘草汤
  D．小建中汤
  E．参苓白术散
 25．湿热中阻之胃痛，伴恶心呕吐者，常加（　　）
  A．陈皮、半夏
  B．吴茱萸、干姜
  C．竹茹、陈皮
  D．生姜、丁香
  E．以上皆非
 26．胃痛属寒邪客胃者，治法是（　　）
  A．散寒止痛
  B．消食导滞
  C．疏肝理气
  D．活血化瘀
  E．温中健脾
 27．治疗胃痛寒邪客胃证，应首选的方剂是（　　）
  A．吴茱萸汤
  B．良附丸
  C．桂枝人参汤
  D．小建中汤
  E．当归建中汤

A3和A4型题

说明：为共用题干单选题，考题是以一个共同题干的临床案例出现，请从中选择一个最佳答案。

 （1～5题共用题干）
  患者肠鸣攻痛，腹痛即泻，泻后痛缓，每因情绪紧张而诱发，平素多有胸胁胀闷，嗳气食少，矢气频作，苔薄白，脉弦细。
 1．[第一问] 其病属（　　）
  A．五更泻

B. 痢疾
　　C. 泄泻
　　D. 霍乱
　　E. 关格
2. [第二问] 其证属（　　）
　　A. 肾阳虚衰
　　B. 肝气乘脾
　　C. 脾胃虚弱
　　D. 寒湿内盛
　　E. 湿热内盛
3. [第三问] 其治法是（　　）
　　A. 抑肝扶脾
　　B. 温肾健脾
　　C. 芳香化湿，疏表散寒
　　D. 清热利湿
　　E. 消食导滞
4. [第四问] 首选方剂是（　　）
　　A. 四神丸加减
　　B. 痛泻要方加减
　　C. 藿香正气散加减
　　D. 葛根芩连汤加减
　　E. 保和丸加减
5. [第五问] 若患者泄泻日久不愈，气郁不解，转入血络，脾土不疏，泄泻缠绵难愈，此时可用（　　）
　　A. 真人养脏汤
　　B. 乌梅丸
　　C. 血府逐瘀汤
　　D. 真武汤
　　E. 参苓白术散

（6～10题共用题干）
　　患者，女，35岁。突然腹痛拘急，拒按，遇寒痛甚，得温痛减，形寒肢冷，大便清稀，舌淡白，苔白，脉沉紧。

6. [第一问] 其辨证为（　　）
　　A. 饮食积滞
　　B. 寒湿内盛
　　C. 寒邪内阻
　　D. 中虚脏寒
　　E. 脾胃虚寒
7. [第二问] 治法为（　　）
　　A. 温中散寒，降逆止呕
　　B. 温胃散寒，行气止痛
　　C. 温中散寒，降逆止呃
　　D. 散寒温里，理气止痛
　　E. 温中补虚，缓急止痛
8. [第三问] 首选方剂为（　　）
　　A. 理中汤加减
　　B. 小建中汤加减
　　C. 藿香正气散加减
　　D. 良附丸合正气天香散
　　E. 香苏散合良附丸
9. [第四问] 若患者寒重，痛势剧烈，足厥冷，脉沉细，应（　　）
　　A. 改用附子理中汤
　　B. 改用少腹逐瘀汤
　　C. 改用四逆汤
　　D. 加附子、肉桂
　　E. 加木香、陈皮、枳壳
10. [第五问] 若患者疼痛为少腹拘急冷痛，应加（　　）
　　A. 附子、肉桂
　　B. 木香、砂仁
　　C. 干姜、高良姜
　　D. 乌药、延胡索
　　E. 小茴香、沉香、吴茱萸

C型题

说明：为案例分析题，考题是以一个共同题干的临床案例出现，其中有一个或多个答案。

（1～8题共用题干）
　　患者男性，48岁，平素不喜交际，遇事多虑少言，近3年来每遇心情不畅即出现腹痛肠鸣，腹痛即泻，泻后痛减。近半年来大便时溏时泻，水谷不化，稍有饮食不慎，则大便次数增多，脘腹胀闷，纳差，倦怠，下腹有重坠感，时肛门脱出。舌淡苔白，脉细。

1. [第一问] 该患者应考虑为（　　）
　　A. 泄泻，肝气乘脾
　　B. 泄泻，脾肾阳虚
　　C. 泄泻，脾虚夹湿
　　D. 泄泻，中气下陷
　　E. 泄泻，脾阳不足
2. [第二问] 该患者在辨为泄泻中气下陷时，应抓的主症包括（　　）
　　A. 多于情绪刺激时发作
　　B. 大便时溏时泻，水谷不化
　　C. 脘腹胀闷
　　D. 纳差

E．倦怠
F．脱肛
G．下腹重坠
H．脉细弱

3．[第三问] 该患者此时的治法应为（　　）
A．健脾益胃
B．益气升清，健脾止泻
C．温肾健脾，固涩止泻
D．益气健脾，佐以化湿
E．温中散寒，健脾止泻
F．抑肝扶脾
G．温补脾肾，升阳止泻

4．[第四问] 目前该患者最宜采用的方药是（　　）
A．参苓白术散
B．补中益气汤
C．升阳益胃汤
D．痛泻要方
E．四神丸
F．理中丸

5．[第五问] 临床上可以益气健脾的药物有（　　）
A．升麻
B．五指毛桃
C．黄芪
D．独脚金
E．扁豆
F．仙鹤草

6．[第六问] 患者除上述症状外，渐出现少腹冷痛，肢冷，腰膝酸软，舌淡苔白，脉沉细，用何方治疗（　　）
A．金匮肾气丸合桃花汤
B．附子理中丸合补中益气汤
C．四神丸合桃花汤
D．桂枝汤合补中益气汤
E．四神丸合补中益气汤
F．参苓白术散

7．[第七问] 泄泻患者痊愈后，调护方面应（　　）
A．养成良好的饮食卫生习惯
B．加强锻炼
C．注意休息
D．多进补品，以补充营养
E．经常服用微生态制剂，如双歧杆菌三联活菌胶囊等

8．[第八问]《医宗必读》提出的治泻九法包括（　　）
A．淡渗
B．清利
C．升提
D．甘缓
E．温肾
F．健脾

（9～16题共用题干）
患者，女性，30岁，近半年来工作较为紧张劳累，休息欠佳，出现大便次数增多，每天3~4次，质烂或稀，与情绪变化有关，便前伴有腹痛，便后腹痛缓解，但反复发作，曾检查肠镜未见明显异常，服用蒙脱石散、匹维溴铵片等药物可暂时缓解症状，但病情反复。现在仍然每次情绪紧张或激动时即欲大便，日3～4次，大便偶带有未消化食物，偶有黏液，无脓血，伴有胁肋、脘腹胀闷不舒，饮食减少，神疲，面色萎黄，体重稍有减轻。舌淡，苔白略腻，脉弦细。

9．[第一问] 该患者应考虑为（　　）
A．脾胃虚弱泄泻
B．饮食积滞泄泻
C．脾胃虚寒腹痛
D．饮食积滞腹痛
E．肝郁乘脾泄泻
F．脾肾阳虚泄泻

10．[第二问] 该患者目前主病之脏有（　　）
A．心
B．脾
C．肾
D．肾
E．肝

11．[第三问] 该患者目前证候特点主要有（　　）
A．年轻女性，工作紧张劳累
B．胁肋、脘腹胀闷不舒
C．反复发作
D．大便次数增多，大便与情绪有关
E．便前腹痛
F．大便偶有黏液
G．舌淡，苔白略腻，脉弦细
H．疲劳、面色萎黄
I．饮食减少
J．体重减轻

12．[第四问] 该患者可选择的主要治法有（　　）
A．甘缓
B．酸收
C．燥脾
D．固涩
E．升提
F．清凉
G．温肾
H．疏利
I．淡渗

13．[第五问] 目前该患者可采用（　　）
A．藿香正气散
B．保和丸

C. 六君子汤
D. 痛泻要方
E. 四神丸
F. 参苓白术散
G. 柴胡疏肝散

14. ［第六问］该患者目前证候辨证当属（ ）
提示：经过 3 周的中药调理，其间外出旅游一次后复诊，患者大便次数减少为 1～2 次/日，质仍稍烂，便前腹痛减轻，患者情绪较前明显轻松，面色见红润，舌淡，苔白稍腻，脉细稍弦
A. 脾胃虚弱兼有积滞
B. 脾气不足
C. 肝郁气滞兼有食滞
D. 肝郁脾虚并重
E. 脾虚为主兼有肝郁
F. 肝郁为主兼有脾虚

15. ［第七问］该患者在临床上很可能合并的症状有（ ）
A. 月经不调
B. 寐差
C. 里急后重
D. 烦躁易怒
E. 大便带血
F. 乳房胀痛

16. ［第八问］该患者在护理方面要注意（ ）
A. 注意休息
B. 适当散心
C. 营养不良，应大补
D. 适当锻炼
E. 饮食宜清淡富有营养

四、黄疸、呕吐、腹痛、头痛、中风【掌握】

A1 和 A2 型题

说明：为单选题，5 个选项中可能同时有最佳正确答案和非错误答案，请从中选择一个最佳答案。

1. 以下关于头痛和真头痛说法正确的是（ ）
A. 头痛呈突发性剧烈头痛
B. 头痛肯定会呈进行性加剧头痛
C. 常伴喷射性呕吐的是头痛
D. 头痛有颈项强直
E. 会出现肢厥、抽搐的是真头痛

2. 黄疸早期治疗当祛邪以消除病因，给邪以出路，此阶段不适宜的治法是（ ）
A. 清热
B. 利湿
C. 通下
D. 解毒
E. 温化

3. 治疗黄疸消退后湿热留恋证，首选的方剂是（ ）
A. 平胃散
B. 归芍六君子汤
C. 茵陈五苓散
D. 茵陈四苓散
E. 黄连温胆汤

4. 风湿头痛，胸闷脘痞、腹胀便溏显著者，应加用（ ）
A. 黄芩、竹茹、枳实
B. 知母、黄柏、生地黄
C. 麻黄、桂枝、生姜
D. 党参、黄芪、白术
E. 厚朴、陈皮、藿香梗

5. 下列各项，不属于黄疸辨证要点的是（ ）
A. 辨阳黄、阴黄
B. 辨阳黄湿热之轻重
C. 辨阴黄之病因
D. 辨病位在气在血
E. 辨黄疸病势轻重

6. 治疗黄疸（阳黄）胆腑郁热证，首选的方剂是（ ）
A. 茵陈蒿汤
B. 大柴胡汤
C. 茵陈术附汤
D. 黄芪建中汤
E. 茵陈五苓散

7. 患者男，60 岁。眩晕时作，头痛如刺，唇紫暗，舌暗有瘀斑，脉涩或细涩。辨证为（ ）
A. 痰浊中阻
B. 气血亏虚
C. 瘀血阻窍
D. 肾精不足
E. 肝阳上亢

8. 湿热郁蒸型胎黄伴呕吐宜加（ ）
A. 龙胆
B. 黄连

C．生姜
D．竹茹
E．犀角

9. 生理性胎黄自行消退的时间是出生后（　　）
   A．3~6 天
   B．6~8 天
   C．8~10 天
   D．10~14 天
   E．14~18 天

10. 病理性胎黄一般是在出生后（　　）出现
    A．24 小时内
    B．36 小时内
    C．48 小时内
    D．60 小时内
    E．72 小时内

11. 下列**不是**湿热郁蒸型胎黄的临床表现的是（　　）
    A．面目发黄
    B．色淡晦暗
    C．烦躁口渴
    D．大便秘结
    E．小便短赤

12. 治疗黄疸（阴黄）脾虚湿滞证，首选的方剂是（　　）
    A．茵陈蒿汤
    B．大柴胡汤
    C．茵陈术附汤
    D．黄芪建中汤
    E．茵陈五苓散

13. 治疗黄疸疫毒炽盛证，首选的方剂是（　　）
    A．茵陈蒿汤
    B．甘露消毒丹
    C．《千金》犀角散
    D．龙胆泻肝汤
    E．大柴胡汤

14. 患者，女，29 岁。外感后，突发呕吐，恶寒头痛，胸脘满闷，舌苔白腻，脉濡缓。治疗应首选（　　）
    A．左金丸
    B．白虎汤
    C．小柴胡汤
    D．藿香正气散
    E．龙胆泻肝汤

15. 黄疸的各种病理因素中，最重要的是（　　）
    A．湿邪
    B．热邪
    C．寒邪
    D．疫毒
    E．气滞

16. 治疗黄疸（阳黄）热重于湿证，首选的方剂是（　　）
    A．茵陈术附汤
    B．大柴胡汤
    C．茵陈五苓散
    D．茵陈蒿汤
    E．龙胆泻肝汤

17. 痰浊头痛，若痰湿久郁化热，口苦便秘，舌红苔黄腻者，应加用（　　）
    A．黄芩、竹茹、枳实
    B．知母、黄柏、生地黄
    C．麻黄、桂枝、生姜
    D．党参、黄芪、白术
    E．厚朴、陈皮、藿香梗

18. 患者呕吐多为清水痰涎，脘闷不食，头晕心悸，舌苔白腻，脉滑。其证候为（　　）
    A．饮食积滞
    B．痰饮内阻
    C．脾胃虚弱
    D．脾阳虚衰
    E．气滞痰阻

19. 患者，男，48 岁，呕吐清水痰涎，脘腹痞闷，不能进食，伴头晕头重，苔白腻，脉滑，应辨证为（　　）
    A．外邪犯胃
    B．食滞内停
    C．痰饮内阻
    D．脾胃气虚
    E．痰气郁结

20. 治疗黄疸湿重于热证的代表方剂是（　　）
    A．茵陈蒿汤加黄连、龙胆
    B．茵陈五苓散合甘露消毒丹
    C．大柴胡汤加厚朴、竹茹
    D．犀角散加味
    E．茵陈术附汤合逍遥散

21. 下列各项，属中风临床特征的是（　　）
    A．猝发仆地，时常口中作声，四肢频抽，口吐白沫
    B．双下肢或四肢瘫痪，或肌肉萎缩
    C．昏仆倒地，不省人事，半身不遂，舌强言謇
    D．伴有四肢逆冷，移时多可自行苏醒
    E．四肢抽搐，项背强直，甚至角弓反张

22. 下列关于中风辨证要点的叙述中，正确的是（　　）
    A．首辨闭证与脱证
    B．中经络者辨闭证与脱证
    C．中经络者仅出现肢体不用，无口眼歪斜
    D．中经络者意识清楚，中脏腑者神志昏迷

E. 脱证常骤然起病

23. 赵某，男，46岁。初起恶寒发热，咽痛，呕吐，腹泻，经治后，表虽解，腹泻已止，但呕吐反复发作，似饥而不欲食，口燥咽干，舌红少津，脉细数。其证候诊断是（　　）
　　A. 脾胃气虚证
　　B. 肝气犯胃证
　　C. 痰饮内阻证
　　D. 外邪犯胃证
　　E. 胃阴不足证

24. 齐某，女性，45岁。黄疸消退后，脘腹痞闷，肢倦乏力，胁肋隐痛不适，饮食欠香，大便不调，舌苔薄白，脉细弦。其证候诊断是（　　）
　　A. 湿热留恋证
　　B. 脾虚湿滞证
　　C. 寒湿阻遏证
　　D. 气滞血瘀证
　　E. 肝脾不调证

25. 患者，男，45岁。头痛经久不愈，痛处固定不移，刺痛，舌紫暗，脉涩。治疗应首选（　　）
　　A. 川芎茶调散
　　B. 芎芷石膏汤
　　C. 龙胆泻肝汤
　　D. 通窍活血汤
　　E. 天麻钩藤饮

26. 余某，女性，21岁。3天来身目俱黄，黄色鲜明，发热口渴，腹部胀闷，口干而苦，小便黄赤，舌苔黄腻，脉弦数。其诊断是（　　）
　　A. 黄疸（阳黄）湿重于热证
　　B. 黄疸（阳黄）热重于湿证
　　C. 黄疸（阳黄）疫毒炽盛证
　　D. 黄疸（阳黄）胆腑郁热证
　　E. 黄疸（阴黄）脾虚湿滞证

27. 与呕吐最不相关的因素是（　　）
　　A. 外邪犯胃
　　B. 饮食不节
　　C. 情志失调
　　D. 病后体虚
　　E. 禀赋不足

28. 治疗呕吐脾胃气虚证，首选的方剂是（　　）
　　A. 香砂六君子汤
　　B. 参苓白术散
　　C. 七味白术散
　　D. 理中汤
　　E. 黄芪建中汤

29. 下列各项，属痫证临床特征的是（　　）
　　A. 猝发仆地，时常口中作声，四肢频抽，口吐白沫

B. 双下肢或四肢瘫痪，或肌肉萎缩
C. 昏仆倒地，不省人事，半身不遂，舌强言謇
D. 伴有四肢逆冷，移时多可自行苏醒
E. 四肢抽搐，项背强直，甚至角弓反张

30. 中风脱证的临床表现**除**下列哪项外均是（　　）
　　A. 突然昏仆，不省人事
　　B. 目合口开，汗多不止
　　C. 手撒肢冷，二便自遗
　　D. 肢体强痉
　　E. 舌痿，脉微欲绝

31. 肝热犯胃型呕吐物的性状及气味是（　　）
　　A. 苦水、黄水
　　B. 浊痰涎沫
　　C. 酸水、绿水
　　D. 清水
　　E. 酸腐量多，气味难闻

32. 治疗中风恢复期肝肾亏虚证，首选的方剂是（　　）
　　A. 解语丹
　　B. 真方白丸子
　　C. 血府逐瘀汤
　　D. 补阳还五汤
　　E. 左归丸合地黄饮子

33. 临床上表现三偏症状，即偏瘫、偏身感觉障碍、偏盲，最常见的病变血管是（　　）
　　A. 椎动脉
　　B. 大脑前动脉
　　C. 大脑后动脉
　　D. 基底动脉
　　E. 大脑中动脉

34. 患者，男，35岁。头痛连及项背，恶风畏寒，口不渴，舌苔薄白，脉浮紧。治疗应首选（　　）
　　A. 瓜蒌桂枝汤
　　B. 川芎茶调散
　　C. 葛根汤
　　D. 防风汤
　　E. 增液汤

35. 治疗中风恢复期气虚络瘀证，首选的方剂是（　　）
　　A. 解语丹
　　B. 真方白丸子
　　C. 血府逐瘀汤
　　D. 补阳还五汤
　　E. 左归丸合地黄饮子

36. 中风闭证的病机为（　　）
　　A. 热入心包

B. 热结胃肠
C. 邪实内闭
D. 热动肝风
E. 痰湿内阻

37. 患者平素头晕头痛，突然昏倒，不省人事，有半侧身体不遂，牙关紧闭，面红身热，舌红苔黄腻，脉弦滑数。其诊断是（ ）
    A. 中风（中经络，络脉空虚、风邪中人）
    B. 中风（中经络，肝肾阴虚、风阳上扰）
    C. 中风（中脏腑，闭证，阳闭）
    D. 中风（中脏腑，闭证，阴闭）
    E. 中风（中脏腑，脱证）

38. 将中风明确分为闭、脱二证的医家是（ ）
    A. 叶天士
    B. 华岫云
    C. 李中梓
    D. 张景岳
    E. 王清任

39. 涂某，男，59岁。5个月前患中风，现症：左侧肢体偏枯不用，肢软无力，面色萎黄，舌淡紫，苔薄白，脉细涩。其病期属于（ ）
    A. 急性期
    B. 迁延期
    C. 缓解期
    D. 恢复期
    E. 后遗症期

40. 赵某，男，52岁。平素身体虚弱，今日突然昏仆，不省人事，目合口张，手撒肢冷，汗多，小便自遗，肢体软瘫，舌痿，脉细弱。治疗应首选的方剂是（ ）
    A. 归脾汤
    B. 参附汤合生脉散
    C. 六味地黄丸
    D. 肾气丸
    E. 补阳还五汤

41. 头痛而胀，甚则头胀如裂，发热或恶风，面红目赤，口渴喜饮，大便不畅，溲赤便秘，舌尖红，苔薄黄，脉浮数，宜选用（ ）
    A. 川芎茶调散
    B. 通窍活血汤
    C. 半夏白术汤
    D. 通窍活血汤
    E. 芎芷石膏汤

42. 首先将头痛分为内伤和外感两大类的是（ ）
    A.《冷庐医话》
    B.《临证指南医案》
    C.《证治准绳》
    D.《丹溪心法》
    E.《兰室秘藏·头痛门》

43. 患者头痛以前额为甚，面红，牙痛，便干，舌红苔黄，脉弦。处方用药加用白芷，除治疗效应外，其引经药的作用在（ ）
    A. 少阳经
    B. 太阳经
    C. 阳明经
    D. 少阴经
    E. 厥阴经

44. 治疗中风中经络风阳上扰证，首选的方剂是（ ）
    A. 羚角钩藤汤
    B. 天麻钩藤饮
    C. 镇肝息风汤
    D. 解语丹
    E. 地黄饮子

45. 下列**不是**头痛的病因病机的是（ ）
    A. 外感六淫
    B. 气郁化火
    C. 痰浊内生
    D. 气血亏虚
    E. 肺气上逆

46. 某患者头痛，痛如针刺，痛处固定不移，舌紫暗，苔薄白，脉细或细涩。其首选方剂为（ ）
    A. 半夏白术天麻汤
    B. 柴胡疏肝散
    C. 天麻钩藤饮
    D. 通窍活血汤
    E. 羌活胜湿汤

47. 用真方白丸子治疗中风风痰入络证，若言语不清者，应加（ ）
    A. 生地黄、沙参
    B. 龙胆、栀子
    C. 厚朴、玄明粉
    D. 远志、石菖蒲
    E. 熟地黄、山药

48. 王某，男，49岁。头痛且空，眩晕耳鸣，腰膝酸软，神疲乏力，滑精，舌红少苔，脉细无力。其治疗应首选的方剂是（ ）
    A. 天麻钩藤饮
    B. 通窍活血汤
    C. 加味四物汤
    D. 当归补血汤
    E. 大补元煎

49. 瘀血头痛的特点为（ ）
    A. 头痛经久不愈，痛处固定不移，痛如锥刺
    B. 头痛如裹

C. 头痛而胀
D. 头痛且空
E. 头昏胀痛

50. 赵某，男，42岁。头昏胀痛，两侧为重，脾气暴躁，心烦不宁，口苦面红，胁痛，舌红苔黄，脉弦数。其治法是（　　）
A. 养血滋阴，和络止痛
B. 疏风清热和络
C. 祛风胜湿通窍
D. 平肝潜阳息风
E. 疏风散寒，通络止痛

51. 治疗中风闭证痰热腑实证，首选的方剂是（　　）
A. 大柴胡汤
B. 桃仁承气汤
C. 涤痰汤
D. 二陈汤
E. 黄连温胆汤

52. 中风之发生，病理复杂，其根本在于（　　）
A. 气逆血滞
B. 肝火心火
C. 风痰湿痰
D. 肝肾阴虚
E. 肝风外风

53. 李某，女，55岁。时常感到头痛，头痛隐隐，时时昏晕，心悸失眠，面色少华，神疲乏力，遇劳加重，舌质淡，苔薄白，脉细弱。其诊断是（　　）
A. 肾虚头痛
B. 瘀血头痛
C. 血虚头痛
D. 痰浊头痛
E. 肝阳头痛

54. 郭某，男，52岁。平素性急，时而头晕，有高血压史。今日中午突然昏仆，不省人事，牙关紧闭，两手握固，肢体强痉，面赤身热，苔黄腻，脉弦滑而数。治疗应首选的方剂是（　　）
A. 镇肝息风汤
B. 桃仁承气汤
C. 羚角钩藤汤
D. 涤痰汤
E. 天麻钩藤饮

55. 下列**不属于**中风主症的是（　　）
A. 猝然昏仆，不省人事
B. 口眼歪斜
C. 语言不利
D. 半身不遂
E. 醒后如常人

57. 呕吐病名最早见于（　　）
A. 《黄帝内经》
B. 《金匮要略》
C. 《诸病源候论》
D. 《备急千金要方》
E. 《丹溪心法》

57. 前额及眉棱骨痛，经络归属为（　　）
A. 少阳经
B. 阳明经
C. 少阴经
D. 厥阴经
E. 太阳经

58. 下列各项，属于中风与痉证鉴别要点的是（　　）
A. 发作时有无神志昏迷
B. 发作时有无四肢抽搐
C. 神昏与抽搐出现的前后
D. 发作时有无四肢厥冷
E. 发作时有无口吐白沫

A3和A4型题

说明：为共用题干单选题，考题是以一个共同题干的临床案例出现，请从中选择一个最佳答案。

（1~3题共用题干）
某患者，脘腹疼痛，且痛势较剧，痛处不移，痛如针刺，舌紫暗或有瘀斑，脉涩。

1. ［第一问］该患者的证候属于（　　）
A. 血瘀腹痛
B. 虚寒腹痛
C. 热结腹痛
D. 气滞腹痛
E. 寒凝腹痛

2. ［第二问］其治疗首选方是（　　）
A. 良附丸合正气天香散加减
B. 大承气汤加减
C. 少腹逐瘀汤加减
D. 小建中汤加减
E. 柴胡疏肝散加减

3. ［第三问］其治法是（　　）
A. 温中散寒
B. 泄热通腑

C. 温中补虚，和里缓急
D. 疏肝解郁，理气止痛
E. 活血化瘀

（4～6题共用题干）

某患者头胀痛而眩，头昏，心烦易怒，夜眠不宁，或兼胁痛，面红口苦，苔薄黄，脉弦有力。

4．［第一问］该患者的证候属（　　）
   A. 风寒头痛
   B. 风热头痛
   C. 风湿头痛
   D. 肝阳头痛
   E. 痰浊头痛

5．［第二问］其首选方剂为（　　）
   A. 半夏白术天麻汤
   B. 柴胡疏肝散
   C. 天麻钩藤饮
   D. 通窍活血汤
   E. 羌活胜湿汤

6．［第三问］其治法为（　　）
   A. 祛风胜湿
   B. 疏风散寒止痛
   C. 疏风清热
   D. 平肝潜阳
   E. 健脾化痰，降逆止痛

（7～11题共用题干）

患者，男，65岁。昨日与邻居争吵时，突然昏仆，不省人事，牙关紧闭，两手握固，肢体偏瘫，拘急，抽搐，面红气粗，躁动不安，舌红苔黄，脉弦滑有力。

7．［第一问］本病可初步诊断为（　　）
   A. 厥证
   B. 痫证
   C. 中风
   D. 痉证
   E. 痹证

8．［第二问］其证型是（　　）
   A. 风痰入络
   B. 风阳上扰
   C. 阴虚风动
   D. 阳闭
   E. 阴闭

9．［第三问］其治法为（　　）
   A. 平肝息风，理气通瘀
   B. 疏肝解郁，化痰醒神
   C. 清肝泻火，化痰宁心
   D. 清肝息风，豁痰开窍
   E. 豁痰息风，辛温开窍

10．［第四问］首选方剂是（　　）
   A. 安宫牛黄丸合羚角钩藤汤加减
   B. 苏合香丸合涤痰汤加减
   C. 镇肝息风汤加减
   D. 半夏白术天麻汤合桃仁红花煎加减
   E. 温胆汤合四物汤加减

11．［第五问］若患者兼腹胀便秘，大便几日不下，苔黄厚腻，可选用（　　）
   A. 六磨汤
   B. 礞石滚痰丸
   C. 黄芪汤
   D. 大黄附子汤
   E. 增液汤

（12～16题共用题干）

患者，女，71岁。眩晕反复发作21年，头痛如刺，或面色黧黑，口唇紫暗，肌肤甲错，健忘，心悸失眠，耳鸣耳聋。舌质紫暗，有瘀点，脉弦涩。

12．［第一问］该患者可诊断为（　　）
   A. 眩晕
   B. 头痛
   C. 健忘
   D. 心悸
   E. 失眠

13．［第二问］证型为（　　）
   A. 瘀血阻窍
   B. 痰浊中阻
   C. 肾精不足
   D. 气血亏虚
   E. 肝阳上亢

14．［第三问］治法是（　　）
   A. 平肝潜阳，滋养肝肾
   B. 补养气血，健运脾胃
   C. 补肾填精
   D. 燥湿祛痰，健脾和胃
   E. 祛瘀生新，通窍活络

15．［第四问］方药是（　　）
   A. 天麻钩藤饮加味
   B. 归脾汤
   C. 左归丸
   D. 半夏白术天麻汤
   E. 通窍活血汤

16．［第五问］若患者头痛畏寒明显，则加（　　）
   A. 黄芪、党参、白术
   B. 全蝎、地龙、没药
   C. 桂枝、细辛、制附子
   D. 赤芍、桃仁、山药
   E. 当归、川芎、胆南星

（17～21题共用题干）

患者，男，40岁。5天前因恼怒之后出现眩晕，耳鸣，头痛且胀，面红目赤，急躁易怒，或肢麻震颤，腰膝酸软，心悸健忘，失眠多梦。舌质红，苔薄黄，脉弦细数。

17．［第一问］该患者诊断为（　　）
　　A．眩晕
　　B．耳鸣
　　C．头痛
　　D．中风
　　E．失眠
18．［第二问］证型是（　　）
　　A．肾精不足
　　B．痰浊中阻
　　C．肝阳上亢
　　D．气血亏虚
　　E．瘀血阻窍
19．［第三问］治法是（　　）
　　A．祛瘀生新，通窍活络
　　B．燥湿祛痰，健脾和胃
　　C．补肾填精
　　D．补养气血，健运脾胃
　　E．平肝潜阳，滋养肝肾
20．［第四问］首选方剂是（　　）
　　A．天麻钩藤饮加减
　　B．柴胡疏肝散加减
　　C．八珍汤加减
　　D．六磨汤加减
　　E．逍遥散加减
21．［第五问］若现症见患者头痛剧烈，口苦目赤，急躁，便秘尿黄，则加（　　）
　　A．夏枯草、龙胆、大黄
　　B．生地黄、何首乌、女贞子
　　C．枸杞子、白芍、石斛
　　D．川芎、菊花、蔓荆子
　　E．五味子、远志、炒酸枣仁

（22～23题共用题干）
患者前额及眉棱骨痛，头胀如裂，发热，恶风，面红目赤，舌红苔黄，脉浮数。

22．［第一问］辨头痛之相关经络，属（　　）
　　A．太阳头痛
　　B．阳明头痛
　　C．厥阴头痛
　　D．少阳头痛
　　E．太阴头痛
23．［第二问］治疗可选用的中药是（　　）
　　A．羌活、蔓荆子
　　B．葛根、白芷
　　C．柴胡、黄芩
　　D．吴茱萸、藁本
　　E．细辛、苍术

（24～29题共用题干）
患者王某，男，41岁。8天前无明显原因出现身目发黄，黄色鲜明，右胁胀痛甚则剧痛，牵引肩背，可伴壮热或寒热往来。口苦咽干，恶心呕逆，腹胀便秘，或大便灰白，小便短赤，舌红，苔黄厚，脉弦滑数。

24．［第一问］该患者诊断为（　　）
　　A．阴黄
　　B．阳黄
　　C．急黄
　　D．胁痛
　　E．便秘
25．［第二问］该患者辨证为（　　）
　　A．胆腑郁热
　　B．疫毒炽盛
　　C．寒湿阻遏
　　D．脾虚湿滞
　　E．湿热留恋
26．［第三问］治法为（　　）
　　A．疏肝利胆，泄热退黄
　　B．利湿化浊运脾
　　C．清热通腑，利湿退黄
　　D．清热解毒，凉血开窍
　　E．温化寒湿，健脾和胃
27．［第四问］方药选（　　）
　　A．茵陈蒿汤加味
　　B．黄芪建中汤加减
　　C．大柴胡汤加减
　　D．茵陈五苓散加减
　　E．《千金》犀角散加味
28．［第五问］若患者CT检查提示有胆结石，则应加中药为（　　）
　　A．金钱草、海金沙、玄明粉
　　B．海螵蛸、生黄芪
　　C．酸枣仁、熟地黄、何首乌
　　D．猪苓、茯苓、泽泻
　　E．柴胡、党参、白术
29．［第六问］若患者恶心呕吐进一步加重则加用（　　）
　　A．厚朴、竹茹、陈皮
　　B．枳实、半夏、薤白
　　C．白茅根、车前草、紫草
　　D．附子、干姜、桂枝
　　E．黄连、栀子、板蓝根

（30～35题共用题干）
患者，男，25岁。皮肤黄染，身目俱黄，色泽较暗，头重身困，胸脘痞满，食欲减退，恶心呕吐，大便溏垢，舌质红，苔厚腻微黄，脉濡数。

30．［第一问］此病属（　　）

A. 阴黄
B. 阳黄
C. 萎黄
D. 急黄
E. 胆石症

31. [第二问] 其证属（　　）
A. 热重于湿证
B. 寒湿阻遏证
C. 脾虚湿滞证
D. 胆腑郁热证
E. 湿重于热证

32. [第三问] 其治法为（　　）
A. 清热通腑，利湿退黄
B. 利湿化浊运脾，佐以清热
C. 温中化湿，健脾和胃
D. 健脾养血，利湿退黄
E. 疏肝泄热，利胆退黄

33. [第四问] 首选方剂是（　　）
A. 大柴胡汤加减
B. 《千金》犀角散加减
C. 茵陈术附汤加减
D. 黄芪建中汤加减
E. 茵陈五苓散合甘露消毒丹加减

34. [第五问] 若患者因邪郁肌表，兼见寒热头痛，宜选用（　　）
A. 茵陈蒿汤加减
B. 麻黄连翘赤小豆汤加减
C. 黄芪建中汤加减
D. 茵陈四苓散加减
E. 归芍六君子汤加减

35. [第六问] 若患者经治疗后，黄疸已消退，此时患者仍脘痞腹胀，胁肋隐痛，饮食减少，口苦口干，小便黄赤，苔腻，脉濡数。此时治宜（　　）
A. 利湿清热，以除余邪
B. 疏肝理气，活血化瘀
C. 湿中化湿，健脾和胃
D. 养阴清热生津
E. 补脾益肾

C型题

说明：为案例分析题，考题是以一个共同题干的临床案例出现，其中有一个或多个答案。

（1～6题共用题干）
患儿，男性，出生6天，因"黄疸，烦躁不安"来诊。患儿足月产，顺产无窒息，体重3.2kg，生后母乳喂养。第2天出现黄疸，第3天加重，测血清胆红素239.4μmol/L，患儿面目、周身皮肤发黄，颜色鲜明如橘皮，精神差，不欲吮乳。烦躁不安，口唇干，偶有吐奶，腹胀，哭声响亮，小便色黄。查体无明显阳性体征。

1. [第一问] 该患儿的诊断为（　　）
A. 胎怯
B. 硬肿症
C. 新生儿黄疸
D. 赤游丹
E. 夜啼
F. 脐风

2. [第二问] 该患儿中医辨证属（　　）
A. 湿热郁蒸
B. 寒湿阻滞
C. 瘀积发黄
D. 气滞血瘀
E. 胎黄虚脱
F. 胎黄动风

3. [第三问] 其主要病理机制为（　　）
A. 湿热蒸郁
B. 寒湿阻滞
C. 瘀积发黄
D. 气滞血瘀
E. 胎黄虚脱
F. 胆汁外溢

4. [第四问] 治疗原则为（　　）
A. 燥湿运脾
B. 清热利湿
C. 利湿化浊
D. 温中化湿
E. 化瘀消积
F. 利胆退黄

5. [第五问] 治疗可选用的方剂有（　　）
A. 茵陈蒿汤
B. 血府逐瘀汤
C. 茵陈理中汤
D. 茵陈术附汤
E. 甘露消毒丹
F. 茵陈五苓散

6. [第六问] 清热利湿的同时可加用利水化湿的药物有（　　）
A. 泽泻
B. 车前子

C. 黄芪
D. 金钱草
E. 滑石
F. 猪苓

五、淋证、水肿、癃闭【掌握】

A1 和 A2 型题
说明：为单选题，5 个选项中可能同时有最佳正确答案和非错误答案，请从中选择一个最佳答案。

1. 若患者水肿日久不愈，病至后期影响心、肝，可出现（　　）
   A. 头痛、眩晕
   B. 臌胀
   C. 胸痹
   D. 积聚
   E. 黄疸

2. 将淋证分为气、石、膏、血、劳五淋的著作是（　　）
   A.《金匮翼》
   B.《景岳全书》
   C.《外台秘要》
   D.《济生方》
   E.《千金要方》

3. 与尿石症病机关系最密切的是（　　）
   A. 风热
   B. 寒湿
   C. 劳损
   D. 痰凝
   E. 湿热

4. 男，56 岁。睾丸坠胀冷痛，右侧少腹时痛，痛引会阴部，畏寒肢冷，舌淡白，脉弦有力。临床诊断最有可能是（　　）
   A. 肾阳虚证
   B. 肾气不固证
   C. 寒滞肝脉证
   D. 气郁结证
   E. 寒湿下注证

5. 在水肿发病病机中，其本在肾，其标在肺，其制在（　　）
   A. 肺
   B. 脾
   C. 肾
   D. 三焦
   E. 膀胱

6. 古人特别提出忌汗、忌补的疾病是（　　）
   A. 癃闭
   B. 关格
   C. 尿血
   D. 尿浊
   E. 淋证

7. 癃闭中属于急症的是（　　）
   A. 小便量少，但能点滴而出
   B. 由"癃"转"闭"者
   C. 小便闭塞不通，水蓄膀胱者
   D. 由"闭"转"癃"者
   E. 虚实夹杂之证者

8. 下列**不属于**水肿病因病机要点的是（　　）
   A. 风邪外袭，肺失通调
   B. 饮食劳倦，伤及脾胃
   C. 湿毒浸渍，内归脾肺
   D. 湿热内盛，三焦壅滞
   E. 情志不调，肝气不舒

9. 治疗水肿湿毒浸淫证，应首选（　　）
   A. 越婢加术汤
   B. 麻黄连翘赤小豆汤合五味消毒饮
   C. 五皮饮合胃苓汤
   D. 实脾饮
   E. 疏凿饮子

10. 患者，男，76 岁。排尿涩痛，数次出现排尿时突然中断，尿道窘迫疼痛，少腹拘急，一侧腰腹绞痛难忍，牵及外阴，尿中带血，舌红，苔薄黄，脉弦。此病证的证机概要是（　　）
    A. 气机郁结，膀胱气化不利
    B. 脾虚运化无力，升清降浊失职
    C. 三焦气机失宣，膀胱气化不利
    D. 湿热下注膀胱，热甚灼络，迫血妄行
    E. 湿热蕴结下焦，尿液煎熬成石，膀胱气化失司

11. 高某，男，36 岁。小便点滴而下，时通时阻月余，小腹胀满疼痛，有时尿赤，舌紫暗，有瘀斑，脉涩。其治疗首选方为（　　）
    A. 沉香散
    B. 八正散
    C. 导赤散
    D. 代抵当汤
    E. 五苓散

12. 患者，女，15 岁。水肿 3 月余，下肢为甚，

按之凹陷不易恢复，心悸，气促，腰部冷痛，尿少，四肢冷，舌淡胖，苔白，脉沉。其证候是（　　）
   A．湿毒浸渍
   B．湿热壅盛
   C．脾阳虚衰
   D．水湿浸渍
   E．肾气衰微

13．尿血与血淋的关键鉴别要点是（　　）
   A．尿色红是鲜艳还是晦暗
   B．是否伴有小便淋漓涩痛
   C．有无腰痛及少腹疼痛
   D．发热与否
   E．是否伴有水肿

14．赵某，男，26岁。初起恶寒发热，咽痛，眼睑浮肿，小便不利，经治后，表虽解，但肿势未退。现症：身重困倦，胸闷，纳呆，泛恶，苔白腻，脉沉缓。其证候诊断是（　　）
   A．水湿浸渍证
   B．湿毒浸淫证
   C．湿热壅盛证
   D．风水相搏证
   E．脾阳虚衰证

15．赵某，男，76岁。3年来小便点滴不爽，排出无力，神气怯弱，畏寒肢冷，腰膝酸软，舌淡胖，苔薄白，脉沉细或弱。该病证的治法是（　　）
   A．温补肾阳，化气利水
   B．升清降浊，化气行水
   C．行瘀散结，通利水道
   D．疏利气机，通利小便
   E．清利湿热，通利小便

16．患者，男，37岁。有不洁性生活史，2天前出现尿道口红肿，伴溢脓，污染内裤，晨起时重，尿道涂片可见革兰氏阴性球菌，诊断为淋病。该患者属于以下证候中的（　　）
   A．肝经郁热证
   B．脾虚湿蕴证
   C．气滞血瘀证
   D．湿热毒蕴证
   E．阴虚毒恋证

17．下列关于采用攻逐法治疗水肿的各项叙述中，错误的是（　　）
   A．用于病初水肿严重，正气尚旺者
   B．用发汗、利水法无效
   C．用十枣汤治疗
   D．疗程宜长，用药宜重
   E．水肿退后，即行调补脾胃

18．王某，男性，45岁。1周来小便不畅，点滴而下，每日尿量极少而短赤灼热，小腹胀满，口苦口黏，大便不畅，舌红，苔黄腻，脉数。其诊断是（　　）
   A．癃闭膀胱湿热证
   B．癃闭浊瘀阻塞证
   C．癃闭肺热壅盛证
   D．淋证热淋
   E．淋证石淋

19．张某，男，76岁。小便热涩刺痛，尿色深红，或夹有血块，疼痛剧烈，舌尖红，苔黄，脉滑数。此病证的证机概要是（　　）
   A．气机郁结，膀胱气化不利
   B．脾虚运化无力，升清降浊失职
   C．三焦气机失宣，膀胱气化不利
   D．湿热下注膀胱，热甚灼络，迫血妄行
   E．湿热蕴结下焦，尿液煎熬成石，膀胱气化

20．患者，女性，63岁。小便浑浊日久不已，反复发作，尿出如脂，上有浮油，置之沉淀，有絮状凝块物，涩痛不甚，形体日渐消瘦，头昏无力，腰膝酸软，舌淡，苔腻，脉细无力。其证候诊断是（　　）
   A．气淋实证
   B．气淋虚证
   C．膏淋实证
   D．膏淋虚证
   E．劳淋

21．张某，男，60岁。近3天来小便量极少，短赤灼热，色黄而混浊，小腹胀满，口苦口黏，渴不欲饮，舌苔黄腻，脉沉数。其诊断为（　　）
   A．热淋
   B．膏淋
   C．膀胱湿热型癃闭
   D．肺热壅盛型癃闭
   E．下焦湿热型尿浊

22．患者，女性，35岁。小便涩滞，尿后余沥不尽，少腹胀满疼痛，常因情志不舒而加重，苔薄白，脉弦。此病证的治法是（　　）
   A．清热利湿
   B．利气疏导
   C．健脾益气
   D．补虚益肾
   E．分清泄浊

23．淋证的病位在（　　）
   A．膀胱和肾
   B．膀胱
   C．肾
   D．肝
   E．脾

24．治疗水肿湿热壅盛证，应首选的方剂是（　　）
   A．疏凿饮子
   B．木防己汤

C．舟车丸
D．己椒苈黄丸
E．八正散

25．患者，女性，45岁。反复尿频急、刺痛伴肉眼血尿2年余，目前尿色淡红，尿痛涩滞不显著，腰膝酸软，神疲乏力，舌质淡，苔白腻，脉沉缓。治疗应首选的方剂是（　　）

A．八正散
B．小蓟饮子
C．六味地黄丸
D．知柏地黄丸
E．无比山药丸

26．下列各症状中，**不属于**癃闭肝郁气滞证主症的是（　　）

A．小便不通或通而不爽
B．情志抑郁
C．小便短赤灼热
D．胁腹胀满
E．多烦善怒

27．淋证的基本治则是（　　）

A．利水消肿
B．实则清利，虚则补益
C．活血化瘀
D．疏肝理气
E．行气止痛

28．治疗水肿肾阳衰微证，首选的方剂是（　　）

A．实脾饮
B．五皮饮合胃苓汤
C．疏凿饮子
D．济生肾气丸合真武汤
E．麻黄连翘赤小豆汤

29．下列关于淋证患者的预防调护中，**错误**的是（　　）

A．避免纵欲及过劳，保持心情舒畅
B．注意外阴清洁
C．不憋尿，多饮水
D．长期口服抗生素，提高机体抗病能力
E．饮食宜清淡，忌肥腻辛辣酒醇之品

30．导尿法治疗的是癃闭（　　）

A．肾阳衰惫证
B．水蓄膀胱急症
C．浊瘀阻塞证
D．肺热壅盛证
E．膀胱湿热证

A3和A4型题

说明：为共用题干单选题，考题是以一个共同题干的临床案例出现，请从中选择一个最佳答案。

（1～5题共用题干）

患者，女，31岁。近1天来尿中夹砂石，排尿涩痛，有时排尿时突然中断，尿道窘迫疼痛，少腹拘急，往往突发，一侧腰腹绞痛难忍，舌红，苔薄黄，脉弦。

1．[第一问]该患者诊断为（　　）

A．尿频
B．腹痛
C．淋证
D．水肿
E．癃闭

2．[第二问]证型为（　　）

A．血淋
B．石淋
C．热淋
D．气淋
E．膏淋

3．[第三问]治法是（　　）

A．清热利湿通淋
B．清热通淋，凉血止血
C．清热利湿，排石通淋
D．清热利湿，分清泄浊
E．补脾益肾

4．[第四问]方药是（　　）

A．八正散
B．小蓟饮子
C．沉香散加减
D．程氏萆薢分清饮
E．石韦散

5．[第五问]若患者腰腹绞痛，则加（　　）

A．青皮、乌药
B．生大黄、枳实
C．芍药、甘草
D．黄芩、柴胡
E．大黄、枳实

（6～10题共用题干）

患者，男，25岁。2天前无明显诱因出现小便频数短涩，灼热刺痛，溺色黄赤，少腹拘急胀痛，苔黄腻，脉滑数。

6．[第一问]该患者诊断为（　　）

A．尿频

B. 腹痛
C. 淋证
D. 水肿
E. 癃闭

7. [第二问] 证型为（　　）
   A. 热淋
   B. 石淋
   C. 血淋
   D. 气淋
   E. 膏淋

8. [第三问] 治法是（　　）
   A. 清热利湿通淋
   B. 清热通淋，凉血止血
   C. 清热利湿，排石通淋
   D. 清热利湿，分清泄浊
   E. 补脾益肾

9. [第四问] 方药是（　　）
   A. 八正散
   B. 小蓟饮子
   C. 沉香散加减
   D. 程氏萆薢分清饮
   E. 无比山药丸

10. [第五问] 若患者有寒热、口苦、呕恶，则加（　　）
    A. 黄芩、柴胡
    B. 生大黄、枳实
    C. 知母、石膏
    D. 青皮、乌药
    E. 大黄、枳实

（11～14题共用题干）
患者，男，65岁。水肿反复消长不已，面浮身肿，腰以下甚，按之凹陷不起，腰酸冷痛，四肢厥冷，神疲乏力，面色㿠白，心悸胸闷，喘促难卧，腹胀满，舌淡胖，苔白，脉沉迟无力。

11. [第一问] 本病可辨病为（　　）
    A. 阴水
    B. 阳水
    C. 心悸
    D. 喘证
    E. 心衰

12. [第二问] 本病可辨证为（　　）
    A. 瘀水互结证
    B. 肾阳衰微证
    C. 湿毒浸淫证
    D. 水湿浸渍证
    E. 湿热壅盛证

13. [第三问] 治法是（　　）
    A. 温肾助阳，化气行水
    B. 平抑肝阳，扶助脾气
    C. 宣肺解毒，利湿消肿
    D. 运脾化湿，通阳利水
    E. 疏风解表，宣肺行水

14. [第四问] 治疗宜选（　　）
    A. 济生肾气丸合真武汤加减
    B. 实脾饮加减
    C. 疏凿饮子加减
    D. 越婢加术汤加减
    E. 五皮饮合胃苓汤加减

（15～17题共用题干）
患者，男，65岁。排尿不畅3年，加重1个月，小便点滴而出，小腹胀痛，腰膝酸痛，神疲乏力，畏寒肢冷，舌淡，苔白，脉沉细无力。

15. [第一问] 此患者应诊为（　　）
    A. 关格
    B. 淋证
    C. 腰痛
    D. 癃闭
    E. 尿浊

16. [第二问] 应辨证为（　　）
    A. 尿路阻塞
    B. 肺脾气虚，水道不利
    C. 肾阳衰惫
    D. 脾肾阳虚，湿浊内蕴
    E. 中气不足

17. [第三问] 治疗应首选（　　）
    A. 补中益气汤合七味都气丸
    B. 香茸丸合知柏地黄丸
    C. 济生肾气丸
    D. 补中益气汤合春泽汤
    E. 温脾汤合吴茱萸汤

C型题

说明：为案例分析题，考题是以一个共同题干的临床案例出现，其中有一个或多个答案。

（1～4题共用题干）
患儿，男性，7岁。因"颜面、眼睑水肿3天"来诊。患儿3天前无明显诱因出现颜面、眼睑水肿，发热，汗出，口干或渴，咽喉肿痛，尿少而赤，大便可。

查体：舌质红，苔薄黄，脉浮数，发热，体温 38.0℃，咽红，扁桃体无肿大，余未见异常。尿常规：隐血试验（+++），蛋白（-），红细胞（++）/HPF，白细胞（-）/HPF；B 型超声：双肾、输尿管未见异常，膀胱内膜粗糙。

1. [第一问] 此水肿患儿中医证候诊断是（　　）
    A. 风寒证
    B. 热毒证
    C. 寒湿证
    D. 风热证
    E. 湿热证
    F. 阴虚邪恋

2. [第二问] 治疗应首选的方剂是（　　）
    A. 麻黄汤合五苓散
    B. 银翘散合越婢汤
    C. 知柏地黄丸合二至丸
    D. 五味消毒饮合碧玉散
    E. 黄芩滑石汤合小蓟饮子
    F. 五苓散合五皮饮

3. [第三问] 提示：治疗过程中患儿出现水肿加重，频咳气急，胸闷心悸，不能平卧，烦躁不宁，面色苍白，唇指青紫，舌质暗红，舌苔白腻，脉沉细无力。当属于合并（　　）
    A. 水凌心肺
    B. 水毒内闭
    C. 邪陷心肝
    D. 循环充血状态
    E. 高血压脑病
    F. 急性肾衰竭

4. [第四问] 治疗应首选的方剂是（　　）
    A. 龙胆泻肝汤
    B. 己椒苈黄丸
    C. 参附龙牡救逆汤
    D. 温胆汤
    E. 知柏地黄丸
    F. 玉枢丹

（5～8 题共用题干）
患儿，男性，10 岁。因"肉眼血尿 2 天"来诊。

患儿 2 天前感冒后出现尿血，尿色鲜红量多，无尿急尿痛，伴发热恶风，咽红咽痛，咳嗽，乳蛾肿大，二便可。追问病史，患儿有反复肉眼血尿病史 3 年，无家族血尿病史。查体：舌红苔薄黄，脉浮数，血压正常，听力无异常，颜面、双下肢无水肿，咽红，扁桃体Ⅰ度肿大，余无异常。入院后检查：肉眼血尿，镜检红细胞满视野，余未见异常；肝、肾功能未见异常。

5. [第一问] 该患儿的诊断可能是（　　）
    A. 单纯性血尿
    B. 膀胱炎
    C. IgA 肾病
    D. 急性肾小球肾炎
    E. 薄基底膜肾病
    F. Alport 综合征

6. [第二问] 为进一步明确西医诊断，应考虑做的检查有（　　）
    A. 肾脏穿刺活检
    B. 尿红细胞形态
    C. 尿三杯试验
    D. 膀胱镜
    E. 尿钙检测
    F. 尿细菌培养+药物敏感试验

7. [第三问] 该患儿中医证候是（　　）
    A. 瘀血内阻证
    B. 风热伤络证
    C. 气不摄血证
    D. 血热妄行证
    E. 下焦湿热证
    F. 肾阳亏虚证

8. [第四问] 治疗正确的有（　　）
    A. 银翘散加减
    B. 口服清宁丸
    C. 建议性扁桃体摘除术
    D. 血府逐瘀汤加减
    E. 口服无比山药丸
    F. 甲泼尼龙冲击治疗

六、消渴、瘿病、郁证、肥胖【熟悉】

A1 和 A2 型题

说明：为单选题，5 个选项中可能同时有最佳正确答案和非错误答案，请从中选择一个最佳答案。

1. 以下关于消渴和瘿病的区别正确的是（　　）
    A. 消渴最主要与瘿病气郁化火证、阴虚火旺证相鉴别。临床以颈部一侧或两侧肿大为特征
    B. 消渴最主要与瘿病痰结血瘀证、心肝阴虚证相鉴别。临床以颈部一侧或两侧肿大为特征
    C. 是一个临床表现，可出现于多种疾病过程

中，尤其外感热病多见

D．消渴会有眼球突出的症状

E．瘿病的肿块不会太大，每个约黄豆大，数目多少不等

2．尿频量多，混浊如脂膏，尿有甜味，口干唇燥，舌红，脉沉细数者。治宜选用（　　）

A．程氏萆薢分清饮

B．水陆二仙丹

C．六味地黄丸

D．左归丸

E．缩泉丸

3．消渴的主要病位在（　　）

A．肺脾肾

B．肺胃肾

C．肝脾肾

D．肺心肾

E．肺肝肾

4．半夏厚朴汤最适宜治疗的郁证证型为（　　）

A．忧郁伤神

B．气郁化火

C．气滞痰郁

D．心肺两虚

E．阴虚火旺

5．瘿病的基本病机是（　　）

A．气不摄血

B．气虚血瘀

C．气滞湿阻

D．气血凝滞

E．气滞、痰凝、血瘀

6．下列各项中**不属于**古籍中"五瘿"的是（　　）

A．气瘿

B．肉瘿

C．石瘿

D．瘿痈

E．血瘿

7．患者，男，26岁。精神抑郁，表情淡漠，神志痴呆，语无伦次，不思饮食，舌苔腻，脉弦滑。其辨证是（　　）

A．痰气郁结

B．阳明热盛

C．火盛伤阴

D．瘀血内阻

E．脾气虚衰

8．患者，男，40岁。多食易饥3个月，消瘦5kg，口干渴，大便干燥，舌苔黄，脉滑实有力。其诊断是（　　）

A．消渴（上消肺热津伤）

B．消渴（中消胃热炽盛）

C．消渴（下消肾阴亏虚）

D．消渴（下消阴阳两虚）

E．便秘（热秘）

9．糖尿病酮症酸中毒的临床表现是（　　）

A．原有症状加重或首次出现"三多"伴乏力

B．食欲减退，恶心，呕吐，极度口渴，尿量增多

C．有代谢性酸中毒症状

D．严重脱水伴循环衰竭体征

E．以上都是

10．瘿病的主要临床特征是（　　）

A．颈部活动屈伸不利

B．眼睑浮肿

C．颈前喉结两旁结块肿大

D．婴儿水肿

E．头面浮肿、发热

11．治疗郁证心肾阴虚证，应首选的方剂是（　　）

A．天王补心丹合六味地黄丸

B．安神定志丸合左归丸

C．丹栀逍遥散合朱砂安神丸

D．泻心汤合左归丸

E．龙胆泻肝汤合半夏厚朴汤

12．患者，男，25岁。自觉情绪不宁，急躁易怒，胸胁胀满近2个月，伴口苦而干，头痛，目赤，耳鸣，嘈杂吞酸，大便秘结，舌质红，苔黄，脉弦数。治疗本病首选的方剂是（　　）

A．柴胡疏肝散

B．加味逍遥散

C．五磨饮子

D．半夏厚朴汤

E．甘麦大枣汤

13．患部肿块柔软无痛，可随喜怒而消长的瘿病是（　　）

A．气瘿

B．肉瘿

C．筋瘿

D．血瘿

E．石瘿

14．海藻玉壶汤出自（　　）

A．《卫生宝鉴》

B．《济生方》

C．《外科正宗》

D．《景岳全书》

E．《脾胃论》

15．结喉两侧结块，坚硬如石，推之不移，凹凸不平的瘿病是（　　）

A．气瘿

B．肉瘿

C．筋瘿

D. 瘿痈
E. 石瘿

16. 下列各项中**不属于**瘿病病机的是（　　）
   A. 气滞
   B. 血瘀
   C. 痰凝
   D. 血虚风燥
   E. 痰火郁结

17. 患者，女，36岁。产后抑郁多年，长期自觉咽中有物梗塞，但无咽痛及吞咽困难，在心情愉快时，症状可减轻或消失，而当心情抑郁或注意力集中于咽部时，则梗塞感觉加重，苔白腻，脉弦滑。本证候的证机概要是（　　）
   A. 肝郁化火，上扰心神
   B. 肝郁气滞，脾胃失和
   C. 肝郁化火，横逆犯胃
   D. 气郁痰凝，阻滞胸咽
   E. 肝郁不舒，气机上逆

18. 结喉两侧结块，色红灼热，疼痛肿胀，伴发热的瘿病是（　　）
   A. 气瘿
   B. 肉瘿
   C. 筋瘿
   D. 瘿痈
   E. 石瘿

19. 李某，男，32岁。平素急躁易怒，头痛失眠7日。今日突发狂乱无知，骂詈号叫，不避亲疏，不食不眠，舌质红绛，苔黄腻，脉滑数。其诊断为（　　）
   A. 癫证，痰气郁结证
   B. 狂证，痰热瘀结证
   C. 肝阳头痛
   D. 狂证，痰火扰神证
   E. 狂证，火盛阴伤证

20. 下列关于"脏躁"的主症描述中，**错误**的是（　　）
   A. 精神恍惚
   B. 多疑易惊
   C. 悲忧善哭，喜怒无常
   D. 时时欠伸
   E. 咽中如有物，吞之不下，咯之不出

21. 治疗肉瘿气滞痰凝证首选的方药是（　　）
   A. 四海舒郁丸
   B. 逍遥散合海藻玉壶汤
   C. 生脉散合海藻玉壶汤
   D. 牛蒡解肌汤
   E. 柴胡清肝汤

22. 某中年男性患者因情绪紧张诱发成疾，烦渴多饮，口干舌燥，舌红，苔黄燥，脉象洪大。该病例中医方剂当选（　　）
   A. 消渴方
   B. 二冬汤
   C. 白虎汤
   D. 玉女煎
   E. 增液汤

23. 肉瘿，肿块柔韧，随吞咽上下移动，伴有急躁易怒、汗出心悸、形体消瘦、月经不调，舌红，苔薄，脉弦。所属的中医证型是（　　）
   A. 肝郁气滞证
   B. 气滞痰凝证
   C. 气阴两虚证
   D. 风热痰凝证
   E. 气滞血瘀证

24. 患者，女，38岁。结喉右侧可及3cm×3cm×3cm肿物，表面光滑，质韧，无压痛，随吞咽上下移动。应首先考虑的是（　　）
   A. 气瘿
   B. 肉瘿
   C. 血瘿
   D. 石瘿
   E. 瘿痈

25. 治疗肉瘿气滞痰凝证首选的方药是（　　）
   A. 四海舒郁丸
   B. 逍遥散合海藻玉壶汤
   C. 生脉散合海藻玉壶汤
   D. 牛蒡解肌汤
   E. 柴胡清肝汤

A3和A4型题

说明：为共用题干单选题，考题是以一个共同题干的临床案例出现，请从中选择一个最佳答案。

（1~5题共用题干）
患者，男性，61岁。患消渴，症见口渴多饮，多食，便溏，体瘦，精神萎靡，倦怠乏力，舌淡红，苔白而干，脉弱。

1. [第一问]辨证属（　　）
   A. 肺热伤津
   B. 胃热炽盛
   C. 气阴亏虚

  D．肾阴亏虚
  E．阴阳两虚
2．[第二问]治法是（　　）
  A．益气健脾，生津止渴
  B．滋阴固肾
  C．清热润肺，生津止渴
  D．清胃泻火，养阴增液
  E．滋阴温阳，补肾固涩
3．[第三问]宜选用（　　）
  A．生脉散
  B．七味白术散
  C．玉女煎
  D．增液汤
  E．六味地黄丸
4．[第四问]若患者以口渴为甚者，可加用（　　）
  A．地骨皮、知母
  B．天花粉、知母
  C．地骨皮、青蒿
  D．天花粉、生地黄
  E．玄参、生地黄
5．[第五问]若患者气短、汗多者，可加用（　　）
  A．龙骨、牡蛎
  B．浮小麦、麻黄根
  C．五味子、山茱萸
  D．五味子、玄参
  E．山茱萸、酸枣仁

（6～10题共用题干）

患者，男，44岁。近1个月以来多食易饥较重，口渴，尿多，形体消瘦，大便干燥，苔黄，脉滑实有力。

6．[第一问]该患者应诊断为（　　）
  A．气瘿
  B．瘿病
  C．口渴证
  D．消渴
  E．肉瘿
7．[第二问]证型是（　　）
  A．肺热津伤
  B．胃热炽盛
  C．气阴亏虚
  D．肾阴亏虚
  E．气血两虚
8．[第三问]治法是（　　）
  A．清胃泻火，养阴增液
  B．清热润肺，生津止渴
  C．益气健脾，生津止渴
  D．滋阴补肾，润燥止渴
  E．滋补气血，生津止渴
9．[第四问]方药是（　　）
  A．六味地黄丸
  B．七味白术散
  C．玉女煎加减
  D．消渴方加减
  E．肾气丸加减
10．[第五问]现患者大便秘结不行则加（　　）
  A．增液承气汤
  B．大承气汤
  C．小承气汤
  D．调胃承气汤
  E．麻子仁丸

（11～15题共用题干）

朱某，男，近几年来善饥能吃，1年前发现糖尿病。1年来体重下降，疲乏无力，口渴思饮，每天约饮水8斤，多尿，控制饮食在每日8两左右，时感饥饿，大便干燥，苔黄燥，脉洪大。

11．[第一问]根据患者上述临床特点，此患者所患为消渴，那么中医辨证为（　　）
  A．气阴两伤，肺胃炽热
  B．气阴两伤，肺热炽盛
  C．气阴两伤，胃热炽盛
  D．气阴两伤，肾阴亏虚
  E．气阴两伤，肾阴阳两亏
12．[第二问]下列治疗方法中最适合上述临床辨证类型的是（　　）
  A．清泻肺胃，养阴增液
  B．清热润肺，生津止渴
  C．清胃泻火，养阴增液
  D．滋阴固肾
  E．温阳滋肾固涩
13．[第三问]下列方剂中治疗该患者的最佳选方是（　　）
  A．消渴方加减
  B．玉女煎加减
  C．白虎加人参汤
  D．六味地黄丸
  E．金匮肾气丸
14．[第四问]若患者消渴日久不愈，发生疮疡，散在多处皮肤，时有溃烂，不易愈合，此病初起时宜选方为（　　）
  A．黄芪六一散
  B．犀黄丸
  C．白虎加人参汤
  D．五味消毒饮
  E．二冬汤
15．[第五问]若该类型消渴的患者，出现烦渴不止、小便频数等肺肾气阴两虚症状者，可选方（　　）

A. 白虎加人参汤
B. 消渴方
C. 二冬汤
D. 玉女煎
E. 增液汤

C 型题

说明：为案例分析题，考题是以一个共同题干的临床案例出现，其中有一个或多个答案。

（1～3题共用题干）

患者，男性，65岁。近半年来出现口干舌燥，烦渴引饮，尿频量多，多食易饥，大便秘结，皮肤干燥，半年来体重减轻10余斤。舌红而干，苔薄黄，脉细数。

1. ［第一问］本病应诊断为（　　）
   A. 尿浊，肾阴不足证
   B. 虚劳，脾肾两虚证
   C. 消渴，津伤燥热证
   D. 便秘，血虚便秘证
   E. 瘿气，阴虚内热证
   F. 淋证，劳淋证

2. ［第二问］该病的主要病机是（　　）
   A. 阴虚
   B. 气阴两虚
   C. 阴虚燥热
   D. 火热内炎
   E. 肾阴亏虚
   F. 肺胃津伤

3. ［第三问］该患者若诊断为消渴津伤燥热证，适宜用下列哪些方药加减治疗（　　）
   A. 白虎汤
   B. 人参汤
   C. 黄连解毒汤
   D. 六味地黄汤
   E. 玉液汤
   F. 益胃汤

七、痹证、紫癜、血证、颤证、胁痛【了解】

A1和A2型题

说明：为单选题，5个选项中可能同时有最佳正确答案和非错误答案，请从中选择一个最佳答案。

1. 以下**不可以**按照痹证来进行治疗的西医疾病是（　　）
   A. 风湿性关节炎
   B. 类风湿性关节炎
   C. 反应性关节炎
   D. 退行性膝关节炎
   E. 强直性脊柱炎

2. 治疗鼻衄之胃热炽盛证，应首选（　　）
   A. 玉女煎
   B. 龙胆泻肝汤
   C. 泻白散合黛蛤散
   D. 泻心汤合十灰散
   E. 加味清胃散合泻心汤

3. 高某，男，34岁。四肢关节疼痛剧烈，痛有定处，得热痛减，遇冷则痛增，屈伸不利，局部有冷感，舌淡，苔薄白，脉弦紧。宜选用（　　）
   A. 防风汤
   B. 白虎加桂枝汤
   C. 乌头汤
   D. 薏苡仁汤
   E. 独活寄生汤

4. 董某，男，83岁。头摇肢颤7年，持物不稳，腰膝酸软，失眠心烦，头晕耳鸣，善忘神呆，舌红，舌苔薄白，脉细数。该病证的治法是（　　）
   A. 补肾助阳，温煦筋脉
   B. 填精补髓，育阴息风
   C. 补中益气，健脾升清
   D. 益气养血，濡养筋脉
   E. 镇肝息风，舒筋止颤

5. 患者，男，45岁。胁痛口苦，胸闷纳呆，恶心呕吐，目黄身黄，舌苔黄腻，脉弦滑数。其证候是（　　）
   A. 肝气郁结
   B. 肝郁化火
   C. 肝胆湿热
   D. 肝阴不足

E. 瘀血阻滞

6. 治疗吐血之肝火犯胃证，应首选（　　）
   A. 玉女煎
   B. 龙胆泻肝汤
   C. 泻白散合黛蛤散
   D. 泻心汤合十灰散
   E. 加味清胃散合泻心汤

7. 赵某，女，66岁。右手掌指关节疼痛，痛势较剧，部位固定，遇寒则痛甚，得热则痛缓，关节屈伸不利。舌淡，舌苔薄白，脉弦紧。其治疗应首选的方剂是（　　）
   A. 宣痹汤
   B. 防风汤
   C. 薏苡仁汤
   D. 乌头汤
   E. 双合汤

8. 李某，女性，78岁。头摇不止，肢麻震颤，头晕目眩，胸脘痞闷，口苦口黏，舌体胖大，有齿痕，舌红，舌苔黄腻，脉弦滑数。治疗此病证首选的方剂是（　　）
   A. 地黄饮子
   B. 黄连温胆汤
   C. 龟鹿二仙膏合大定风珠
   D. 导痰汤合羚角钩藤汤
   E. 天麻钩藤饮合镇肝息风汤加减

9. 痛风患者合并的泌尿系结石最可能的是（　　）
   A. 草酸钙结石
   B. 磷酸盐结石
   C. 碳酸盐结石
   D. 黄嘌呤结石
   E. 尿酸结石

10. 患者，男，60岁。久患胁痛，悠悠不休，遇劳加重，头晕目眩，口干咽燥，舌红少苔，脉弦细。治疗应首选（　　）
    A. 柴胡疏肝散
    B. 逍遥散
    C. 杞菊地黄丸
    D. 一贯煎
    E. 二阴煎

11. 金某，女性，21岁。1周来双侧肩、肘、膝关节游走性疼痛，局部灼热红肿，痛不可触，得冷则舒，有皮下结节，伴有发热、恶风、汗出、口渴，舌红，舌苔黄腻，脉滑数。其诊断是（　　）
    A. 痹证，行痹
    B. 痹证，着痹
    C. 痹证，痛痹
    D. 痹证，风湿热痹
    E. 痹证，痰瘀痹阻证

12. 汪某，男性，75岁。两年来头摇肢颤，颤抖无力，神疲乏力，面色淡白，表情淡漠，心悸气短，舌淡红，舌苔薄白，脉沉濡无力。此病证的证机概要是（　　）
    A. 阳气虚衰，失于温煦，筋脉不用
    B. 髓海不足，神机失养，肢体筋脉失主
    C. 气血两虚，筋脉失养，虚风内动
    D. 肝郁阳亢，化火生风，扰动筋脉
    E. 肝肾亏虚，阴精不足，筋脉失养

13. 痹证日久，可由经络累及脏腑出现相应的脏腑病变，以哪一脏病变较为多见（　　）
    A. 心
    B. 肝
    C. 脾
    D. 肺
    E. 肾

14. 肢体关节重着、酸痛、痛有定处，手足沉重，肌肤麻木不仁者，可诊断为（　　）
    A. 行痹
    B. 痛痹
    C. 着痹
    D. 热痹
    E. 久痹

15. 着痹的治则是（　　）
    A. 祛风通络，散寒除湿
    B. 除湿通络，祛风散寒
    C. 散寒通络，祛风除湿
    D. 搜风通络，燥湿化痰
    E. 发表散寒，祛风除湿

16. 急性痛风性关节炎的主要临床特点**不包括**（　　）
    A. 秋水仙碱治疗可迅速缓解关节炎症状
    B. 常伴高尿酸血症
    C. 单侧第一掌指关节肿痛最为常见
    D. 在偏振光显微镜下，关节液内发现呈双折光的针形尿酸结晶
    E. 疼痛剧烈，初次发作常呈自限性

17. 患者吐血色红，脘腹胀闷，甚则作痛，口臭，便秘，大便色黑，舌红苔黄腻，脉滑数。治疗应首选的方剂是（　　）
    A. 泻心汤合十灰散
    B. 白虎汤合四生丸
    C. 玉女煎合十灰散
    D. 失笑散合四生丸
    E. 丹参饮合十灰散

18. 陈某，男性，81岁。近1月肢体不能自制地颤抖，颤动粗大，程度较重，心情紧张时颤动加重，伴有眩晕耳鸣，面赤烦躁，易激动，语言迟缓不清，

流涎，大便干，舌红，苔黄，脉弦。其诊断是（　　）

　　A．颤证，风阳内动证

　　B．颤证，痰热风动证

　　C．颤证，髓海不足证

　　D．眩晕，肝阳上亢证

　　E．中风，风痰瘀阻证

19．患者男，50岁，饮酒后出现左侧踇趾及跖趾关节红肿热痛，触痛明显，考虑为（　　）

　　A．风湿性关节炎

　　B．骨关节炎

　　C．痛风性关节炎

　　D．类风湿关节炎

　　E．脓性指头炎

20．丁某，女，53岁。昨日过食油腻食物，今日胁肋重着疼痛，痛有定处，触痛明显，口苦口黏，纳呆恶心，小便黄赤，舌红苔黄腻，脉弦滑数。该病证的治法是（　　）

　　A．消食导滞

　　B．健脾和胃

　　C．清热利湿

　　D．疏肝理气

　　E．祛瘀通络

21．治疗上肢部位的痹证，应加用的药物是（　　）

　　A．桑寄生、杜仲、巴戟天

　　B．土茯苓、车前子、薏苡仁

　　C．土贝母、猫眼草、蜂房

　　D．独活、川牛膝、木瓜

　　E．片姜黄、羌活、桂枝

22．下列各项，**不符合**颤证痰热风动证主症特点的是（　　）

　　A．头摇不止，肢麻震颤

　　B．手不能持物

　　C．口苦口黏，甚则口吐痰涎

　　D．舌体胖大，有齿痕，舌红，舌苔黄腻，脉弦滑

　　E．表情淡漠

23．患者，男性，32岁。皮肤出现青紫斑点5日，伴有鼻衄，口渴，便秘，舌红，苔黄，脉弦数。治疗本病首选的方剂是（　　）

　　A．泻白散

　　B．十灰散

　　C．茜根散

　　D．归脾汤

　　E．黄土汤

24．下列各项，**不符合**颤证临床特征的是（　　）

　　A．头部及肢体颤抖不能自制

　　B．四肢痿软

　　C．动作笨拙，活动减少

　　D．隐袭起病，逐渐加重

　　E．多发生于中老年人

25．治疗痹证肝肾亏虚证，应首选的方剂是（　　）

　　A．双合汤

　　B．独活寄生汤

　　C．左归丸

　　D．乌头汤

　　E．白虎加桂枝汤

26．患者吐血鲜红，口苦胁痛，心烦易怒，失眠多梦，舌红，脉弦数。辨证应属（　　）

　　A．肝火犯胃证

　　B．阴虚火旺证

　　C．胃热壅盛证

　　D．胃络瘀阻证

　　E．以上均不是

27．李某，女性，78岁。胁肋隐痛，悠悠不休，遇劳加重，头晕目眩，舌红少苔，脉细弦而数。治疗此病证首选的方剂是（　　）

　　A．生脉散

　　B．鳖甲煎丸

　　C．左归丸

　　D．一贯煎

　　E．天麻钩藤汤

28．颤证的病位是（　　）

　　A．筋脉

　　B．关节

　　C．肌肉

　　D．脑

　　E．心

29．患者，女，26岁。因急躁恼怒而突然昏倒，不知人事，牙关紧闭，面赤唇紫，舌暗红，脉弦有力。其治法是（　　）

　　A．补养气血

　　B．补气，回阳，醒神

　　C．平肝潜阳，理气通瘀

　　D．益气养血，化瘀通络

　　E．以上都不对

30．治疗痹证的着痹，应首选的方剂是（　　）

　　A．薏苡仁汤

　　B．宣痹汤

　　C．乌头汤

　　D．防风汤

　　E．独活寄生汤

31．颤证中实证的临床表现是（　　）

　　A．震颤较剧

　　B．腰膝酸软

　　C．遇烦劳而加重

　　D．体瘦眩晕

E. 缠绵难愈

32. 张某，男，36岁。平素性情急躁，有胃溃疡病史。昨日因大怒，诱发呕血，吐血色红，伴有口苦咽干，胸胁疼痛，舌红绛，脉象弦数。方剂宜选用（　　）
   A. 泻心汤合十灰散
   B. 龙胆泻肝汤合十灰散
   C. 化肝煎合十灰散
   D. 犀角地黄汤
   E. 玉女煎

33. 余某，女性，31岁。胁肋胀痛，走窜不定，疼痛每因情志变化而增减，嗳气则胀痛稍舒，胸闷腹胀，纳少口苦，舌苔薄白，脉弦。其诊断是（　　）
   A. 胁痛，瘀血阻络证
   B. 胁痛，肝郁气滞证
   C. 胁痛，肝胆湿热证
   D. 胸痹，气滞心胸证
   E. 痰饮，悬饮证

34. 痹证日久病邪可累及脏腑，最常见的脏腑痹是（　　）
   A. 肺痹
   B. 心痹
   C. 肝痹
   D. 肾痹
   E. 脾痹

35. 患者，男性，36岁。2日内数次便血，色红黏稠，大便不畅，腹痛，口苦，舌红，苔黄腻，脉濡数。本证候的证机概要是（　　）
   A. 肝火横逆，胃络损伤
   B. 湿热蕴结，脉络受损，血溢肠道
   C. 中焦虚寒，统血无力，血溢胃肠
   D. 中气亏虚，气不摄血，血溢胃肠
   E. 风热内盛，灼伤血络，血溢胃肠

36. 任某，女，75岁。头摇不止，肢麻震颤，手不能持物，头晕目眩，胸脘痞闷，口苦口黏，甚则口吐痰涎，舌体胖大，有齿痕，舌苔黄腻，脉弦滑数。该病证的治法是（　　）
   A. 补肾助阳，温煦筋脉
   B. 养精补髓，育阴息风
   C. 补中益气，健脾升清
   D. 清热化痰，平肝息风
   E. 镇肝息风，舒筋止颤

37. 患者，男，55岁。平素喜烟酒，嗜辛辣。齿衄3日，血色鲜红，齿龈红肿疼痛，头痛，口臭，舌红，苔黄，脉洪数。本病的治法是（　　）
   A. 滋阴降火，凉血止血
   B. 清胃泻火，凉血止血
   C. 清胃泻火，化瘀止血
   D. 清化湿热，凉血止血
   E. 清热解毒，凉血止血

38. 患者胁肋胀痛，走窜不定，疼痛随情志的变化而增减，胸闷不舒，饮食减少，嗳气频作，苔薄，脉弦，辨证属（　　）
   A. 瘀血停着胁痛
   B. 肝胆湿热胁痛
   C. 肝气郁结胁痛
   D. 肝郁化火胁痛
   E. 肝阴不足胁痛

39. 下列各项，**不符合**胁痛肝郁气滞证主症特点的是（　　）
   A. 胁肋胀痛
   B. 嗳气而胀痛稍舒
   C. 痛处拒按
   D. 胁痛部位走窜不定
   E. 胁痛因情志变化而增减

40. 患者杨某，男，47岁。右胁下包块，疼痛如刺，痛处不移，入夜更甚，舌紫暗，脉沉涩。此证最佳治疗方剂是（　　）
   A. 硝石矾石散
   B. 丹参饮合失笑散
   C. 复元活血汤
   D. 少腹逐瘀汤
   E. 柴胡疏肝散

41. 治疗尿血肾气不固证，应首选的方剂是（　　）
   A. 黄土汤
   B. 归脾汤
   C. 补中益气汤
   D. 无比山药丸
   E. 金匮肾气丸

42. 刘某，男，32岁。发热39℃，项背强直，角弓反张，手足挛急，腹胀便秘，苔黄燥，脉弦数。应辨证为（　　）
   A. 邪壅经络型痉证
   B. 阳明热盛型痉证
   C. 肝经热盛型痉证
   D. 心营热盛型痉证
   E. 阴血亏虚型痉证

43. 治疗胁痛瘀血阻络证，首选的方剂是（　　）
   A. 一贯煎
   B. 柴胡疏肝散
   C. 复元活血汤
   D. 龙胆泻肝汤
   E. 茵陈蒿汤

44. 闫某，男，68岁。患肢僵硬，拘挛变形，舌强不语，或偏瘫，肢体肌肉萎缩，舌红脉细，或舌淡红，脉沉细。首选的方剂是（　　）

A. 解语丹
B. 左归丸合地黄饮子
C. 真方白丸子
D. 补阳还五汤
E. 镇肝息风汤

45. 胁痛的病理因素是（　　）
A. 气滞
B. 痰饮
C. 水湿
D. 热毒
E. 风热

46. 董某，男，83岁。头摇肢颤7年，持物不稳，腰膝酸软，失眠心烦，头晕耳鸣，善忘神呆，舌红，舌苔薄白，脉细数。该病证的治法是（　　）
A. 补肾助阳，温煦筋脉
B. 填精补髓，育阴息风
C. 补中益气，健脾升清
D. 益气养血，濡养筋脉
E. 镇肝息风，舒筋止颤

47. 治疗吐血肝火犯胃证，应首选的方剂是（　　）
A. 桑菊饮
B. 玉女煎
C. 清营汤
D. 龙胆泻肝汤
E. 泻心汤

48. 患者男，55岁。高脂血症2年余，形体肥胖，头重如裹，胸闷，呕恶痰涎，肢重，口淡，食少。舌胖，苔滑腻，脉滑。本病辨证为（　　）
A. 气滞血瘀证
B. 脾虚湿困证
C. 痰浊内阻证
D. 肝肾阴虚证
E. 气血亏虚证

49. 下列各项，**不属于**血证治疗原则的是（　　）
A. 治火
B. 治气
C. 治痰
D. 治血
E. 治虚

50. 治疗癫证痰气郁结证，应首选的方剂是（　　）
A. 逍遥散合顺气导痰汤
B. 半夏厚朴汤
C. 养心汤合越鞠丸
D. 苏合香丸
E. 控涎丹

A3和A4型题

说明：为共用题干单选题，考题是以一个共同题干的临床案例出现，请从中选择一个最佳答案。

（1～4题共用题干）
患者，男，68岁。头摇肢颤2年半有余。现头摇肢颤，较前加重，伴神疲乏力，气短懒言，头晕心悸，自汗，大小便失控，舌淡胖，苔薄白，脉沉细。

1. [第一问] 本病中医诊为（　　）
A. 颤证（肾精亏虚）
B. 颤证（肝阳化风）
C. 颤证（血虚动风）
D. 颤证（气血亏虚）
E. 颤证（脾虚动风）

2. [第二问] 其治则为（　　）
A. 滋阴息风
B. 平肝息风
C. 健脾益气息风
D. 补肾益精
E. 养血息风

3. [第三问] 选方宜（　　）
A. 大定风珠
B. 左归丸
C. 醒脾汤
D. 天麻钩藤饮
E. 半夏白术天麻汤

4. [第四问] 如若患者出现肢体疼痛麻木者，应加用（　　）
A. 鸡血藤、丹参、桃仁、红花
B. 炒枣仁、柏子仁、远志
C. 白芥子、胆南星
D. 附子、肉桂
E. 芍药

（5～7题共用题干）
某患者胁肋胀痛或灼热疼痛，口苦，胸闷纳呆，恶心呕吐，小便黄赤，舌红苔黄，脉弦滑数。

5. [第一问] 该患者的证候属于（　　）
A. 肝气郁结
B. 瘀阻肝络
C. 肝胆湿热
D. 肝阴不足
E. 以上均不正确

6. ［第二问］其治法为（　　）
    A．疏肝理气
    B．活血化瘀，通络止痛
    C．清利肝胆湿热
    D．滋阴柔肝
    E．养血通络
7. ［第三问］其治疗首选方是（　　）
    A．柴胡疏肝散
    B．茵陈蒿汤合大柴胡汤
    C．血府逐瘀汤
    D．一贯煎
    E．以上均不正确

（8～10题共用题干）

某患者胁肋刺痛，痛有定处，入夜更甚，胁肋下见瘀块，舌质紫暗，脉象沉涩。

8. ［第一问］该患者的证候属于（　　）
    A．肝气郁结
    B．瘀阻肝络
    C．肝胆湿热
    D．肝阴不足
    E．以上均不正确
9. ［第二问］其治法为（　　）
    A．疏肝理气
    B．活血化瘀，通络止痛
    C．清利肝胆湿热
    D．滋阴柔肝
    E．养血通络
10. ［第三问］其治疗首选方是（　　）
    A．一贯煎
    B．柴胡疏肝散
    C．龙胆泻肝汤
    D．膈下逐瘀汤
    E．以上均不正确

（11～15题共用题干）

患者，女，52岁，多个关节疼痛2年余，且疼痛游走不定，局部灼热红肿，痛不可触，得冷则舒，舌红，苔黄，脉滑数。

11. ［第一问］该病属痹证哪型（　　）
    A．风寒湿痹
    B．风热湿痹
    C．痰瘀痹阻
    D．肝肾两虚
    E．以上皆非
12. ［第二问］该证治则为（　　）
    A．清热通络，祛风除湿
    B．祛风通络，散寒除湿
    C．活血化瘀，祛风通络
    D．除湿通络，化痰行瘀
    E．培补肝肾，舒筋止痛
13. ［第三问］选方为（　　）
    A．补血荣筋丸
    B．双合汤
    C．乌头汤
    D．白虎加桂枝汤合宣痹汤
    E．防风汤
14. ［第四问］若皮肤出现红斑者加（　　）
    A．牡丹皮、地肤子、生地黄
    B．茯苓、泽泻、白茅根
    C．地榆、侧柏叶
    D．巴戟天、乳香、没药
    E．杜仲、紫草
15. ［第五问］若见口渴心烦者可加（　　）
    A．银柴胡、地骨皮
    B．赤芍、黄连
    C．知母、石膏
    D．玄参、麦冬
    E．生地黄、薄荷

（16～18题共用题干）

患者，女，28岁。形体消瘦，平素性情急躁，急病胁痛口苦，纳呆泛恶，目黄溲赤，苔黄而腻，脉弦数。

16. ［第一问］根据上述临床表现及发病特点，此病例中医辨证属（　　）
    A．肝胆湿热型胁痛
    B．肝阴不足型胁痛
    C．肝气郁结型胁痛
    D．瘀血停着型胁痛
    E．以上都不是
17. ［第二问］根据上述临床辨证证型，治疗此患者宜以下列何法为主（　　）
    A．疏肝理气
    B．祛瘀通络
    C．清热利湿
    D．养阴柔肝
    E．以上都不是
18. ［第三问］前医用大柴胡汤治疗未效，应改用何方治疗（　　）
    A．柴胡疏肝散
    B．血府逐瘀汤
    C．滋水清肝饮
    D．丹栀逍遥丸
    E．龙胆泻肝汤

（19～21题共用题干）

患者，女，25岁。肢体关节、肌肉酸楚、重着、疼痛，肿胀散漫，关节活动不利，肌肤麻木不仁，舌淡，舌苔白腻，脉濡缓。

19. ［第一问］本病证属（　　）
    A. 行痹
    B. 着痹
    C. 痛痹
    D. 风湿热痹
    E. 痰瘀痹阻
20. ［第二问］其治法是（　　）
    A. 除湿通络，祛风散寒
    B. 清热通络，祛风除湿
    C. 培补肝肾，舒筋止痛
    D. 化痰行瘀，蠲痹通络
    E. 温经散寒，祛风除湿
21. ［第三问］首选方剂是（　　）
    A. 乌头汤加减
    B. 防风汤加减
    C. 右归丸加减
    D. 左归丸加减
    E. 薏苡仁汤加减

C 型题

说明：为案例分析题，考题是以一个共同题干的临床案例出现，其中有一个或多个答案。

（1～8题共用题干）

患者，女性，35岁，有慢性结石性胆囊炎病史。近3周来时有右胁胀痛，脘闷，纳差，曾自行煎服柴胡疏肝散，初服有效，继服无效。现右胁疼痛，痛连右肩胛，时发热，口干口苦，恶心，大便干结，小便短黄，舌红苔黄，脉弦滑。

1. ［第一问］该患者应考虑的病证是（　　）
   A. 胁痛，肝气郁结
   B. 胁痛，湿热蕴结
   C. 胁痛，胆腑蕴热
   D. 胁痛，肝阴不足
   E. 胁痛，瘀血停着
   F. 胁痛，肝气乘脾
2. ［第二问］该患者在辨为上述证型时，应抓的主症有（　　）
   A. 右胁疼痛，痛连右肩胛
   B. 口干口苦
   C. 大便干结
   D. 舌红苔黄
   E. 纳差
3. ［第三问］该患者此时的治法应为（　　）
   A. 疏肝理气
   B. 祛瘀通络
   C. 清热利湿
   D. 抑木扶土
   E. 养阴柔肝
   F. 清热利胆
4. ［第四问］该患者目前可采用（　　）加减治疗
   A. 柴胡疏肝散
   B. 旋覆花汤
   C. 清胆汤
   D. 黄连温胆汤
   E. 一贯煎
   F. 小柴胡汤
5. ［第五问］患者如出现黄疸，可加用（　　）
   A. 茵陈
   B. 田基黄
   C. 鸡骨草
   D. 虎杖
   E. 五味子
6. ［第六问］鸡内金能化坚消石，临床研末服用的常用剂量为（　　）
   A. 5～10g
   B. 1.5～3g
   C. 15～30g
   D. 30～40g
   E. 0.5～1g
7. ［第七问］患者治疗后，胁痛明显减轻，但时有右胁肋隐痛，遇劳多发，口干咽燥，目涩，舌红少苔，脉弦细数。此时治宜（　　）
   A. 疏肝利胆
   B. 清热利湿
   C. 养阴柔肝
   D. 益肾清肝
   E. 活血化瘀
8. ［第八问］胁痛的调护方法有（　　）
   A. 避免情志刺激
   B. 多进食肉类，以增强体质
   C. 劳逸结合
   D. 忌酒
   E. 长期服用理气止痛的药物

（9～11题共用题干）

患儿，男性，14岁，因"肢体震颤、言语不清"来诊。时症见虚烦疲惫，情绪不稳，肢体震颤，吃饭、写字等精细动作困难，言语不清，构音障碍。平素面色潮红，手足心热，大便干结。舌绛少津，脉细数。

第四章　临床常见中医病证的诊疗规范

实验室检查：血清铜蓝蛋白 0.08g/L，24 小时尿铜 180μg。裂隙灯下可见角膜 K-F 环。

9. [第一问] 患儿的中医证候诊断是（　　）
   A．热毒内盛
   B．痰浊阻滞
   C．阴虚风动
   D．肝亢风动
   E．气滞血瘀
   F．气血亏虚

10. [第二问] 治疗可选用的方剂是（　　）
    A．泻心汤
    B．天麻钩藤汤
    C．大定风珠
    D．缓肝理脾汤
    E．补阳还五汤
    F．涤痰汤

11. [第三问] 潮热明显可加用的药物有（　　）
    A．青蒿
    B．栀子
    C．地骨皮
    D．银柴胡
    E．连翘
    F．柴胡

第二节　中医外科【掌握】

一、疗疮、痈、水火烫伤、丹毒【掌握】

A1 和 A2 型题

说明：为单选题，5 个选项中可能同时有最佳正确答案和非错误答案，请从中选择一个最佳答案。

1. 发生在肌肤浅表部位、范围较小的急性化脓性疾病是（　　）
   A．痈
   B．疔疮
   C．疖
   D．痤疮
   E．发

2. 患者，男，31 岁。右侧臀部结块肿胀疼痛 3 天，皮肤灼热，红肿以中心为著，边界不清，步行困难，身热头痛，病前有局部肌内注射史。应诊断为（　　）
   A．丹毒
   B．流注
   C．臀痈
   D．环跳疽
   E．附骨疽

3. 烂疗是以（　　）命名的
   A．部位
   B．穴位
   C．病因
   D．颜色
   E．疾病特点

4. 痈初起，局部突然肿胀，光软无头，迅速结块，皮肤焮红，灼热疼痛。治疗应选（　　）
   A．五味消毒饮
   B．仙方活命饮
   C．托里消毒散
   D．牛蒡解肌汤
   E．银翘散

5. 患者，男，27 岁。左眉上出现一坚硬肿块，约 1cm×1cm，中有一粟粒样脓头，坚硬根深，如钉钉之状，疼痛剧烈，左上眼睑肿胀明显，不能睁眼，伴发热头痛，其诊断是（　　）
   A．痈
   B．发
   C．疖
   D．疔疮
   E．有头疽

6. 下列何病**不属于**疖病（　　）
   A．有头疖
   B．无头疖
   C．蝼蛄疖
   D．坐板疮
   E．暑疖

7. 患者，男，56 岁。右小腿部红肿疼痛 2 天，大片皮色鲜红，压之褪色，扪之灼热，边界清楚，触痛明显，伴发热恶寒。治疗应首选（　　）
   A．普济消毒饮加减

B. 黄连解毒汤加减
C. 萆薢渗湿汤加减
D. 五味消毒饮加减
E. 凉血地黄汤加减

8. 患者，女，48岁。售货员，伴有足癣。昨日突然发热恶寒，头痛，胃纳不佳，自以为感冒，服用感冒药。今晨起见右下肢皮肤大片红斑，高出皮肤，边界清楚，压之褪色抬手即复，伴便秘溲黄，舌红脉数而滑，诊断为（　　）
A. 浅静脉炎
B. 臁疮
C. 小腿痈
D. 丹毒
E. 药疹

9. "胀裂样"疼痛见于下列哪种疾病（　　）
A. 蝼蛄疔
B. 眉心疔
C. 蛇眼疔
D. 烂疔
E. 红丝疔

10. 生于下列哪一部位的疔疮最易走黄（　　）
A. 颈后
B. 四肢
C. 颜面
D. 少腹部
E. 膻中

11. 患者男，38岁。右侧臀部有肌内注射史5天，右侧臀部结块，肿胀疼痛，皮肤灼热，中心红肿明显，四周较淡，边缘不清。考虑诊断为（　　）
A. 丹毒
B. 流注
C. 臀痈
D. 有头疽
E. 疔

12. 患者，女，60岁。左小腿焮红灼热疼痛伴高热3日。症见小腿皮肤鲜红一片，稍高出皮面，色如丹涂，扪之灼热，疮周色红，边界清楚，按压时红色稍退，放手后立即恢复。体温39℃，伴胃纳不佳，大便2日未行。其诊断是（　　）
A. 丹毒
B. 足背发
C. 痈
D. 类丹毒
E. 烂疔

13. 患者，男，38岁。右手示指红肿疼痛，并有以下特征：①患指呈均匀肿胀，呈圆柱状；②手指呈半屈曲状，做患指被动伸直运动时，引起剧烈疼痛；③指腹有显著压痛。应诊断为（　　）

A. 蛇头疔
B. 蛇肚疔
C. 沿爪疔
D. 托盘疔
E. 蛇背疔

14. 下列描述丹毒的症状，哪一项是错误的（　　）
A. 突然发红、色如涂丹
B. 边界清楚
C. 压之褪色、抬手复原
D. 伴有高热、头痛等症状
E. 局部可触及条索状肿物

15. 颈痈的病因病机是（　　）
A. 风温、风热夹痰蕴结少阳、阳明之络
B. 风温毒邪居于肺胃，积热上蕴，夹痰凝结
C. 心脾湿热，火毒流于小肠，结于脐中，以致血凝毒滞而成
D. 湿热火毒蕴结，营气不从，逆于肉理
E. 湿热下注，壅遏不行，阻于脉络

16. 丹毒的病因病机是（　　）
A. 外感风热
B. 湿热火毒
C. 气血瘀滞
D. 气血不和
E. 肝郁脾虚

17. 发于小腿足部的丹毒称为（　　）
A. 内发丹毒
B. 抱头火丹
C. 流火
D. 赤游丹
E. 缠腰火丹

18. 一患者有右下腹转移疼痛，检查有右下腹部明显压痛、反跳痛，并可摸及包块。壮热不退，恶心呕吐，纳呆。舌苔厚腻而黄，脉洪数。以下哪一个治则是正确的（　　）
A. 通腑泄热，解毒透脓
B. 通腑排脓，养阴清热
C. 行气祛瘀，通腑泄热
D. 清热解毒，通腑排脓
E. 通腑排脓，清利湿热

19. 患者，女，60岁。左小腿焮红灼热疼痛伴高热3天，症见小腿皮肤鲜红一片，稍高出皮面，色如丹涂，扪之灼热，疮周色红，边界清楚，按压时红色稍褪，放手后立即恢复。体温39℃，伴胃纳不佳，大便2日未行。舌红，苔黄腻，脉滑数。其方剂首选（　　）
A. 柴胡清肝汤
B. 五神汤
C. 凉血地黄汤

D．仙方活命饮
E．牛蒡解肌汤

20. 发于新生儿臀部的丹毒称为（   ）
    A．内发丹毒
    B．抱头火丹
    C．流火
    D．赤游丹
    E．缠腰火丹

21. 关于丹毒病因病机的描述，下列哪项是**错误**的（   ）
    A．皮肤黏膜破损染毒
    B．气分有热
    C．血分有热
    D．发于头面，多夹风热
    E．发于下肢，多夹湿热

22. 痈的热盛肉腐证应选（   ）
    A．清瘟败毒饮
    B．黄连解毒汤
    C．普济消毒饮
    D．仙方活命饮合五味消毒饮
    E．透脓散

23. 王某，3岁，右额部暑疖7天，肿块变软，按之有波动感，宜外敷（   ）
    A．金黄膏
    B．玉露膏
    C．咬头膏
    D．八二丹
    E．阳和解凝膏

24. 患者，男，39岁。颈旁结块1周，红肿热痛，恶寒发热，头痛、口干、咽痛、舌红苔薄黄，脉浮数。诊断颈痈。治宜（   ）
    A．清热解毒，消肿止痛
    B．散风清热，化痰消肿
    C．清热凉血，解毒止痛
    D．活血凉血，疏血止痛
    E．清热通腑，消肿止痛

25. 疖属暑热浸淫型方用（   ）
    A．五味消毒饮加减
    B．消暑汤加减
    C．四妙勇安汤加减
    D．黄连解毒汤加减
    E．银翘散加减

26. 关于肠痈的病因病理论述，哪一项是**错误**的（   ）
    A．热壅
    B．瘀凝
    C．气滞
    D．湿阻
    E．瘀血

27. 抱头火丹方选（   ）
    A．普济消毒饮加减
    B．龙胆泻肝汤加减
    C．五神汤合萆薢渗湿汤加减
    D．犀角地黄汤
    E．黄连解毒汤

28. 患者，男，30岁。工人，右指头肿胀疼痛7天。呈蛇头状肿，皮色焮红，疼痛剧烈，手指下垂时加重。伴恶寒发热头痛。透光试验见指头腹侧有一豆状黑色点。诊断为蛇头疔，外治宜用（   ）
    A．金黄膏外敷
    B．鲜猪胆汁外敷
    C．切开引流
    D．10%黄柏液湿敷
    E．白玉膏外敷

29. 诊断肠痈最有意义的体征是（   ）
    A．体温升高
    B．右下腹固定而明显压痛
    C．腹部气胀
    D．肠鸣音减弱或不规律
    E．阑尾压痛试验阳性

30. 疔疮初起外治用（   ）
    A．生肌散
    B．玉露散
    C．九一丹
    D．太乙膏
    E．白玉膏

31. 脐痈脾气虚弱证方选（   ）
    A．黄连解毒汤合四苓散
    B．四君子汤合托里透脓汤
    C．五神汤合萆薢渗湿汤加减
    D．柴胡清肝汤
    E．牛蒡解肌汤

32. 颜面疔疮初起内治宜（   ）
    A．散风清热
    B．泻火解毒
    C．凉血活血
    D．清热解毒
    E．和营解毒

33. 肠痈外治时，以下哪一项是**错误**的（   ）
    A．灌肠
    B．大蒜糊剂
    C．金黄散
    D．玉露散
    E．青黛散

34. 丹毒的主要病机是（   ）
    A．血瘀阻滞

B. 热毒内蕴
  C. 内蕴痰湿
  D. 皮肉破损
  E. 血分有热
35. 易脓、易溃、易敛的疾病是（ ）
  A. 疖
  B. 疔疮
  C. 痈
  D. 囊肿型痤疮
  E. 眉心疔
36. 容易发生"走黄"之象的疔疮是（ ）
  A. 发于手指部疔疮
  B. 发于颜面部疔疮
  C. 发于颈项部疔疮
  D. 发于手臂部疔疮
  E. 发于手掌心疔疮
37. 头面部丹毒首选（ ）
  A. 银翘散
  B. 黄连解毒汤
  C. 普济消毒饮
  D. 仙方活命饮
  E. 五味消毒饮
38. 烧伤深度达到真皮浅层时，称为（ ）
  A. Ⅰ度烧伤
  B. 浅Ⅱ度烧伤
  C. 深Ⅱ度烧伤
  D. Ⅲ度烧伤
  E. Ⅳ度烧伤
29. 生于眼胞的疔疮称为（ ）
  A. 颧疔
  B. 人中疔
  C. 眼胞疔
  D. 眉棱疔
  E. 印堂疔
40. 颜面部疮的治疗大法是（ ）
  A. 清热解毒
  B. 凉血清热
  C. 箍毒消肿
  D. 提脓祛腐
  E. 切开排脓

A3和A4型题

说明：为共用题干单选题，考题是以一个共同题干的临床案例出现，请从中选择一个最佳答案。

（1～5题共用题干）
陈某，男，54岁。右侧腋窝部肿胀疼痛3天，加重1天。伴恶寒发热2天。皮色不变，上肢抬举不利。舌红，苔黄，脉弦数。

1. [第一问] 该患者辨病为（ ）
  A. 腋痈
  B. 脐痈
  C. 颈痈
  D. 疖肿
  E. 疔疮
2. [第二问] 该患者辨证为（ ）
  A. 湿邪泛溢
  B. 湿热火毒
  C. 气滞血瘀
  D. 脾气虚弱
  E. 肝郁痰火
3. [第三问] 治法为（ ）
  A. 健脾利湿，解毒止痛
  B. 理气活血，通络止痛
  C. 清肝解郁，消肿化毒
  D. 清泻肝火，解毒止痛
  E. 清热利湿，除湿止痒
4. [第四问] 方药选（ ）
  A. 除湿胃苓汤
  B. 四君子汤
  C. 柴胡清肝汤
  D. 托里透脓汤
  E. 黄连解毒汤
5. [第五问] 脓成加（ ）
  A. 苦参
  B. 鸡血藤
  C. 白鲜皮
  D. 皂角刺
  E. 人参

（6～10题共用题干）
患者，男，31岁。脐部红肿灼热疼痛3天，肿势高突，自用红霉素软膏无效。患者素有脐部湿疮。现伴见恶寒发热，纳呆口苦，舌苔薄黄，脉滑数。

6. [第一问] 该患者辨病为（ ）
  A. 腋痈
  B. 脐痈
  C. 颈痈
  D. 疖肿
  E. 疔疮

7. [第二问] 该患者辨证为（　　）
   A. 脾气虚弱
   B. 湿热火毒
   C. 气滞血瘀
   D. 湿邪泛溢
   E. 火毒炽盛

8. [第三问] 治法为（　　）
   A. 利湿排脓解毒
   B. 清热解毒滋阴
   C. 清火利湿解毒
   D. 理气活血止痛
   E. 健脾利湿解毒

9. [第四问] 方选（　　）
   A. 除湿胃苓汤
   B. 柴胡清肝汤
   C. 四君子汤合托里透脓汤
   D. 黄连解毒汤合阳和汤
   E. 黄连解毒汤合四苓散

10. [第五问] 溃脓不畅加什么药（　　）
    A. 皂角刺、生黄芪
    B. 红花、犀角
    C. 败酱草、大血藤
    D. 苦参、白鲜皮
    E. 人参、茯苓

（11~14题共用题干）

患者，男，40岁，右侧臀部肿块疼痛1月余，质硬，皮色不红，活动受限，无其他不适症状，苔白，脉缓。

11. [第一问] 该患者辨病为（　　）
    A. 烂疔
    B. 丹毒
    C. 有头疽
    D. 痈
    E. 疖

12. [第二问] 该患者证属（　　）
    A. 热毒炽盛证
    B. 湿火蕴结症
    C. 湿毒浸淫证
    D. 湿痰凝滞证
    E. 气血两虚证

13. [第三问] 其治法为（　　）
    A. 清热利湿解毒
    B. 清热解毒，和营化湿
    C. 和营活血，利湿化痰
    D. 调补气血
    E. 清养胃阴

14. [第四问] 治疗本病应首选的方剂是（　　）
    A. 黄连解毒汤合仙方活命饮
    B. 桃红四物汤合仙方活命饮
    C. 八珍汤
    D. 益胃汤
    E. 普济消毒饮

（15~19题共用题干）

陈某，男，29岁。4天前无明显原因出现胸腹腰胯部皮肤红肿蔓延，摸之灼手，肿胀疼痛，伴口干且口苦，舌红，苔黄腻，脉弦滑数。

15. [第一问] 该患者诊断为（　　）
    A. 疔疮
    B. 疖
    C. 发
    D. 痈
    E. 丹毒

16. [第二问] 该患者属于什么证型（　　）
    A. 风热毒蕴证
    B. 湿热毒蕴证
    C. 肝脾湿火证
    D. 胎火蕴毒证
    E. 脾虚湿盛证

17. [第三问] 治法是（　　）
    A. 疏风清热解毒
    B. 利湿清热解毒
    C. 凉血清热解毒
    D. 清肝泻火利湿
    E. 清热除湿止痛

18. [第四问] 方药是（　　）
    A. 普济消毒饮加减
    B. 龙胆泻肝汤加减
    C. 五神汤合萆薢渗湿汤加减
    D. 犀角地黄汤
    E. 黄连解毒汤

19. [第五问] 外敷法可用（　　）
    A. 金黄散
    B. 阳和解凝膏
    C. 冲和膏
    D. 祛腐散
    E. 红升丹

（20~23题共用题干）

患者，男，15岁。5天前左侧颈部出现肿块，形如鸡卵，皮色不变，灼热，疼痛，逐渐漫肿结实，伴恶寒、发热、头痛、项强、口干咽痛、便秘、苔薄腻、脉滑数。

20. [第一问] 该患者可初步诊断为（　　）
    A. 丹毒
    B. 疔
    C. 颈痈
    D. 锁喉痈

E. 有头疽
21. ［第二问］该患者可初步辨证为（　　）
   A. 热毒蕴结证
   B. 火毒炽盛证
   C. 风热痰毒证
   D. 痰热蕴结证
   E. 火毒凝结证
22. ［第三问］该患者治法为（　　）
   A. 清热解毒
   B. 散风清热，化痰消肿
   C. 清热化湿解毒
   D. 健脾益气托毒
   E. 和营活血，消肿散结
23. ［第四问］治疗该病应首选的方剂是（　　）
   A. 五味消毒饮加减
   B. 仙方活命饮加减
   C. 牛蒡解肌汤加减
   D. 龙胆泻肝汤加减
   E. 普济消毒饮加减

（24～28题共用题干）

王某，女，40岁。5天前无明显原因右侧膝盖以下，局部红赤肿胀，灼热疼痛，曾有反复发作历史。伴发热。舌红，苔黄腻，脉滑数。

24. ［第一问］该患者应诊断为（　　）
   A. 疔疮
   B. 疖
   C. 发
   D. 痈
   E. 丹毒
25. ［第二问］该患者属于什么证型（　　）
   A. 风热毒蕴证
   B. 湿热毒蕴证
   C. 肝脾湿火证
   D. 胎火蕴毒证
   E. 脾虚湿盛证
26. ［第三问］治法是（　　）
   A. 疏风清热解毒
   B. 利湿清热解毒
   C. 凉血清热解毒
   D. 清肝泻火利湿
   E. 清热除湿止痛
27. ［第四问］方药是（　　）
   A. 普济消毒饮加减
   B. 龙胆泻肝汤加减
   C. 五神汤合萆薢渗湿汤加减
   D. 犀角地黄汤
   E. 黄连解毒汤
28. ［第五问］外治法可以选（　　）
   A. 皮内注射
   B. 湿敷
   C. 砭镰法
   D. 引流
   E. 塞药法

二、外吹乳痈、乳核、乳癖【掌握】

A1和A2型题

说明：为单选题，5个选项中可能同时有最佳正确答案和非错误答案，请从中选择一个最佳答案。

1. 患者，女性，35岁。正处于哺乳期，诉发现右乳房肿块2天，很快发展到全乳房，体温37.5℃，右乳房较对侧明显增大，表面发红，扪之整个乳房发硬，皮肤有水肿，有明显压痛，但未触及局限性肿物及波动感，右侧淋巴结肿大。首先考虑的诊断是（　　）
   A. 乳痈
   B. 乳发
   C. 乳癖感染
   D. 乳痨
   E. 炎性乳腺癌
2. 以下为乳核肿块特点**除了**（　　）
   A. 生长缓慢
   B. 活动度好，表面光滑
   C. 按之如橡皮球
   D. 乳房皮肤有橘皮样改变
   E. 妊娠期可迅速增大，应排除恶性变者
3. 患者，女，27岁。产后1个月，哺乳期，右侧乳房肿胀疼痛1天，并出现乳房硬块，伴寒战发热。考虑诊断为（　　）
   A. 乳痈
   B. 乳漏
   C. 乳癖
   D. 乳核
   E. 乳岩
4. 患者，女，40岁。双乳肿胀疼痛，月经前加

重，经后减轻，肿块大小不等，形态不一，伴乳头溢液，月经不调，腰酸乏力，舌淡苔白，脉弦细。其证候是（　　）
　　A．肝郁痰凝
　　B．肝气郁结
　　C．冲任失调
　　D．肝郁火旺
　　E．肝郁脾虚

5．患者，女，25岁。发现左乳肿物1个月，肿物单发，约3cm×3cm大小，质韧，边界清，光滑，无疼痛。考虑诊断为（　　）
　　A．乳痈
　　B．乳漏
　　C．乳癖
　　D．乳核
　　E．乳岩

6．乳癖冲任失调证首选的方药是（　　）
　　A．瓜蒌牛蒡汤
　　B．透脓散
　　C．托里消毒散
　　D．逍遥蒌贝散
　　E．二仙汤合四物汤

7．患者，女，29岁。产后哺乳期2个月，右侧乳房肿胀疼痛2天，乳汁郁结成块，皮色微红，伴恶寒发热，周身疼痛，苔薄，脉数。治疗应首选的方药为（　　）
　　A．瓜蒌牛蒡汤
　　B．透脓散
　　C．托里消毒散
　　D．橘叶散
　　E．柴胡疏肝散

8．患者，女，33岁。产后第3周出现恶寒、发热，右乳肿胀疼痛，体温38.7℃，体检见乳房肿大，皮色微红，无波动感。治宜（　　）
　　A．切开引流
　　B．疏肝理气，化痰散结
　　C．疏肝清胃，通乳消肿
　　D．清热解毒，托里透脓
　　E．泻火解毒利湿

9．外吹乳痈好发于下列哪个时期的妇女（　　）
　　A．妊娠期妇女
　　B．非妊娠期、哺乳期妇女
　　C．产后3～4周哺乳期妇女
　　D．产后3～4个月哺乳期妇女
　　E．以上都不是

10．乳腺小叶内纤维组织和腺上皮的良性肿瘤，称为（　　）
　　A．乳痈
　　B．乳漏
　　C．乳癖
　　D．乳核
　　E．乳岩

11．与乳痈关系最密切的是（　　）
　　A．乳房深部的化脓性感染
　　B．以中年妇女为多见
　　C．初期宜疏肝清胃，通乳消肿
　　D．多由于火毒外侵以及肝、胃二经湿热蕴结乳房而成
　　E．宜节饮食，息恼怒，庶免乳岩之变

12．乳中结核，形如鸡卵，表面光滑，推之移动的单发肿块。多诊为（　　）
　　A．乳疬
　　B．乳痨
　　C．乳核
　　D．乳发
　　E．乳癖

13．乳痈何证易并发乳发（　　）
　　A．气滞热壅证
　　B．热毒炽盛证
　　C．正虚邪恋证
　　D．气滞寒凝证
　　E．以上都不是

14．患者，女，37岁。双侧乳房肿块伴疼痛1年，疼痛常在月经前加剧，经后疼痛减轻，查体两侧乳房内发生多发大小不一的肿块，其形态不规则，伴压痛。考虑诊断为（　　）
　　A．乳痈
　　B．乳漏
　　C．乳癖
　　D．乳核
　　E．乳岩

15．患者，女，30岁。产后1年半，已断乳，左侧乳晕外上方肿块并破溃2个月，溃破后脓中可见脂质样物质，反复发作，局部疼痛轻微，无发热。考虑诊断为（　　）
　　A．乳岫
　　B．炎性乳腺癌
　　C．乳晕部疖
　　D．乳房部漏管
　　E．粉刺性乳痈

16．患者，女，25岁。右乳肿块2年，初起肿块如花生粒大小，逐渐增大，近期伴乳房坠胀疼痛，胸闷叹息，烦躁易怒，月经不调，查右乳外侧肿块呈圆形，直径约4cm，质韧硬，表面光滑，推之活动，无压痛，乳头及腋下未见异常。苔薄，脉弦滑。其中医诊断及方药应为（　　）

A. 乳癖，逍遥蒌贝散加减
B. 乳漏，六味地黄汤合清骨汤加减
C. 粉刺性乳痈，柴胡清肝汤加减
D. 乳疬，开郁散合消疬丸加减
E. 乳核，逍遥散和桃红四物汤加减

17. 下列关于乳核的说法错误的是（ ）
A. 多发生在青年妇女
B. 症见乳中结核，形如丸卵，边界清楚，表面光滑，推之活动
C. 多与情志内伤、肝气郁结有关
D. 是发生在乳腺部的慢性化脓性疾病
E. 可发生在单侧也可发生在双侧乳房

18. 哺乳期乳房疼痛有肿块，按之痛重。首先考虑的诊断是（ ）
A. 乳癖
B. 乳痈
C. 乳癌
D. 乳核
E. 乳疬

19. 患者，男，65岁。有肝硬化病史，半年前出现双侧乳房肿大，胀痛，口服抗生素未见减轻，现双乳外观如成年女性大小，有胀痛，伴畏寒肢冷，腰膝酸软，查双乳晕后均触及3cm×3cm大小肿块，质韧，推之活动，腋下未及肿大淋巴结，舌淡苔白，脉沉细。请给出中医诊断及证型（ ）
A. 乳癖，冲任失调证
B. 乳核，血瘀痰凝证
C. 乳岩，正虚毒恋证
D. 乳疬，肾气亏虚证
E. 乳疬，肝肾不足证

20. 患者，女，45岁。双乳肿块疼痛10余年，平素体弱，神疲倦怠，短气乏力，腰膝酸软，畏寒肢冷，月经失调。查双乳腺体增厚，于多个象限可触及片块结节，质韧，活动可，与皮肤无粘连，压痛，乳头有少量清水样溢液，舌淡苔白，脉沉细。其中医诊断及证型考虑为（ ）

A. 乳癖，冲任失调证
B. 乳疬，肝郁痰凝证
C. 乳岩，正虚毒恋证
D. 乳核，血瘀痰凝证
E. 乳疬，肝肾不足证

21. 患者，女，40岁。双侧乳房肿块伴疼痛半年，乳房胀痛，乳房肿块随喜怒消长；伴胸闷胁胀，善郁易怒，失眠多梦；苔薄黄，脉弦滑。其中医证型为（ ）
A. 气滞热壅证
B. 热毒炽盛证
C. 正虚毒恋证
D. 肝郁痰凝证
E. 冲任失调证

22. 患者，女，23岁。发现左乳肿物3个月，肿物单发，约1.5cm×1.5cm大小，质韧，边界清，光滑，无疼痛，生长缓慢，伴胸闷，苔薄白，脉弦。治疗应首选的方药是（ ）
A. 逍遥散
B. 桃红四物汤
C. 二仙汤
D. 透脓汤
E. 托里解毒汤

23. 乳痈初起的症状说法正确是（ ）
A. 一般和乳头疾病没有关系
B. 不会有乳汁淤积或结块
C. 乳房局部肿胀疼痛
D. 皮色焮红
E. 皮肤灼热

24. 乳核肿物特点是（ ）
A. 生长迅速，常与周围组织粘连
B. 多发肿物，随月经周期发生变化
C. 如丸卵大小，表面光滑，推之活动
D. 常伴有乳头溢液，不痛不痒
E. 以上都不是

A3和A4型题

说明：为共用题干单选题，考题是以一个共同题干的临床案例出现，请从中选择一个最佳答案。

（1~5题共用题干）
患者，女，35岁。2月前突然发现右侧乳房外上象限，有2个直径为1.5cm的肿块，发展缓慢，不红不热，不觉疼痛，推之可移，伴胸闷叹息。舌质正常，苔薄白，脉弦。

1. ［第一问］该患者可以诊断为（ ）

A. 乳痨
B. 乳岩
C. 乳核
D. 乳痈
E. 乳癖

2. ［第二问］证型是（ ）

A. 肝气郁结
B. 脾虚湿蕴
C. 血瘀痰凝
D. 气滞血瘀
E. 中阳不振

3. [第三问] 治法是（   ）
A. 疏肝活血，化痰散结
B. 疏肝解郁，化痰散结
C. 清肝解郁，消肿化毒
D. 散风清热，化痰消肿
E. 清热解毒，托里透脓

4. [第四问] 方药选（   ）
A. 柴胡清肝汤加减
B. 普济消毒饮加减
C. 龙胆泻肝汤加减
D. 逍遥散合桃红四物汤
E. 逍遥散加减

5. [第五问] 若患者肿块特别坚韧，加（   ）
A. 五灵脂、玉竹、赤芍
B. 人参、当归、三七
C. 仙茅、淫羊藿、益母草
D. 三棱、莪术、石见穿
E. 桃仁、丹参、川芎

（6~9题共用题干）

患者，女，27岁，产后1月余，郁怒后，现乳房肿胀疼痛，触及结块，皮色微红，排乳不畅，伴恶寒发热，头痛骨楚，胸闷呕恶，纳减，大便干结，舌红苔薄黄，脉弦数。

6. [第一问] 该患者可辨证为（   ）
A. 热毒炽盛证
B. 正虚邪滞证
C. 肝胃郁热证
D. 气血凝滞证
E. 湿热内蕴证

7. [第二问] 其治法为（   ）
A. 疏肝清胃，通乳消肿
B. 清热解毒，托里透脓
C. 益气和营，托毒生肌
D. 疏肝活血，温阳散结
E. 清热解毒，化湿消肿

8. [第三问] 治疗应首选方剂为（   ）
A. 柴胡疏肝散加减
B. 五味消毒饮合透脓散加减
C. 血府逐瘀汤加减
D. 托里消毒散加减
E. 瓜蒌牛蒡汤加减

9. [第四问] 若该患者乳房部脓已成，切开排脓应行（   ）
A. 放射状切口或循皮纹切开
B. 弧形切口
C. 十字形切口
D. S形切口
E. 双十字形切口

（10~14题共用题干）

王某，女，34岁。3年前发觉左下象限有两个直径大约为3cm大小的肿块，坚硬木实，重坠不适，伴胸闷牵痛，烦闷急躁，舌质暗红，苔薄腻，脉弦滑。

10. [第一问] 该患者可以诊断为（   ）
A. 乳岩
B. 乳痨
C. 乳痈
D. 乳核
E. 乳癖

11. [第二问] 证型是（   ）
A. 肝气郁结
B. 脾虚湿蕴
C. 血瘀痰凝
D. 气滞血瘀
E. 中阳不振

12. [第三问] 治法是（   ）
A. 疏肝解郁，化痰散结
B. 清热解毒，托里透脓
C. 散风清热，化痰消肿
D. 清肝解郁，消肿化毒
E. 疏肝活血，化痰散结

13. [第四问] 方药选（   ）
A. 柴胡清肝汤加减
B. 普济消毒饮加减
C. 龙胆泻肝汤加减
D. 逍遥散合桃红四物汤
E. 逍遥散加减

14. [第五问] 若患者月经不调加用（   ）
A. 仙茅、淫羊藿
B. 赤芍、桂枝
C. 肉桂、白术
D. 苍术、五灵脂
E. 半夏、白术

三、蛇串疮、湿疮、瘾疹【掌握】

> **A1 和 A2 型题**
> 说明：为单选题，5 个选项中可能同时有最佳正确答案和非错误答案，请从中选择一个最佳答案。

1. 蛇串疮皮疹消退后局部疼痛不止，其治法应为（ ）
   A. 清泄肝火，解毒止痛
   B. 健脾利湿，解毒止痛
   C. 理气活血，通络止痛
   D. 养血活血，清热解毒
   E. 清化湿热，活血化瘀

2. 高热过程中在皮肤黏膜交界处所发生的疱疹是（ ）
   A. 热疮
   B. 蛇串疮
   C. 湿疮
   D. 黄水疮
   E. 疥疮

3. 蛇串疮的特点说法正确的是（ ）
   A. 皮肤上只会出现疱疹
   B. 疱疹散在发作
   C. 会累及双侧神经
   D. 局部出现疼痛，但是疼痛不著
   E. 会排列成带状，沿一侧周围神经分布区出现

4. 皮疹多沿某一周围神经分布，排列呈带状，发于身体一侧，不超过正中线，疼痛剧烈的是（ ）
   A. 热疮
   B. 蛇串疮
   C. 湿疮
   D. 黄水疮
   E. 疥疮

5. 急性湿疮属于下列证候中的（ ）
   A. 湿热蕴肤证
   B. 脾虚湿蕴证
   C. 血虚风燥证
   D. 热毒蕴结证
   E. 肝肾不足证

6. 治疗瘾疹血虚风燥证，应首选的方剂是（ ）
   A. 麻黄桂枝各半汤
   B. 消风散
   C. 防风通圣散
   D. 当归饮子
   E. 二仙汤

7. 患者，女，58 岁。左侧腰周出现绿豆大水疱，簇集成群，累累如串珠，排列成带状，疼痛较重，舌苔薄黄，脉弦数。其诊断是（ ）
   A. 接触性皮炎
   B. 药物性皮炎
   C. 蛇串疮
   D. 热疮
   E. 湿疮

8. 关于湿疮的诊断依据，描述**错误**的是（ ）
   A. 急性、亚急性损害为多形性
   B. 慢性湿疹呈局限性，皮肤增厚
   C. 急性发作时有明显诱因
   D. 部位不定，常对称分布
   E. 急、慢性湿疹多伴瘙痒

9. 患者，女，24 岁。进食海鲜后出现全身散在多发皮肤风团，色红，大小不等，瘙痒明显。考虑诊断为（ ）
   A. 黄水疮
   B. 接触性皮炎
   C. 药毒
   D. 瘾疹
   E. 梅毒

10. 治疗瘾疹胃肠湿热证，应首选的方剂是（ ）
    A. 麻黄桂枝各半汤
    B. 消风散
    C. 防风通圣散
    D. 当归饮子
    E. 二仙汤

11. 患者全身起皮疹 3 天，躯干潮红，四肢泛发丘疱疹，灼热，瘙痒剧烈，抓破渗水；伴心烦口渴，身热不扬，大便干，小便短赤；舌红，苔黄，脉滑数。其诊断（ ）
    A. 湿疮
    B. 瘾疹
    C. 黄水疮
    D. 热疮
    E. 蛇串疮

12. 患者，男，60 岁。腰胁部出现红色成簇丘疹、水疱 3 天，疼痛剧烈，舌红苔薄，脉弦数。应首先考虑的是（ ）

A．隐疹
B．热疮
C．丹毒
D．药毒
E．蛇串疮

13. 患者外出遇风后起风团，进入室内风团自行消退，反复发作3天，风团呈白色，遇寒加重，伴有恶寒怕冷，舌淡红，苔薄白，脉浮紧，辨证属（   ）
A．血虚风燥证
B．胃肠湿热证
C．风热犯表证
D．风寒束表证
E．冲任不调证

14. 下列哪项**不是**慢性湿疮的临床表现（   ）
A．常先有痒感，随后再起皮疹
B．多由急性、亚急性湿疹转变而来
C．患部皮肤苔藓样变
D．好发于头面、四肢伸侧、外阴
E．常有鳞屑，阵发性瘙痒

15. 治疗湿疮湿热蕴肤证，应首选的方剂是（   ）
A．龙胆泻肝汤合萆薢渗湿汤加减
B．除湿胃苓汤或参苓白术散加减
C．当归饮子加减
D．四物消风饮加减
E．清瘟败毒饮加减

16. 患者进食鱼虾后全身起风团，风团片大、色红、瘙痒剧烈，伴脘腹疼痛，恶心呕吐，大便泄泻；舌红，苔黄腻，脉弦滑数。辨证属（   ）
A．血虚风燥证
B．胃肠湿热证
C．风热犯表证
D．风寒束表证
E．冲任不调证

17. 患者，男，13岁。右手拇指皮肤赘生物1个月，如豆大小，坚硬粗糙，高出皮肤，生长缓慢，色黄舌红，苔薄，脉弦数。考虑诊断为（   ）
A．疣目
B．扁瘊
C．鼠乳
D．跖疣
E．丝状疣

A3和A4型题

说明：为共用题干单选题，考题是以一个共同题干的临床案例出现，请从中选择一个最佳答案。

（1～5题共用题干）
患者，男，35岁。5天前全身无明显出现风团片，色红，瘙痒剧烈，同时伴脘腹疼痛，恶心呕吐，神疲纳呆大便溏，舌红，苔黄腻，脉弦滑。

1.［第一问］该患者可诊断为（   ）
A．湿疹
B．瘾疹
C．白疕
D．鹅掌风
E．药毒

2.［第二问］证型为（   ）
A．风寒束表
B．风热犯表
C．胃肠湿热
D．血虚风燥
E．肝经郁热

3.［第三问］其治法可为（   ）
A．疏风散寒，解表止痒
B．疏风清热，解表止痒
C．疏风解表，通腑泄热
D．养血祛风，润燥止痒
E．清热凉血，消肿止痒

4.［第四问］治疗应首选的方剂是（   ）
A．防风通圣散加减
B．黄芪桂枝五物汤加减
C．牛蒡解肌汤加减
D．消风散加减
E．桂枝麻黄各半汤加减

5.［第五问］若患者现在大便稀溏，加（   ）
A 萆薢渗湿汤
B．四君子汤
C．四物消风散
D．麻黄汤
E．白术散

（6～9题共用题干）
患者，女，25岁。全身可见白色风团，大小不一，形态各异，忽起忽消，消退后不留痕迹，伴瘙痒，遇寒加重，得温则减。伴恶寒、头痛、口不渴，舌淡红，苔薄白，脉浮紧。

6.［第一问］该患者可诊断为（   ）
A．湿疹
B．瘾疹

C. 蛇头疔
D. 鹅掌风
E. 丝状疣

7. ［第二问］其治法可为（　　）
   A. 疏风散寒，解表止痒
   B. 疏风清热，解表止痒
   C. 疏风解表，通腑泄热
   D. 养血祛风，润燥止痒
   E. 清热凉血，消肿止痒

8. ［第三问］治疗应首选的方剂是（　　）
   A. 防风通圣散加减
   B. 黄芪桂枝五物汤加减
   C. 牛蒡解肌汤加减
   D. 消风散加减
   E. 桂枝麻黄各半汤加减

9. ［第四问］西医治疗本病常用（　　）
   A. 糖皮质激素
   B. 抗组胺药
   C. 非甾体抗炎药
   D. 免疫球蛋白
   E. 抗生素

（10～14题共用题干）

患者，男，24岁。7天前无明显原因出现皮损，颜色潮红，后逐渐有丘疱疹，灼热瘙痒无休，抓破渗液则流脂水；伴心烦口渴，身热不扬，大便干，小便短赤；舌红，苔薄黄，脉滑数。

10. ［第一问］该患者诊断为（　　）
    A. 湿疮
    B. 蛇串疮
    C. 瘾疹
    D. 药毒
    E. 白疕

11. ［第二问］证型是（　　）
    A. 风寒束表
    B. 血虚风燥
    C. 脾虚湿蕴
    D. 湿热蕴肤
    E. 胃肠湿热

12. ［第三问］治法是（　　）
    A. 清热利湿止痒
    B. 健脾利湿止痒
    C. 养血祛风止痒
    D. 疏风散寒止痒
    E. 疏风清热止痒

13. ［第四问］方药是（　　）
    A. 麻黄桂枝各半汤加减
    B. 龙胆泻肝汤合萆薢渗湿汤加减
    C. 防风通圣散加减
    D. 参苓白术散加减
    E. 四物消风饮加减

14. ［第五问］如果患者目前瘙痒严重，加（　　）
    A. 珍珠母、徐长卿
    B. 首乌藤、酸枣仁
    C. 紫荆皮、地肤子
    D. 炒麦芽、紫荆皮
    E. 土茯苓、鱼腥草

（15～19题共用题干）

患者，男，35岁。左腰部出现红色斑疹，继而出现粟米样簇集成群的水疱，累累如串珠，色鲜红，灼热刺痛，心烦易怒，口苦咽干，大便干燥，小便黄，舌红，苔薄黄，脉弦数。

15. ［第一问］该患者可初步诊断为（　　）
    A. 丹毒
    B. 热疮
    C. 蛇串疮
    D. 瘾疹
    E. 药毒

16. ［第二问］证型是（　　）
    A. 肝脾湿火证
    B. 风热毒蕴证
    C. 肺胃热盛证
    D. 脾虚湿蕴证
    E. 肝经郁热证

17. ［第三问］其治法宜（　　）
    A. 清热解毒，凉血消肿
    B. 清泄肝火，解毒止痛
    C. 理气活血，通络止痛
    D. 健脾利湿，解毒止痛
    E. 活血化瘀，清热散结

18. ［第四问］首选治疗方剂（　　）
    A. 龙胆泻肝汤加减
    B. 黄连解毒汤加减
    C. 牛蒡解肌汤加减
    D. 桃红四物汤加减
    E. 仙方活命饮加减

19. ［第五问］若患者兼有血疱者，宜加入（　　）
    A. 牡丹皮、水牛角粉
    B. 白术、滑石
    C. 栀子、酸枣仁
    D. 陈皮、猪苓
    E. 牛膝、黄柏

C 型题

说明：为案例分析题，考题是以一个共同题干的临床案例出现，其中有一个或多个答案。

(1~4题共用题干)

患儿，女性，3岁。因"发热4天"来诊。患儿微恶风，咽部肿痛，口唇黏膜肿胀，颈部左侧见2.0cm×1.5cm肿块，口渴喜饮，皮肤散在红疹，舌红。临床考虑川崎病。

1．[第一问] 为明确诊断，必须完善的检查有（　　）
    A．血常规
    B．C反应蛋白
    C．肝功能
    D．肾功能
    E．肺炎支原体（MP）抗体
    F．心电图
    G．心脏彩色多普勒超声
    H．胸部X线片

2．[第二问] 其证候是（　　）
    A．邪在肺卫
    B．卫气同病
    C．气营两燔
    D．热入血络
    E．邪犯少阳
    F．热毒炽盛
    G．气阴两虚
    H．肺脾气虚

3．[第三问] 其治法是（　　）
    A．辛凉透表，清热解毒
    B．辛凉透表，宣肺利咽
    C．清热凉血，活血通络
    D．清气凉营，解毒化瘀
    E．疏风清热，散结消肿
    F．清热解毒，泻火散瘀
    G．益气养阴，养血活血
    H．益气健脾，活血化瘀

4．[第四问] 治疗应首选（　　）
    A．荆防败毒散加减
    B．银翘散加减
    C．白虎汤加减
    D．清瘟败毒饮加减
    E．解肌退瘀汤加减
    F．犀角地黄汤加减
    G．血府逐瘀汤加减

(5~8题共用题干)

患儿，男性，2岁。因"皮疹伴瘙痒1个月，加重7天"来诊。患儿面颊、额部发生红色皮疹1月余，时轻时重，1周前因用润肤乳洗涤后皮疹加重，发展至颈部、前胸、四肢等处。头面部为簇集的丘疹及小水疱，伴有糜烂渗液；前胸及颈部、四肢亦散在有红斑丘疹小水疱。患儿系人工喂养，皮疹瘙痒较甚，夜卧不安，纳呆，大便干结，舌红，苔腻微黄，指纹紫滞。

5．[第一问] 此患儿中医证候诊断是（　　）
    A．肺脾气虚
    B．血虚风燥
    C．脾虚湿盛
    D．肝肾阴虚
    E．湿热俱盛
    F．热重于湿

6．[第二问] 治疗本证常选用的方剂是（　　）
    A．清热泻脾散
    B．除湿胃苓汤
    C．实脾饮
    D．消风导赤汤
    E．养血定风汤
    F．银翘散

7．[第三问] 瘙痒甚者，宜清热止痒，可加用的药物有（　　）
    A．车前子
    B．白鲜皮
    C．赤芍
    D．徐长卿
    E．地肤子
    F．龙胆

8．[第四问] 本证证候表现有（　　）
    A．皮肤红斑
    B．便干溲赤
    C．皮疹色暗红
    D．纳差便溏
    E．舌淡苔薄白
    F．水疱、糜烂

(9~13题共用题干)

患儿，男性，9岁，因"周身皮疹伴瘙痒2周"来诊。患者2周前周身起疹，色白，自觉瘙痒。皮疹此起彼愈，全身游走，多在晨起及入夜时发作，遇冷水或受风寒后加重，得暖则轻。经口服抗组胺药，静脉注射葡萄糖酸钙、地塞米松等治疗，仍旧反复发作。

发作时不伴有腹痛、腹泻以及呼吸不畅等症状。否认发病前有服药史以及既往类似发作史。恶寒畏风，口不渴，纳可，二便调，夜寐欠安。舌淡红，苔薄白，脉浮缓。查体：躯体、四肢可见散在大小不等的白色风团，周围有少许红晕，皮肤划痕试验阴性。

9．[第一问] 此患儿的西医诊断是（　　）
　　A．水痘
　　B．多形性红斑
　　C．药疹
　　D．荨麻疹
　　E．色素性荨麻疹
　　F．接触性皮炎
　　G．湿疹

10．[第二问] 此患儿中医证候诊断是（　　）
　　A．风寒外袭
　　B．卫外不固
　　C．心经郁热
　　D．气血两虚
　　E．脾胃湿热
　　F．虫积伤脾
　　G．风热相搏

11．[第三问] 其治疗原则应为（　　）
　　A．凉血清心，安神止痒

　　B．疏风散寒，调和营卫
　　C．固表御风敛汗
　　D．清脾和胃，疏理气机，清利湿热
　　E．益气养血
　　F．疏散风热
　　G．驱虫健脾，消滞止痒

12．[第四问] 治疗可以选用的方剂是（　　）
　　A．消风散
　　B．玉屏风散
　　C．荆防败毒散
　　D．乌梅丸合保和丸
　　E．除湿胃苓汤
　　F．八珍汤
　　G．天王补心丹

13．[第五问] 恶寒明显，可加的药物是（　　）
　　A．黄芪
　　B．蜈蚣
　　C．肉桂
　　D．白术
　　E．附子
　　F．龙骨
　　G．牡蛎
　　H．乌梢蛇

四、痔疮【掌握】

A1 和 A2 型题

说明：为单选题，5 个选项中可能同时有最佳正确答案和非错误答案，请从中选择一个最佳答案。

1．患者无痛性便血5天，诊断为内痔，可见痔核较大，大便时可脱出肛外，便后自行回纳，便血不多，该患者为几期内痔（　　）
　　A．Ⅰ期
　　B．Ⅱ期
　　C．Ⅲ期
　　D．Ⅳ期
　　E．Ⅴ期

2．硬化注射疗法的主要作用机制是（　　）
　　A．使痔核湿性坏死
　　B．使痔核纤维化萎缩
　　C．使痔核坏死脱落
　　D．全部阻断痔血流
　　E．畅通痔血流

3．血栓性外痔的好发部位是（　　）
　　A．截石位3、7、11点
　　B．截石位6、12点

　　C．截石位3、9点
　　D．截石位5、7点
　　E．截石位2、5点

4．凉血地黄汤适用于治疗以下哪型内痔（　　）
　　A．风伤肠络
　　B．热毒炽盛
　　C．气滞血瘀
　　D．脾虚气陷
　　E．湿热下注

5．内痔多发于肛门截石位的（　　）
　　A．3、9点
　　B．3、7点
　　C．6、12点
　　D．3、11点
　　E．3、7、11点

6．除哪项外，下列疾病均可引起肛门部肿痛（　　）

A. 肛痈
B. 内痔嵌顿
C. 血栓性外痔
D. 息肉痔
E. 肛漏

7. 外痔发生于（　　）
A. 白线以下
B. 齿线以下
C. 直肠环以下
D. 肛门皮肤线以下
E. 栉膜带以下

8. 混合痔的好发部位是（　　）
A. 截石位 3、7、11 点
B. 截石位 6、12 点
C. 截石位 3、9 点
D. 截石位 5、7 点
E. 截石位 2、5 点

9. 外痔的主要症状是（　　）
A. 肿胀
B. 坠胀
C. 异物感
D. 肛门疼痛
E. 肛门坠胀、疼痛、有异物感

10. 内痔的首发症状常为（　　）
A. 疼痛
B. 痔块脱出
C. 便血
D. 瘙痒
E. 便秘

11. 内痔分度的主要依据是（　　）
A. 便血多少与颜色
B. 脱出情况
C. 痔核大小
D. 病程长短
E. 疼痛程度

12. 患者，男，28 岁。大便带血，血色鲜红，便后脱出，自行回纳，无疼痛。可能的诊断是（　　）
A. 脱肛（Ⅰ度脱垂）
B. 脱肛（Ⅱ度脱垂）
C. 脱肛（Ⅲ度脱垂）
D. 内痔Ⅰ期
E. 内痔Ⅱ期

13. 患者男性，30 岁，饮酒后出现便血，呈喷射状，色鲜红无疼痛，便时肛门内无肿物脱出。该患者最可能的诊断是（　　）
A. 直肠息肉
B. 肛裂
C. 内痔
D. 肛管直肠癌
E. 肛瘘

14. 混合痔的临床特点是（　　）
A. 既有内痔又有外痔
B. 内痔合并外痔
C. 内痔、外痔、肛裂兼有
D. 内痔与外痔融为一个整体
E. Ⅲ期内痔合并结缔组织性外痔

15. 内痔合并下列哪种疾病则**不宜**手术治疗（　　）
A. 肛裂
B. 肛瘘
C. 外痔
D. 直肠炎
E. 血栓性外痔

16. 血多而无疼痛，附于大便表面，或便时点滴而下，或一线如箭。其为（　　）
A. 内痔
B. 肛裂
C. 直肠息肉
D. 锁肛痔
E. 溃疡性结肠炎

17. 在肛门部疾患中，肛裂的发病率是（　　）
A. 首位
B. 仅次于痔疮
C. 较低
D. 最低
E. 以上都不是

18. 治疗内痔脾虚气陷证，应首选的方剂是（　　）
A. 凉血地黄汤
B. 龙胆泻肝汤
C. 黄连解毒汤
D. 止痛如神汤
E. 补中益气汤

A3 和 A4 型题

说明：为共用题干单选题，考题是以一个共同题干的临床案例出现，请从中选择一个最佳答案。

（1～6 题共用题干）

王某，女，42 岁。患者肛门松弛，痔核脱出须手法复位，便血色鲜或淡；面色少华，神疲乏力，少气懒言，纳少便溏，舌淡，边有齿痕，苔薄白，脉弱。

1．［第一问］可诊断为（　　）
    A．血栓性外痔
    B．内痔
    C．锁肛痔
    D．混合痔
    E．外痔
2．［第二问］该患者可辨证为（　　）
    A．阴虚毒恋
    B．脾虚气陷
    C．湿热下注
    D．气滞血瘀
    E．脾虚湿滞
3．［第三问］其治法为（　　）
    A．补中益气
    B．清热利湿
    C．清热解毒
    D．健脾祛湿
    E．清热止痛
4．［第四问］治疗应首选（　　）
    A．仙方活命饮加减
    B．黄连解毒汤加减
    C．脏连丸加减
    D．补中益气汤加减
    E．普济消毒饮加减
5．［第五问］若患者大便较干，加（　　）
    A．肉苁蓉、火麻仁
    B．白头翁、秦艽
    C．槟榔、大黄
    D．地榆炭、仙鹤草
    E．天花粉、生甘草
6．［第六问］若患者贫血较重时可加（　　）
    A．健脾丸
    B．四物汤
    C．止痛如神汤
    D．犀角地黄汤
    E．当归饮子

第三节　中医妇科【掌握】

一、妊娠恶阻、崩漏、绝经前后诸证、月经失调（月经先期、月经后期、月经先后不定期、月经过多、月经过少、经间期出血）、痛经、闭经【掌握】

A1和A2型题
说明：为单选题，5个选项中可能同时有最佳正确答案和非错误答案，请从中选择一个最佳答案。

1．患者，女，45岁。久病崩漏，大便秘结，数日一行，面色无华，唇甲色淡，头晕心悸，舌淡，脉细。最佳方剂为（　　）
    A．麻子仁丸
    B．更衣丸
    C．归脾汤
    D．润肠丸
    E．五仁丸
2．患者，女，38岁。每于经期抑郁，情绪不宁，胸闷胁胀，不思饮食，舌苔薄腻，脉弦细。治疗首选方剂是（　　）
    A．甘麦大枣汤
    B．柴胡疏肝散
    C．逍遥散
    D．杞菊地黄丸
    E．加味逍遥散
3．人参养荣汤治疗闭经的证型是（　　）
    A．阴虚血燥证
    B．气血虚弱证
    C．痰湿阻滞证
    D．气滞血瘀证
    E．肾气亏损证
4．下列各项，**不属于**闭经痰湿阻滞证的主要证候是（　　）
    A．经量少，色淡质黏腻
    B．形体肥胖
    C．烦躁易怒
    D．神疲倦怠，纳少，痰多
    E．带下量多，色白
5．下列各项，属于闭经气滞血瘀证主要证候的是（　　）
    A．少腹胀痛拒按

B．小腹冷痛拒按
C．五心烦热
D．形寒肢冷
E．神疲肢倦

6．下列各项，**不属于**崩漏肾气虚证临床表现的是（　　）

A．出血量多势急如崩
B．色淡红，质清稀
C．腰脊酸软
D．四肢不温
E．小腹空坠

7．下列各项，属于经间期出血血瘀证月经特点的是（　　）

A．经量少或多，色鲜红，质稠
B．经量少，色淡，质稀
C．经量稍多，色深红，质黏稠
D．经色紫黑或有血块
E．经量多，色淡，质黏稠

8．患者行经量多，色淡红，质清稀，神疲体倦，气短懒言，小腹坠胀不适，面色㿠白，舌淡苔薄白，脉细弱，其治法为（　　）

A．清热凉血，固冲止血
B．活血化瘀止血
C．补气摄血固冲
D．疏肝解郁调经
E．补益肾气，养血调经

9．患者49岁，月经紊乱，经色鲜红；头晕目眩，耳鸣，头部面颊阵发性烘热，汗出，五心烦热，腰膝酸痛，足跟疼痛，尿少色黄；舌红，少苔，脉细数。治疗应首选的方剂是（　　）

A．六味地黄丸
B．肾气丸
C．左归丸
D．二仙汤合二至丸
E．左归丸合二至丸

10．患者经期，烦躁易怒，头晕目眩，口苦咽干，胸胁胀满，不思饮食，月经量多，色深红，舌红，苔黄，脉弦数。其治法是（　　）

A．补血养心，安神定志
B．清肝泄热，解郁安神
C．清热化痰，宁心安神
D．祛痰通络，安神定志
E．化瘀活血，平痉安神

11．患者经期身发红色风团，瘙痒不堪，感风遇热后其痒尤甚，月经提前，量多色红；口干喜饮，尿黄便结；舌红苔黄，脉浮数。其证候是（　　）

A．阴虚证
B．阳虚证
C．气虚证
D．血虚证
E．风热证

12．患者48岁，绝经前后，心烦失眠，心悸易惊，月经周期紊乱，经量或多或少，经色鲜红，头晕健忘，腰酸乏力，舌红，苔少，脉细数，该患者可辨证为（　　）

A．肾阴虚证
B．肾阳虚证
C．心肾不交证
D．肾阴阳俱虚证
E．脾肾阳虚证

13．患者49岁，绝经后1年，阴道出血，量少，淋漓不断，夹有杂色带下，恶臭，小腹疼痛，低热起伏，神疲，形体消瘦；舌暗，苔白腻，脉细弱。其证候是（　　）

A．脾虚肝郁证
B．肾阴虚证
C．血热证
D．湿毒瘀结证
E．湿热下注证

14．下列各项，**不属于**痛经阳虚内寒证的主要证候是（　　）

A．小腹冷痛，拒按，得热则舒
B．经量少，经色暗淡
C．腰腿酸软
D．小便清长
E．平素带下量多，色黄稠有臭味

15．下列各项，需与经间期出血鉴别的是（　　）

A．崩漏
B．月经过少
C．胎动不安
D．异位妊娠
E．经期延长

16．患者经期风疹频发，瘙痒难忍，入夜尤甚，月经推迟，量少色淡，面色不华，肌肤枯燥；舌淡红，苔薄，脉虚数。治疗应首选的方剂是（　　）

A．八珍汤
B．补中益气汤
C．举元煎
D．当归饮子
E．消风散

17．引起绝经前后诸证的主要病因是（　　）

A．脾虚
B．心血不足
C．肾虚
D．肝郁
E．心肾不交

18. 患者每值经期，口舌生疮，口臭，月经量多，色深红；口干喜饮，尿黄便结；舌苔黄厚，脉滑数。其治法是（　　）
   A．滋阴降火
   B．滋阴养胃
   C．滋补脾肾
   D．养阴健胃
   E．清胃泄热

19. 痛经气血虚弱的腹痛特点是（　　）
   A．小腹绵绵作痛，伴腰骶酸痛
   B．小腹隐隐作痛，喜按
   C．小腹胀痛不适，有灼热感
   D．小腹冷痛，喜按，得热则舒
   E．小腹胀痛，拒按

20. 患者经行面浮肢肿，按之没指，晨起头面肿甚，月经推迟，经行量多，色淡，质薄；腹胀纳减，腰膝酸软，大便溏薄；舌淡，苔白腻，脉沉缓。治疗应首选的方剂是（　　）
   A．肾气丸合苓桂术甘汤
   B．补中益气汤
   C．人参健脾丸合肾气丸
   D．参苓白术散
   E．趁痛散

21. 月经先后无定期的发病机制主要是（　　）
   A．肝郁肾虚
   B．肝郁脾虚
   C．心肝血不足
   D．脾肾气虚
   E．肝火犯肺

22. 某女，月经周期先后不定，经量或多或少，平时腰酸膝软，经前乳房胀痛、心烦易怒，脉细弦。其治法是（　　）
   A．疏肝理气调经
   B．疏肝活血化瘀
   C．补肾调经
   D．补肾疏肝
   E．补肾活血

23. 下述哪项是虚证痛经的主要病机（　　）
   A．气虚血滞，无力流通
   B．胞脉失于濡养，不荣则痛
   C．肝血不足，胞脉失养
   D．肾虚精亏，胞脉失养
   E．阳虚内寒，胞脉失养

24. 二仙汤可治疗的绝经前后诸证的证型是（　　）
   A．肾阴虚证
   B．肾阳虚证
   C．肾阴阳两虚证
   D．脾肾两虚证
   E．肝肾阴虚证

25. 患者，女，24岁，每于经后两天小腹冷痛，喜温喜按，月经量少，色暗淡，腰膝酸软，小便清长，苔白润，脉沉细。中医辨证为（　　）
   A．阳虚内寒
   B．寒湿凝滞
   C．气血虚弱
   D．肝肾亏损
   E．气滞血瘀

26. 女子18周岁月经尚未初潮，应诊断为（　　）
   A．生理性闭经
   B．病理性闭经
   C．暗经
   D．继发性闭经
   E．原发性闭经

27. 患者，31岁，每于两次月经中间，阴道出血，量少，色紫黑，有血块，少腹两侧胀痛，胸闷烦躁，舌质有瘀点，脉细弦。其正确的治法是（　　）
   A．滋阴止血
   B．凉血止血
   C．清利湿热
   D．益气摄血
   E．化瘀止血

28. 治疗血虚型月经后期的最佳方剂是（　　）
   A．胶艾四物汤
   B．当归地黄汤
   C．大补元煎
   D．归脾汤
   E．当归补血汤

29. 女患者，33岁，近1年月经后期量少，现月经4个月未行，伴头晕眼花，心悸气短，神疲肢倦，舌淡，苔薄白，脉沉缓。中医辨证为（　　）
   A．气血虚弱
   B．肝肾不足
   C．脾肾阳虚
   D．阴虚血燥
   E．肾虚肝郁

30. 患者经间期出血，量少，色淡，质稀，神疲体倦，气短懒言，食少腹胀，舌淡，苔薄，脉缓弱。其证候是（　　）
   A．血瘀证
   B．肾阴虚证
   C．气滞证
   D．湿热证
   E．脾气虚证

31. 下列不属于崩漏病因病机的是（　　）
   A．血热

B．血虚
C．血瘀
D．肾虚
E．脾虚

32．患者月经7个月不行，乳房胀痛，精神抑郁，少腹胀痛拒按，烦躁易怒；舌紫暗，有瘀点，脉沉弦而涩。其治法是（　　）
A．补肾益气，调理冲任
B．补肾疏肝，理气活血
C．滋肾养阴，调理冲任
D．疏肝清热，活血调经
E．理气活血，祛瘀通经

33．下列关于月经过多或崩漏说法**不正确**的是（　　）
A．崩漏表现为子宫不规则出血，无规律的月经周期
B．月经过多患者经量明显增多，月经周期也改变
C．崩漏及月经过多患者检查生殖器均无明显器质性病变
D．月经过多患者久治不愈者，可转变为崩漏
E．崩漏患者多有月经不调史或不孕史，多发生于青春期和绝经前后

34．患者经行时肢体疼痛麻木，肢软乏力，月经量少，色淡，质薄；面色无华；舌淡红，苔白，脉细弱。治疗应首选的方剂是（　　）
A．少腹逐瘀汤
B．血府逐瘀汤
C．当归补血汤
D．通窍活血汤
E．芎归胶艾汤

35．患者每于经后，午后潮热，月经量少，色红；两颧红赤，五心烦热，烦躁少寐；舌红而干，脉细数。其证候是（　　）
A．肝肾阴虚证
B．血气虚弱证
C．瘀热壅阻证
D．肾虚血瘀证
E．肝郁脾虚证

36．患者月经过多，色淡红，质清稀；神疲肢倦，气短懒言，小腹空坠，面色㿠白；舌淡，苔薄，脉细弱。其证候是（　　）
A．血热证
B．血瘀证
C．气滞证
D．肾虚证
E．气虚证

37．患者经期口舌糜烂，口燥咽干，月经量少，色红；五心烦热，尿少色黄；舌红，少苔，脉细数。治疗应首选的方剂是（　　）
A．两地汤
B．六味地黄丸
C．知柏地黄汤
D．清胃散
E．玉女煎

38．治疗月经后期肾虚证，应首选的方剂是（　　）
A．六味地黄丸
B．当归地黄饮
C．滋血汤
D．八珍汤
E．大补元煎

39．患者月经过多，色紫暗，有血块；经行腹痛，平时小腹胀痛；舌紫暗有瘀点，脉涩。其治法是（　　）
A．理气行滞调经
B．活血化瘀止血
C．疏肝理气调经
D．理气活血化瘀
E．疏肝活血止血

40．患者月经量少，色暗有块，小腹胀痛，血块排出后胀痛减轻；舌紫暗，有瘀斑，脉沉弦。其证候是（　　）
A．气滞证
B．血瘀证
C．实寒证
D．痰湿证
E．虚寒证

41．患者每至经行期间，发热，恶寒，无汗，鼻塞流涕，咽喉痒痛，咳嗽痰稀，头痛身痛；舌淡红，苔薄白，脉浮紧。经血净后，诸症渐愈。治疗应首选的方剂是（　　）
A．银翘散
B．桑菊饮
C．荆穗四物汤
D．小柴胡汤
E．麻黄汤

42．下列各项，**不属于**月经后期虚寒证的主要证候的是（　　）
A．经量少，色淡红，质清稀
B．小腹隐痛，喜温按
C．腰膝酸软
D．小便清长，大便稀溏
E．舌淡，苔白，脉沉迟

43．患者经后1～2天内小腹绵绵作痛，伴腰骶

酸痛；经色暗淡，经量少，质稀薄；头晕耳鸣，面色晦暗，健忘失眠；舌淡红，苔薄，脉沉细。其治法是（　　）

  A．补肾益精，养血止痛
  B．温肾助阳，暖宫止痛
  C．补肾扶脾，养血止痛
  D．理气行滞，活血化瘀
  E．滋肾益阴，缓急止痛

44．下列各项，**不属于**经行感冒邪入少阳证的主要证候的是（　　）

  A．经期出现寒热往来
  B．经行期间，发热身痛，微恶寒
  C．胸胁苦闷，口苦咽干
  D．心烦欲呕，头晕目眩
  E．默默不欲饮食

45．患者每值月经前后，大便溏泄，经行量多，色淡质薄；脘腹胀满，神疲肢软；舌淡红，苔白，脉濡缓。治疗应首选的方剂是（　　）

  A．健脾丸
  B．补中益气汤
  C．参苓白术散
  D．人参健脾丸
  E．趁痛散

46．患者月经提前10余天，量多，经色淡红，质清稀，神疲肢倦，气短懒言，小腹空坠，纳少便溏；舌淡红，苔薄白，脉细弱。其治法是（　　）

  A．益气养血，止血调经
  B．补益脾气，调经止血
  C．补益脾肾，摄血调经
  D．补益肾气，固冲调经
  E．补脾益气，摄血调经

47．指出月经先期的病机为"过于阳则前期而来"的医著是（　　）

  A．《金匮要略》
  B．《傅青主女科》
  C．《妇人大全良方》
  D．《丹溪心法》
  E．《黄帝内经》

48．下列各项，**不属于**经断复来的证候是（　　）

  A．脾虚肝郁证
  B．湿热下注证
  C．气滞血瘀证
  D．血热证
  E．肾阴虚证

49．下列哪项**不是**胎漏的常见证型（　　）

  A．气血虚弱
  B．肾虚
  C．血热
  D．跌仆伤胎
  E．肝肾阴虚

50．痛经肾气亏损证的治法是（　　）

  A．补肾疏肝，行气止痛
  B．补肾益精，养血止痛
  C．滋肾养阴，清热止痛
  D．理气行滞，化瘀止痛
  E．疏肝清热，化瘀止痛

51．患者经乱无期，时而出血量多势急如崩，时而淋漓日久不净，色淡红，质清稀；面色晦暗，眼眶暗，小腹空坠，腰脊酸软；舌淡暗，苔白润，脉沉弱。治疗应首选的方剂（　　）

  A．金匮肾气丸
  B．右归丸
  C．上下相资汤
  D．滋阴固气汤
  E．加减苁蓉菟丝子丸

52．经断复来湿毒瘀结证的出血特点是（　　）

  A．色深红，质稠
  B．量少，色淡，质稀
  C．淋漓不断，夹有杂色带下，恶臭
  D．量少，色鲜红，质稠
  E．量多，色紫红

53．崩漏的主要病机是（　　）

  A．瘀血内阻，新血不守
  B．冲任损伤，不能制约经血
  C．脾虚气弱，统摄无权
  D．热伤冲任，迫血妄行
  E．肾气亏虚，封藏失职

54．患者经行涩少，色紫暗，有血块；小腹胀痛，血块排出后胀痛减轻；舌紫暗，脉沉涩。治疗应首选的方剂是（　　）

  A．丹栀逍遥散
  B．血府逐瘀汤
  C．少腹逐瘀汤
  D．桃红四物汤
  E．乌药汤

55．患者月经停闭数月，小腹冷痛拒按，得热则痛缓，形寒肢冷，面色青白，舌紫暗，苔白，脉沉紧。治疗应首选的方剂是（　　）

  A．人参滋血汤
  B．温经汤（《妇人大全良方》）
  C．参芪四物汤
  D．参苓白术散
  E．举元煎

56．生理性闭经**不包括**（　　）

  A．产后未哺乳，7个月经未行
  B．孕5个月，经未行

C．初潮后，4个月经不行
D．年逾七七，停经3年
E．14周岁，月经未初潮

57．患者经期小腹胀痛拒按，经血量少，行而不畅，血色紫暗有块，块下痛暂减；乳房胀痛，胸闷不舒；舌质紫暗，有瘀点，脉弦。其证候是（　　）

A．气滞血瘀证
B．肾气亏损证
C．阳盛血热证
D．痰湿阻滞证
E．寒凝血瘀证

58．患者两次月经中间，阴道少量出血，色鲜红，质稍稠；头晕腰酸，夜寐不宁，五心烦热，便艰尿黄；舌体偏小质红，脉细数。其证候是（　　）

A．湿热证
B．血热证
C．气虚证
D．血瘀证
E．肾阴虚证

59．患者月经20天一行，经量时多时少，经色紫红，有血块，经前乳房、胸胁胀满疼痛，情志抑郁，口苦咽干，舌红，苔薄黄，脉弦数。治疗应首选的方剂是（　　）

A．两地汤
B．柴胡疏肝散
C．丹栀逍遥散
D．八物汤
E．加减一阴煎

60．"治崩三法"是指（　　）

A．止血、固脱、调经
B．调经、固本、善后
C．补肾、扶脾、调肝
D．塞流、澄源、复旧
E．以上都是

61．患者近1年月经周期延后，量少，色暗淡，质清稀，带下清稀，腰膝酸软，头晕耳鸣，面色晦暗，舌淡，苔薄白，脉沉细。治疗应首选的方剂是（　　）

A．温经汤（《金匮要略》）
B．大补元煎
C．左归丸
D．当归地黄饮
E．八珍汤

62．患者经前小腹灼热胀痛不适，时痛连腰骶，经期9～10天，量偏多，血色暗红，质稠黏；平素带下量多，色黄稠有臭气，小便黄热；舌红，苔黄腻，脉滑数。治疗应首选的方剂是（　　）

A．龙胆泻肝汤
B．解毒活血汤
C．清热调血汤
D．知柏地黄丸
E．萆薢渗湿汤

63．下列各项，属于痛经气滞血瘀证的主要证候是（　　）

A．经行小腹冷痛，喜按喜揉，得热则舒，畏寒肢冷
B．经行小腹疼痛，有灼热感，低热起伏
C．经行小腹胀痛拒按，乳胀胁痛，经行量少，淋漓不畅
D．经行小腹绵绵作痛，经血量少，色淡，质稀
E．经行小腹隐痛，头晕耳鸣，腰膝酸软

64．下列各项，**不属于**月经过多血瘀证主要证候的是（　　）

A．经行量多，色紫暗，有血块
B．经行腹痛
C．平时小腹胀痛
D．舌紫暗，或有瘀点
E．气短懒言

65．患者月经停闭6个月，形体肥胖，胸闷泛恶，神疲倦怠，纳少痰多，带下量多、色白；苔腻，脉滑。治疗应首选的方剂是（　　）

A．启宫丸合四君子汤
B．四君子汤合苍附导痰丸
C．二陈汤合苍附导痰丸
D．二陈汤合四君子汤
E．丹溪治湿痰方合四君子汤

66．治疗经间期出血血瘀证，应首选的方剂是（　　）

A．少腹逐瘀汤
B．桂枝茯苓丸
C．逐瘀止血汤
D．桃红四物汤
E．血府逐瘀汤

67．患者经行涩少，色紫暗，有血块，小腹胀痛，血块排出后胀痛减轻，舌紫暗，脉沉弦。治疗应首选的方剂是（　　）

A．苍附导痰汤
B．滋血汤
C．桃红四物汤
D．当归地黄饮
E．补肾丸

68．月经过多的常见病因是（　　）

A．血热、肝郁、气虚
B．气虚、血热、肾虚
C．气虚、血热、血瘀

D．气虚、血瘀、气滞
E．血热、血虚、血瘀

69．应与经间期出血相鉴别的疾病是（　　）
A．月经先期
B．经乱
C．经期延长
D．胎漏
E．激经

70．患者月经先期，量多，经色深红，质稠，有块；时有少腹胀痛，乳房胀痛，口苦咽干，经期烦躁易怒，舌红，苔薄黄，脉弦数。其证候是（　　）
A．脾气虚证
B．肾气虚证
C．阳盛血热证
D．肝郁血热证
E．阴虚血热证

71．下列各项，**不属于**月经过少血虚证的主要证候的是（　　）
A．经来血量渐少，色淡，质稀
B．腰膝酸软
C．小腹空坠
D．头晕眼花
E．心悸怔忡

72．患者绝经后复见阴道出血，量少，淋漓不断，夹有杂色带下，恶臭，小腹疼痛，低热起伏，神疲，形体消瘦，舌质暗，或有瘀斑，苔白腻，脉细弱。其治法是（　　）
A．健脾调肝，安冲止血
B．滋阴清热，安冲止血
C．清热利湿，止血凉血
D．清热凉血，固冲止血
E．利湿解毒，化瘀散结

73．月经后期气滞证舌脉特点是（　　）
A．舌淡，苔薄白，脉沉细
B．舌质淡红，脉细弱
C．舌淡，苔白，脉沉迟或细弱
D．舌淡胖，苔白腻，脉滑
E．舌质正常或红，苔薄白，脉弦或弦数

74．现存中医古籍中最早设妇科专篇的医著是（　　）
A．《黄帝内经》
B．《金匮要略》
C．《难经》
D．《妇人大全良方》
E．《脉经》

75．患者绝经后阴道出血，色紫红，量较多，平时带下色黄有臭味，外阴及阴道瘙痒，口苦咽干，疲惫无力，纳谷不香，大便不爽，小便短赤，舌偏红，苔黄腻，脉弦细数。治疗应首选的方剂是（　　）
A．安老汤
B．知柏地黄丸
C．易黄汤
D．益阴煎
E．萆薢渗湿汤合桂枝茯苓丸

76．下列各项，需与经间期出血相鉴别的病证是（　　）
A．赤带
B．经期延长
C．胎漏
D．胎动不安
E．漏下

77．患者经期精神恍惚，心神不宁，无故悲伤，心悸失眠，月经量少，色淡，舌淡，苔薄白，脉细。治疗应首选的方剂是（　　）
A．大补元煎加减
B．举元煎加减
C．八珍汤加减
D．甘麦大枣汤合养心汤加减
E．生铁落饮加减

78．固经丸治疗经期延长的适应证是（　　）
A．气虚证
B．虚热证
C．湿热证
D．血虚证
E．肾虚证

79．《素问·上古天真论》指出："（　　），天癸至，任脉通，太冲脉盛，月事以时下，故有子。"
A．二七
B．三七
C．四七
D．五七
E．六七

80．治疗经期延长气虚证，应首选的方剂是（　　）
A．八珍汤加味
B．四君子汤加味
C．大补元煎加味
D．举元煎加味
E．补中益气汤加味

81．月经过少痰湿证的经血特点是（　　）
A．色暗红，质黏稠
B．色淡红，质清稀
C．色淡暗，质清稀
D．色淡红，质黏腻
E．色暗红，有血块

82．治疗崩漏实热证，应首选的方剂是（　　）

A. 丹栀逍遥散
B. 清热固经汤
C. 上下相资汤
D. 滋阴固气汤
E. 清热调血汤

83. 氤氲之时指的是（　　）
A. 月经周期第的 1～5
B. 月经周期的第 6～13 天
C. 月经周期第 14～15 天
D. 月经周期的第 16～30 天
E. 月经周期的第 1 天

84. 下列各项，**不**属于崩漏虚热证临床表现的是（　　）
A. 经来无期
B. 血色鲜红
C. 烦热少寐
D. 咽干口燥
E. 腰膝酸软

85. 治疗月经过多血热证，应首选的方剂是（　　）
A. 丹栀逍遥散
B. 保阴煎
C. 清经散
D. 固阴煎
E. 安冲汤

A3 和 A4 型题

说明：为共用题干单选题，考题是以一个共同题干的临床案例出现，请从中选择一个最佳答案。

（1～5 题共用题干）

患者，女，23 岁。每逢月经小腹疼痛 3 年余，经前常小腹冷痛拒按，得热痛减，经血量少，色暗有块，畏寒肢冷，面色青白，舌暗，苔白，脉沉紧，检查无器质性病变。

1. ［第一问］该患者诊断为（　　）
A. 月经先期
B. 月经后期
C. 月经先后不定期
D. 闭经
E. 痛经

2. ［第二问］其证型是（　　）
A. 肝肾亏虚
B. 湿热蕴结
C. 气滞血瘀
D. 寒凝血瘀
E. 气血虚弱

3. ［第三问］其治法是（　　）
A. 温经散寒，化瘀止痛
B. 行气活血，化瘀止痛
C. 清热除湿，化瘀止痛
D. 益气养血，调经止痛
E. 补养肝肾，调经止痛

4. ［第四问］首选方剂是（　　）
A. 圣愈汤加减
B. 清热调血汤加减
C. 膈下逐瘀汤加减
D. 少腹逐瘀汤加减
E. 益肾调经汤加减

5. ［第五问］若患者兼见四肢冰凉，冷汗淋漓，宜加入（　　）
A. 苍术、厚朴
B. 附子、细辛
C. 艾叶、吴茱萸
D. 白术、牡丹皮
E. 升麻、柴胡

（6～10 题共用题干）

患者，女，35 岁。连续 4 个月，月经周期推迟 7 天以上，量少色淡红，质清稀，伴小腹隐痛，喜暖喜按，腰酸无力，小便清长，大便稀溏，舌淡，苔白，脉沉迟。

6. ［第一问］该患者诊断为（　　）
A. 月经先期
B. 月经后期
C. 月经先后不定期
D. 崩漏
E. 痛经

7. ［第二问］该患者证属（　　）
A. 肾虚证
B. 血虚证
C. 虚寒证
D. 实寒证
E. 气滞证

8. ［第三问］其治法是（　　）
A. 补肾益气，养血调经
B. 温经散寒，活血调经
C. 温经扶阳，养血调经
D. 理气行滞，活血调经
E. 补血养营，益气调经

9. ［第四问］治疗本病可首选的方剂是（　　）
A. 当归地黄饮

B. 《金匮要略》温经汤
C. 《妇人大全良方》温经汤
D. 大补元煎
E. 乌药酒

10. [第五问] 若该患者久治不愈，可发展为（　）
A. 崩漏
B. 经间期出血
C. 闭经
D. 痛经
E. 经期延长

（11～15题共用题干）
患者，女，25岁。连续3个月，月经提前8天来潮，经期正常，量少，色红，质稠，两颧潮红，手足心热，咽干口燥，舌红苔少，脉细数，检查未发现盆腔器质性病变。

11. [第一问] 该患者可诊断为（　）
A. 月经过多
B. 月经过少
C. 月经先期
D. 月经后期
E. 月经先后不定期

12. [第二问] 该患者可辨证为（　）

A. 阴虚血热证
B. 肝郁血热证
C. 脾气虚证
D. 肾气虚证
E. 阳盛血热证

13. [第三问] 其治法为（　）
A. 疏肝清热，凉血调经
B. 清热凉血调经
C. 补益肾气，固冲调经
D. 补脾益气，摄血调经
E. 养阴清热调经

14. [第四问] 治疗应首选的方剂是（　）
A. 清经散
B. 两地汤
C. 丹栀逍遥散
D. 固阴煎
E. 补中益气汤

15. [第五问] 若该患者经血有块者，宜加入（　）
A. 泽泻
B. 牡丹皮
C. 栀子
D. 茜草
E. 白术

二、产后恶露不尽、产后腹痛、产后发热、缺乳、不孕症【掌握】

A1和A2型题

说明：为单选题，5个选项中可能同时有最佳正确答案和非错误答案，请从中选择一个最佳答案。

1. 缺乳的主要病机为（　）
A. 血虚津亏
B. 乳汁化源不足或乳汁运行受阻
C. 肝肾阴虚
D. 肺脾气虚
E. 心肾不交

2. 产后过劳可导致的妇科疾病是（　）
A. 产后血晕
B. 产后发热
C. 恶露不绝
D. 产后腹痛
E. 产后抑郁

3. 以下各项，由肝郁化热化火、气火上炎导致的妇科疾病是（　）
A. 经期延长
B. 乳汁自出
C. 妊娠恶阻

D. 经间期出血
E. 产后恶露不绝

4. 脾失健运，气血生化不足可导致的妇科疾病是（　）
A. 月经先期
B. 胎漏
C. 滑胎
D. 胎萎不长
E. 产后血晕

5. 以下各项，由肝郁化热化火、火热之邪下扰冲任导致的妇科疾病是（　）
A. 经期延长
B. 乳汁自出
C. 妊娠恶阻
D. 经间期出血
E. 产后恶露不绝

6. 以下各项，由血瘀导致的妇科疾病是（　）

A. 产后缺乳
B. 恶露不绝
C. 子晕
D. 子痫
E. 产后乳汁自出

7. 产后腹痛的治疗原则为（　　）

A. 活血化瘀
B. 补血化瘀，调畅气血
C. 养血益气补肾
D. 滋阴清热活血
E. 健脾益气

A3 和 A4 型题

说明：为共用题干单选题，考题是以一个共同题干的临床案例出现，请从中选择一个最佳答案。

（1～4题共用题干）

患者，女，29岁。新产后3天，现症见恶寒发热，小腹疼痛拒按，恶露初时量多，继则量少，色紫暗，质如败酱，其气臭秽，心烦不宁，口渴喜饮，小便短赤，大便干燥；舌红，苔黄而干，脉数有力。

1. [第一问] 该患者可诊断为（　　）
   A. 产后发热
   B. 产后恶露不行
   C. 产后腹痛
   D. 感冒
   E. 腹痛

2. [第二问] 该患者治宜（　　）
   A. 辛凉解表
   B. 清热泻火解毒
   C. 清热解毒，凉血散瘀
   D. 清营解毒，透热养阴
   E. 清肝泻火，利湿解毒

3. [第三问] 治疗应首选的方剂是（　　）
   A. 清营汤加减
   B. 凉膈散加减
   C. 解毒活血汤加减
   D. 银翘散加减
   E. 竹叶石膏汤加减

4. [第四问] 若患者高热不退，烦渴多汗，尿少色黄，脉虚大而数，此时可配合（　　）
   A. 白虎加人参汤
   B. 知柏地黄丸
   C. 参苏饮
   D. 补中益气汤
   E. 甘麦大枣汤

三、带下病、癥瘕【熟悉】

A1 和 A2 型题

说明：为单选题，5个选项中可能同时有最佳正确答案和非错误答案，请从中选择一个最佳答案。

1. 下列关于妇科癥瘕说法正确的是（　　）
   A. 瘕者，坚硬成块，固定不移，痛有定处，病属血分
   B. 癥者，积块不坚，推之可移，痛无定处，病属气分
   C. 癥可以影响生育
   D. 本病发病初期以正虚为主
   E. 本病治疗原则为补益肝肾

2. 阴疮相当于西医学的（　　）
   A. 前庭大腺炎
   B. 阴道炎
   C. 子宫脱垂
   D. 子宫内膜异位症
   E. 子宫肌瘤

3. 以下各项，属腹块时有时不明显，按之不坚，推之可动的辨证是（　　）
   A. 虚证
   B. 实证
   C. 癥证
   D. 瘕证
   E. 瘀证

4. 带下色黄，量多，质黏稠，其辨证是（　　）
   A. 血热证
   B. 热毒证
   C. 脾虚证
   D. 肾虚证

E．湿热证

5．以下各项，属下腹包块质坚、推之不动的辨证是（　　）
   A．虚证
   B．实证
   C．癥证
   D．瘕证
   E．瘀证

6．抑郁愤怒可导致的妇科疾病是（　　）
   A．月经后期
   B．月经先期
   C．经期延长
   D．经间期出血
   E．月经过多

7．肝经湿热，蕴结胞中，阻滞冲任可导致的妇科疾病是（　　）
   A．月经过少
   B．癥瘕
   C．闭经
   D．月经后期
   E．痛经

A3 和 A4 型题

说明：为共用题干单选题，考题是以一个共同题干的临床案例出现，请从中选择一个最佳答案。

（1～5题共用题干）

患者，女，49岁。带下量多，色白，质地稀薄，如涕如唾，无臭味；伴面色萎黄，神疲乏力，少气懒言，倦怠嗜睡，纳少便溏，舌体胖质淡，边有齿痕，苔薄白。

1．[第一问] 中医辨证为（　　）
   A．肾阳虚
   B．肾阴虚
   C．湿热
   D．脾虚
   E．热毒

2．[第二问] 治法为（　　）
   A．清热利湿止带
   B．温肾助阳，涩精止带
   C．滋阴益肾，清热祛湿
   D．清热解毒，利湿止带
   E．健脾益气，升阳除湿

3．[第三问] 治疗应首选（　　）
   A．知柏地黄丸
   B．止带方
   C．完带汤
   D．内补丸
   E．五味消毒饮

4．[第四问] 若带下色黄黏稠有臭味，治疗宜选（　　）
   A．定坤丹
   B．萆薢渗湿汤
   C．肾气丸
   D．易黄汤
   E．固经丸

5．[第五问] 若带下日久，滑脱不止，酌加（　　）
   A．桑螵蛸、山茱萸、莲子
   B．续断、杜仲、菟丝子
   C．肉豆蔻、五倍子、乌梅
   D．芡实、龙骨、牡蛎、海螵蛸、金樱子
   E．诃子、浮小麦、海螵蛸

第四节　中医儿科【掌握】

一、感冒、咳嗽、哮喘、肺炎喘嗽、反复呼吸道感染【掌握】

A1 和 A2 型题

说明：为单选题，5个选项中可能同时有最佳正确答案和非错误答案，请从中选择一个最佳答案。

1．患儿6岁，咳嗽频作，咽痒声重，痰白清稀，鼻塞流清涕，恶寒发热，无汗，头痛，全身酸痛，舌

淡红，苔薄白，脉浮紧，指纹浮红。其治法为（　　）

　　A．疏风散寒，宣肃肺气
　　B．养阴润肺，化痰止咳
　　C．益气健脾，化痰止咳
　　D．疏风清热，宣肃肺气
　　E．清热泻肺，宣肃肺气

2．患儿，4岁，发热4天，高热烦渴，乳蛾肿大溃烂，颈、腋、腹股沟处浅表淋巴结肿大，肝脾大，舌红，苔黄腻，脉滑数。诊为传染性单核细胞增多症，治疗应首选的方剂是（　　）

　　A．清肝化痰丸
　　B．安宫牛黄丸
　　C．犀角地黄汤
　　D．犀角地黄汤合增液汤
　　E．青蒿鳖甲汤合清络饮

3．夏季热暑伤肺胃证的治法是（　　）

　　A．养阴清热，生津除烦
　　B．辛凉解表，清暑化湿
　　C．温补肾阳，清心护阴
　　D．清暑益气，养阴生津
　　E．清暑解表，行气和中

4．患儿2岁，初夏发病，现发热已逾1个月，热势多于午后升高，口渴引饮，皮肤干燥，灼热无汗，小便频数清长，苔薄黄，脉数。治疗首选（　　）

　　A．王氏清暑益气汤
　　B．白虎汤
　　C．清瘟败毒饮
　　D．竹叶石膏汤
　　E．黄连解毒汤

5．百日咳恢复期肺阴亏虚证首选（　　）

　　A．四君子汤
　　B．六君子汤
　　C．人参五味子汤
　　D．沙参麦冬汤
　　E．贝母瓜蒌散

6．暑邪感冒的首选方剂是（　　）

　　A．新加香薷饮
　　B．桑菊饮
　　C．白虎汤
　　D．藿香正气散
　　E．银翘散

7．哮喘与肺炎喘嗽的主要区别是（　　）

　　A．咳嗽气喘
　　B．痰壅
　　C．气急
　　D．鼻煽
　　E．哮鸣，呼气延长

8．小儿肺炎喘嗽的病机关键为（　　）

　　A．肺卫失宣
　　B．肺气郁闭
　　C．痰饮内伏
　　D．脾肺气虚
　　E．肺气上逆

9．小儿感冒夹痰的病机是（　　）

　　A．肺脏娇嫩
　　B．先天不足
　　C．乳食积滞
　　D．脾胃湿困
　　E．肾气不足

10．患儿，7岁，曾咳喘反复发作。现面色白，气短懒言，倦怠乏力，自汗怕冷，舌淡苔薄，脉细无力。治疗应首选（　　）

　　A．玉屏风散
　　B．六君子汤
　　C．金匮肾气丸
　　D．二陈汤
　　E．参苓白术散

A3和A4型题

说明：为共用题干单选题，考题是以一个共同题干的临床案例出现，请从中选择一个最佳答案。

（1～2题共用题干）

患儿，6岁，反复外感，咽微红，口臭，口舌易生疮，汗多而黏，夜寐不安，大便干，舌红，苔黄，脉滑数。平素嗜食肥甘辛辣之品。

1．[第一问]导致该患者反复外感的主要病机为（　　）

　　A．肺脾气虚
　　B．气阴两虚
　　D．肾不纳气
　　C．肺胃实热
　　E．肝肾阴虚

2．[第二问]治疗可首选（　　）

　　A．凉膈散加减
　　C．银翘散加减
　　B．麻杏石甘汤加减
　　D．生脉散加减
　　E．玉屏风散加减

（3～6题共用题干）

患儿，5岁，哮喘病史2年余，常于春秋两季，气候变化时发病。发作时可见气喘咳嗽，喉间哮鸣，痰稀色白，多泡沫，伴形寒肢冷，鼻塞，面色淡白，唇青，恶寒无汗，舌淡苔薄白，脉浮紧，指纹红。检查：肺部闻及哮鸣音，以呼气时显著，呼气延长。

3. [第一问] 该患者证属（　　）
   A. 寒性哮喘
   B. 热性哮喘
   C. 外寒内热证
   D. 虚实夹杂证
   E. 脾肺气虚证

4. [第二问] 其治法为（　　）
   A. 散寒清热，降气平喘
   B. 温肺散寒，涤痰定喘
   C. 清肺涤痰，止咳平喘
   D. 健脾益气，补肺固表
   E. 泻肺平喘，补肾纳气

5. [第三问] 首选方剂为（　　）
   A. 小青龙汤合三子养亲汤加减
   B. 麻杏石甘汤合苏葶定喘丸加减
   C. 大青龙汤加减
   D. 射干麻黄汤加减
   E. 苏子降气汤加减

6. [第四问] 该患者急性发作期西医治疗宜（　　）
   A. 口服抗生素
   B. 吸氧
   C. 吸入速效 β_2 受体激动剂
   D. 口服非甾体抗炎药
   E. 静脉注射抗生素

（7～9题共用题干）

患儿，5岁，1周前因受凉后感冒，经治疗后病情未见好转，现症见发热，烦躁，咳嗽喘促，气急鼻煽，喉间痰鸣，口唇青紫，面赤口渴，胸闷胀满，泛吐痰涎，舌红苔黄腻，脉滑数，指纹紫滞。检查：肺部听诊可闻及固定的中细湿啰音。胸部X线示：肺纹理增生模糊，可见点状阴影。

7. [第一问] 该患者最有可能的诊断为（　　）
   A. 肺炎喘嗽
   B. 咳嗽
   C. 哮喘
   D. 感冒
   E. 肺痨

8. [第二问] 其证属（　　）
   A. 风寒闭肺证
   B. 风热闭肺证
   C. 痰热闭肺证
   D. 毒热闭肺证
   E. 阴虚肺热证

9. [第三问] 首选方剂为（　　）
   A. 华盖散加减
   B. 银翘散加减
   C. 麻杏石甘汤加减
   D. 五虎汤合葶苈大枣泻肺汤加减
   E. 黄连解毒汤合麻杏石甘汤加减

C型题

说明：为案例分析题，考题是以一个共同题干的临床案例出现，其中有一个或多个答案。

（1～4题共用题干）

患儿为足月女婴，出生18天，因"口吐白沫、呼吸急促1天"来诊。患儿出生时无窒息史，时症见气促，鼻煽，喉中痰鸣，发热，咳嗽，咽红赤，口吐白沫，不思吮乳，舌红苔黄，指纹紫。查体：三凹征，肺部可闻及湿啰音。

1. [第一问] 患儿最可能的诊断为（　　）
   A. 新生儿胎粪吸入性肺炎
   B. 新生儿羊水吸入性肺炎
   C. 新生儿乳汁吸入性肺炎
   D. 新生儿感染性肺炎
   E. 新生儿肺出血
   F. 气胸

2. [第二问] 应采取的处理措施有（　　）
   A. 尽快补充大量液体
   B. 重症监护，供氧
   C. 雾化吸入，体位引流
   D. 定期翻身、叩背，及时吸净口鼻分泌物
   E. 静脉使用抗生素
   F. 急查胸部X线片
   G. 急查血气分析
   H. 血细菌培养
   I. 密切观察，不必处理

3. [第三问] 中医辨证为（　　）
   A. 风寒闭肺
   B. 风热闭肺
   C. 痰热闭肺
   D. 心阳虚衰
   E. 肺脾气虚
   F. 气虚血瘀

4. ［第四问］最佳方选（　　）
   A．麻杏石甘汤
   B．参附龙牡救逆汤
   C．五虎汤
   D．三拗汤合
   E．黄连解毒汤
   F．葶苈大枣泻肺汤
   G．人参五味子汤
   H．当归四逆汤

（5～7题共用题干）

患儿，男性，1岁6个月，因"反复发热2个月"来诊。时值夏季，患儿2个月来反复发热，经中西医治疗，用抗生素并加对乙酰氨基酚等，药后热稍退旋即复热，体温37.5～39.5℃。患儿体质消瘦，面色苍白，皮肤干涩无汗，渴喜多饮，夜卧不宁，纳呆，便溏，小便频数，指纹青紫直透气关，舌红，苔白干，脉细数无力。

5. ［第一问］其证候是（　　）
   A．上盛下虚
   B．正虚邪恋
   C．暑伤肺胃
   D．脾虚夹湿
   E．虚火上浮
   F．上虚下盛

6. ［第二问］其治法是（　　）
   A．清暑益气，养阴生津
   B．温补肾阳，清心护阴
   C．健脾益气，燥湿助运
   D．养阴生津，清心解热
   E．滋阴养血，清热通淋
   F．清暑泻火，养阴益气

7. ［第三问］治疗应首选（　　）
   A．王氏清暑益气汤
   B．温下清上汤
   C．参苓白术散
   D．济生肾气丸
   E．沙参麦冬汤
   F．东垣清暑益气汤

（8～10题共用题干）

患儿，男性，3岁，因"发热、头痛、呕吐1天"来诊。患儿当天前无明显诱因出现持续高热不退，头痛剧烈，呕吐，呈喷射状。时症见：高热持续，头痛剧烈，项强，反复呕吐，口渴唇干，四肢抽搐，大便干结，小便黄赤，舌红，苔黄，脉弦数。查体：脑膜刺激征阳性。脑脊液外观混浊，压力增高，白细胞计数增高，分类以中性粒细胞为主，蛋白质增高。

8. ［第一问］该患儿中医证候诊断是（　　）
   A．邪犯卫气证
   B．邪陷心肝证
   C．气营两燔证
   D．肝肾阴虚证
   E．脾肾阳虚证
   F．脓毒积脑证

9. ［第二问］治疗应首选的方剂是（　　）
   A．犀角地黄汤
   B．清瘟败毒饮
   C．羚角钩藤汤
   D．安宫牛黄丸
   E．镇肝息风汤
   F．银翘散

10. ［第三问］若该患儿抽搐频繁可加用的药物是（　　）
    A．葛根
    B．石决明
    C．羚羊角
    D．龙胆
    E．大腹皮
    F．钩藤

（11～13题共用题干）

患儿男性，14个月，因"发热、咳喘3天"来诊。症见高热，咳嗽剧烈，喉间痰鸣，口周略发绀。体温39.0℃，呼吸56次/分，烦躁，哭闹不安，气急鼻煽，出现三凹征。既往无喘促发作病史。舌红，苔黄腻，咽充血，扁桃体不大，双肺呼吸音粗，肺底部可闻固定湿啰音和喘鸣音，心率170次/分，心音尚有力，节律齐，腹软，肝、脾肋下1cm，指纹紫于风关。血常规：白细胞计数 $8.5×10^9/L$，中性粒细胞比例0.22，淋巴细胞比例0.66。

11. ［第一问］此患儿的中医证候诊断是（　　）
    A．风寒闭肺
    B．风热闭肺
    C．痰热闭肺
    D．毒热闭肺
    E．心阳虚衰
    F．邪陷厥阴

12. ［第二问］治疗可以选用的方剂是（　　）
    A．银翘散
    B．麻杏石甘汤
    C．五虎汤
    D．黄连解毒汤
    E．葶苈大枣泻肺汤
    F．桑菊饮

13. ［第三问］热盛，可加用的药物是（　　）
    A．浙贝母
    B．栀子
    C．大黄

D．虎杖
　　E．丹参
　　F．瓜蒌

（14～16题共用题干）

　　患儿，男性，6岁，因"发热、头痛、呕吐1天"来诊，患儿无明显诱因出现持续高热不退，头痛剧烈，呕吐，呈喷射状。时症见：高热持续，头痛剧烈，呕吐频繁，颈背强直，烦躁谵语，四肢抽搐，喉中痰鸣，唇干渴饮，溲赤便结，舌红绛，苔黄厚，脉数有力。查体：脑膜刺激征阳性。脑脊液外观清亮，压力正常，白细胞计数正常，分类以淋巴细胞为主，蛋白质正常，糖含量正常。

14．[第一问] 该患儿中医证候诊断是（　　）
　　A．邪犯卫气证
　　B．邪陷心肝证
　　C．气营两燔证
　　D．肝肾阴虚证
　　E．脾肾阳虚证
　　F．阴虚内热证

15．[第二问] 治疗应首选的方剂是（　　）
　　A．犀角地黄汤
　　B．清瘟败毒饮
　　C．羚角钩藤汤
　　D．安宫牛黄丸
　　E．镇肝息风汤
　　F．青蒿鳖甲汤

16．[第三问] 若头痛剧烈可加用的药物有（　　）
　　A．菊花
　　B．僵蚕
　　C．蔓荆子
　　D．龙胆
　　E．大腹皮

　　F．瓜蒌

（17～19题共用题干）

　　患儿，女性，4岁，因"发热、咽痛2天"来诊。患儿素喜进食香燥之品，2天前因受凉后出现发热不退，体温高达39.2℃，微恶寒，咽痛，吞咽困难，口干口臭，大便干燥，小便黄少。查体神清，咽充血，双侧扁桃体Ⅱ度肿大，未见分泌物，双肺呼吸音清，心音有力，律齐，腹软。舌红，苔黄厚，脉数。

17．[第一问] 此患儿可能的疾病诊断是（　　）
　　A．急性上呼吸道感染
　　B．喉炎
　　C．幼儿急疹
　　D．化脓性扁桃体炎
　　E．手足口病
　　F．急性气管炎

18．[第二问] 对进一步明确诊断有重要参考价值的是（　　）
　　A．血常规
　　B．尿常规
　　C．粪便常规
　　D．血生化全项
　　E．头颅CT
　　F．胸部X线片

19．[第三问] 若患儿诊断明确，应给予的中药治疗是（　　）
　　A．麻黄汤
　　B．银翘散
　　C．香薷饮
　　D．保和散
　　E．黄连解毒汤
　　F．桑菊饮

二、口疮、呕吐、厌食、泄泻、腹痛【掌握】

A1和A2型题

说明：为单选题，5个选项中可能同时有最佳正确答案和非错误答案，请从中选择一个最佳答案。

1．小儿厌食脾失健运证的治法是（　　）
　　A．调和脾胃，运脾开胃
　　B．健脾益气，佐以温中
　　C．滋脾养胃，佐以助运
　　D．运脾化湿，消积开胃
　　E．补脾开胃，消食助运

2．患者脘腹胀满，疼痛拒按，嗳腐吞酸，恶食呕恶，痛而欲泻，泻后痛减，舌苔厚腻，脉滑。治疗应首选的方剂是（　　）
　　A．小建中汤

　　B．大建中汤
　　C．附子理中丸
　　D．枳实导滞丸
　　E．补中益气丸

3．小儿口疮虚火上炎证的治则是（　　）
　　A．清心凉血，泻火解毒
　　B．活血化瘀，利湿清热
　　C．疏风散火，清热解毒
　　D．滋阴降火，引火归原
　　E．温中益气，养阴泄热

4. 患儿3岁，口腔多发溃疡，周围焮红，灼热疼痛，伴发热、流涎，进食困难，咽喉红肿疼痛，小便短赤，大便秘结，舌红苔薄黄，脉浮数，指纹浮紫，治疗应首选（　　）
   A．麻黄汤加减
   B．银翘散加减
   C．泻心导赤散加减
   D．凉膈散加减
   E．六味地黄丸加减

5. 患儿口疮实证的病位是（　　）
   A．心脾
   B．肺脾
   C．心肾
   D．肝肾
   E．肝脾

6. 泄泻的辨证要点中，首先要辨别的是（　　）
   A．辨泻下之物
   B．辨暴泻与久泻
   C．辨有无腹痛
   D．辨脏腑定位
   E．辨外感内伤

7. 泄泻肾阳虚衰证的特点是（　　）
   A．泻下粪便臭如败卵，泻后痛减
   B．腹中雷鸣，攻窜作痛，矢气频作
   C．黎明前脐腹作痛，肠鸣即泻
   D．大便时溏时泻，迁延反复
   E．泄泻清稀，甚则如水样

8. 治疗泄泻肝气乘脾证，应首选的方剂是（　　）
   A．柴胡疏肝散
   B．痛泻要方
   C．五磨饮子
   D．四七汤
   E．参苓白术散

9. 下列各项，属于急性腹痛特点的是（　　）
   A．腹痛时作时止
   B．起病缓慢，病程迁延
   C．多由情志内伤、脏腑虚弱、气血不足引起
   D．痛势不甚，经久缠绵
   E．常有明显诱发因素

10. 下列各项，**不属于**《医宗必读》中治泻九法的是（　　）
    A．清凉
    B．疏利
    C．解表
    D．酸收
    E．燥脾

11. 腹痛治疗不及时，可能出现的变证是（　　）
    A．痈疽
    B．水肿
    C．中风
    D．胸痹
    E．厥脱

12. 治疗腹痛瘀血内停证，首选的方剂是（　　）
    A．通幽汤
    B．丹参饮
    C．温经汤
    D．少腹逐瘀汤
    E．柴胡疏肝散

13. 下列关于疳证、积滞、厌食三者鉴别，说法正确的是（　　）
    A．厌食与积滞均可见明显消瘦
    B．积滞日久不愈，可转化为疳证
    C．积滞与疳证均可见形体消瘦，精神烦躁
    D．厌食与积滞均有脘腹胀满、大便酸臭等症
    E．厌食与疳证均可见精神萎靡或烦躁

14. 患者大便时溏时泻，水谷不化，稍进油腻之物，则大便次数增多食少，脘腹胀闷面黄，肢倦乏力舌淡苔白，脉细弱，其治法是（　　）
    A．健脾益气
    B．益胃升阳
    C．健脾益胃
    D．健脾温中
    E．温补脾胃

15. 治疗腹痛饮食积滞之重证，应首选（　　）
    A．枳实导滞丸
    B．柴胡疏肝散
    C．小建中汤
    D．吴茱萸汤
    E．大补元煎

A3和A4型题

说明：为共用题干单选题，考题是以一个共同题干的临床案例出现，请从中选择一个最佳答案。

（1～3题共用题干）

患儿2岁，近日大便如水样，泻下急迫，量多次频，气味臭秽，夹少许黏液，恶心呕吐，烦躁，口渴尿黄，舌红苔黄，脉滑数，指纹紫。

1. [第一问] 该患者证属（   ）
   A. 湿热泻
   B. 风寒泻
   C. 伤食泻
   D. 脾虚泻
   E. 脾肾阳虚泻
2. [第二问] 治疗应首选（   ）
   A. 乌梅丸加减
   B. 附子理中汤加减
   C. 保和丸加减
   D. 藿香正气散加减
   E. 葛根芩连汤加减
3. [第三问] 若该患者久泻不止，导致脾虚肝旺而生内风，可成（   ）
   A. 慢惊风
   B. 积滞
   C. 厌食
   D. 疳证
   E. 贫血

C 型题

说明：为案例分析题，考题是以一个共同题干的临床案例出现，其中有一个或多个答案。

（1~3 题共用题干）

患儿，男性，10 岁，因"发热 1 天，抽搐 3 次"来诊。患儿 1 天前无明显诱因出现发热、抽搐，在当地医院灌肠后查粪便常规示白细胞满视野，粪隐血试验阳性。时症见：高热，烦躁萎靡，反复惊厥，意识不清，舌红，苔黄厚，脉数。

1. [第一问] 此患儿的中医证候诊断是（   ）
   A. 毒邪内闭
   B. 风热犯表
   C. 肝阳上亢
   D. 肝肾阴虚
   E. 脾虚湿困
   F. 内闭外脱
2. [第二问] 治疗可以选用的方剂是（   ）
   A. 白头翁汤
   B. 真武汤
   C. 实脾饮
   D. 葛根芩连汤
   E. 泻青丸
   F. 涤痰汤
3. [第三问] 抽搐不止者可加用（   ）
   A. 羚羊角
   B. 钩藤
   C. 地龙
   D. 木香
   E. 僵蚕
   F. 石菖蒲

（4~8 题共用题干）

患儿男性，出生 5 天，因"脐带脱落处红肿渗出"来诊。患儿洗澡后第 2 天早晨家属发现患儿脐部红肿，触之烫手，有脓性分泌物渗出，发热，啼哭烦躁，口干，唇红。舌红，苔黄腻，指纹紫。小便黄，大便硬。

4. [第一问] 本病的诊断为（   ）
   A. 脐湿
   B. 脐风
   C. 脐血
   D. 脐突
   E. 脐疮
   F. 脐膨出
5. [第二问] 本病发病原因为（   ）
   A. 断脐后护理不当
   B. 脐带结扎过松
   C. 脐带结扎过紧
   D. 胎热内盛
   E. 感受外邪
   F. 先天发育不全
6. [第三问] 本病治疗原则为（   ）
   A. 收敛固涩
   B. 清热利湿
   C. 清热解毒
   D. 清热凉血止血
   E. 益气摄血
   F. 佐以外治
7. [第四问] 本病的首选方剂为（   ）
   A. 茜根散
   B. 清热消毒散
   C. 补中益气汤
   D. 外用龙骨散
   E. 犀角消毒饮
   F. 黄连解毒汤
8. [第五问] 可加用的中药有（   ）
   A. 野菊花
   B. 蒲公英

第四章　临床常见中医病证的诊疗规范　121

C. 紫花地丁
D. 连翘
E. 生地黄
F. 牡丹皮

（9～15题共用题干）

患儿男性，2岁，因"常发呕吐，今起又作"来诊。患儿暮食朝吐，吐物为清稀痰水，伴面色苍白，精神疲倦，四肢欠温，腹痛便溏，舌淡苔白，脉迟缓无力，指纹淡。

9．［第一问］患儿的中医诊断是（　　）
A. 呕吐
B. 泄泻
C. 腹痛
D. 积滞
E. 感冒夹滞
F. 疳证
G. 痢疾

10．［第二问］患儿的中医证候诊断是（　　）
A. 胃热呕吐证
B. 胃虚寒吐证
C. 外感呕吐证
D. 伤食吐证
E. 肝火犯胃呕吐证
F. 惊骇吐证
G. 肝气犯胃呕吐证

11．［第三问］其治法是（　　）
A. 清热泻火，和胃降逆
B. 健脾益气，和胃降逆
C. 扶土抑木，和胃降逆
D. 健脾助运，和胃降逆
E. 温中散寒，和胃降逆
F. 滋阴益胃，降逆止呕
G. 安神镇惊，降逆止呕

12．［第四问］其治疗首选方剂是（　　）
A. 曲麦枳术丸
B. 丁萸理中汤
C. 附子理中汤
D. 参苓白术散
E. 黄连温胆汤
F. 左金丸
G. 清胃散

13．［第五问］若发现患儿依偎母怀、蜷缩而卧，鼻流清涕。该患儿复感之邪为（　　）
A. 风寒
B. 风热
C. 暑热
D. 湿热
E. 时邪
F. 燥邪
G. 暑湿

14．［第六问］经过治疗患儿呕吐症状明显缓解，昨日起又发热、流涕、咳嗽。若发现患儿蜷缩而卧、肤起鸡皮疙瘩、寒战抖动，鼻流清涕，其指纹颜色当（　　）
A. 鲜红
B. 紫红
C. 淡红
D. 青紫
E. 紫
F. 青
G. 淡紫

15．［第七问］其治疗首选方剂是（　　）
A. 银翘散
B. 葱豉汤
C. 桑菊饮
D. 桑杏汤
E. 杏苏散
F. 三拗汤
G. 二陈汤

（16～18题共用题干）

患儿男性，6岁，因"脐腹疼痛近2年，时作时止，不思饮食，嗜食异物"来诊。患儿嗜食墙皮、纸等，面色萎黄，形体偏瘦，肚腹膨隆，腹痛时可扪及条索状物，位置不固定，大便不调，或便秘，或泄泻；夜寐不安，磨牙。舌尖红，苔白或腻，脉弦滑。

16．［第一问］此患儿的诊断是（　　）
A. 蛲虫病
B. 绦虫病
C. 蛔虫病
D. 钩虫病
E. 疳积
F. 弓形虫病
G. 血吸虫病

17．［第二问］该患儿的中医证候是（　　）
A. 虫踞肠腑
B. 虫窜胆腑
C. 虫聚成瘕
D. 湿热内生
E. 禀赋不足
F. 阴虚内热

18．［第三问］此患儿需进一步进行的检查有（　　）
A. 粪便常规
B. 血常规
C. 粪便培养

D. 腹部B型超声
E. 粪虫卵检查
F. 腹部X线片

F. 藿香正气散
G. 人参乌梅汤
H. 痛泻要方

（19～21题共用题干）

患儿男性，1岁8个月，因"流涕、轻咳，呕吐胃内容物，伴有发热3天，腹泻2天"来诊。曾在当地治疗后热退，呕吐止，近2天腹泻，排蛋花水样便，8～10次/日，每次量较多，纳呆口渴，小便少，精神疲乏，皮肤弹性较差，前囟已闭，双眼眶稍凹陷，哭时少泪，腹软不胀，肠鸣音亢进，肛周潮红，舌红，苔黄而干，指纹紫滞达气关。

19．[第一问]患儿的中医诊断是（　　）
 A. 呕吐
 B. 咳嗽
 C. 痢疾
 D. 泄泻
 E. 感冒
 F. 积滞
 G. 疳证

20．[第二问]患儿的中医证候诊断是（　　）
 A. 湿热证
 B. 风寒证
 C. 伤食证
 D. 脾虚证
 E. 脾肾阳虚证
 F. 气阴两伤证
 G. 阴竭阳脱证
 H. 肝郁脾虚证

21．[第三问]治疗可以选用的方剂是（　　）
 A. 保和丸
 B. 葛根黄芩黄连汤
 C. 参附龙牡救逆汤
 D. 附子理中汤
 E. 四神丸

（22～24题共用题干）

患儿，男性，8岁，因"野外聚餐后出现发热"来诊。患儿体温39.0～40.0℃，伴频繁抽搐，颈项强直，神志模糊，问答不切题，谵语，伴腹痛，腹泻，脓血便，里急后重，口服退热药能暂降至38.0℃，持续4～6小时。查体：脑膜刺激征（+），肝脾大，腹部深压痛，巴宾斯基征（+），舌红，苔黄腻，脉滑数。

22．[第一问]患儿最可能的疾病是（　　）
 A. 复杂性热性惊厥
 B. 癫持续状态
 C. 中毒性菌痢
 D. 中暑
 E. 病毒性脑炎
 F. 急性细菌性痢疾

23．[第二问]对进一步明确诊断有重要参考价值的有（　　）
 A. 血培养
 B. 粪便常规
 C. 脑电图
 D. 颅脑CT
 E. 血生化检查
 F. 腰椎穿刺

24．[第三问]中药汤剂治疗比较适合的方剂是（　　）
 A. 银翘散
 B. 清瘟败毒饮
 C. 羚角钩藤汤
 D. 黄连解毒汤合白头翁汤
 E. 琥珀抱龙丸
 F. 连翘败毒散

三、汗证、遗尿、手足口病、紫癜、注意缺陷多动障碍【掌握】

A1和A2型题

说明：为单选题，5个选项中可能同时有最佳正确答案和非错误答案，请从中选择一个最佳答案。

1．下列关于紫癜说法**不正确**的是（　　）
 A. 过敏性紫癜皮损多见于下肢伸侧及臀部、关节周围
 B. 免疫性血小板减少症皮损可遍及全身，但以四肢及头面部多见
 C. 过敏性紫癜皮损呈不对称性分布，免疫性血小板减少症皮损呈对称分布
 D. 过敏性紫癜患者血小板计数正常，免疫性血小板减少症出血时间延长
 E. 过敏性紫癜可见游走性大关节肿痛及血尿、蛋白尿

2．以下关于手足口病的叙述，正确的是（　　）

A．皮疹呈向心性分布
B．疹退后在皮疹部位有色素沉着
C．疹质地坚硬，疱浆清亮
D．疹退后局部留有瘢痕
E．皮疹以口腔、四肢为主，口腔疱疹破溃后形成溃疡

3．患儿，3岁。发热2天来诊。体温37.6℃，流涕，咳嗽，不欲进食，便稀。查体见口腔黏膜散在疱疹、溃疡，手足散在斑丘疹，偶见疱疹，疹色红润，疱液清亮，舌红，苔薄黄略腻，脉浮数。其治法是（　　）
A．疏风清热，利湿解毒
B．清气凉营，解毒化湿
C．辛凉宣透，泻火解毒
D．宣肺解表，清热化湿
E．清热凉营，解毒化湿

4．紫癜虚证的治疗原则是（　　）
A．益气摄血，滋阴降火
B．疏风清热，活血化瘀
C．清热凉血
D．清热解毒
E．健脾益气

5．小儿紫癜主要涉及的病变脏腑是（　　）
A．心、肺、脾、肾
B．心、肝、脾、肾
C．肝、脾、肾
D．心、肝、脾
E．肺、肝、肾

6．治疗气不摄血型紫癜的首选方剂是（　　）
A．八珍汤
B．补中益气汤
C．归脾汤
D．益气养荣汤
E．黄芪建中汤

7．手足口病的主要病变部位为（　　）
A．肺、脾
B．肺、大肠
C．心、肺
D．脾、肾
E．肺、肝

8．治疗手足口病邪犯肺脾证应首选的方剂是（　　）
A．银翘散
B．清瘟败毒饮
C．清胃黄连丸
D．甘露消毒丹
E．清解透表汤

9．患儿3岁，低热2天后于口腔、手足心出现疱疹，分布稀疏，疹色红润，疱液清亮，苔薄黄腻，脉浮数。诊断应为（　　）
A．麻疹
B．幼儿急疹
C．风疹
D．水痘
E．手足口病

10．汗证湿热迫蒸证，治疗原则是（　　）
A．益气固表
B．调和营卫
C．益气养阴
D．清热泻脾
E．通下利湿

11．下列**不是**气阴亏虚型汗证临床表现的是（　　）
A．以自汗为主
B．身体消瘦
C．心烦少寐
D．手足心热
E．苔少，脉细弱

12．患儿紫癜时发时止，发时多伴鼻衄，血色鲜红，心烦盗汗，小便黄赤，大便干燥，脉细数。治疗首选（　　）
A．大补阴丸
B．大定风珠
C．一贯煎
D．六味地黄丸
E．知柏地黄丸

13．患儿汗出恶风，遇劳则发，易于感冒，体倦乏力，面色少华，舌苔薄白，脉细弱。治疗应首选（　　）
A．桂枝汤
B．四妙丸
C．玉屏风散
D．当归六黄汤
E．龙胆泻肝汤

14．治疗气不摄血型紫癜的首选方剂是（　　）
A．八珍汤
B．补中益气汤
C．归脾汤
D．益气养荣汤
E．黄芪建中汤

A3 和 A4 型题

说明：为共用题干单选题，考题是以一个共同题干的临床案例出现，请从中选择一个最佳答案。

（1~4题共用题干）

患儿3岁，发热，咳嗽流涕，纳差、恶心、呕吐、泄泻，口腔、手掌、足趾部疱疹，分布稀疏，疹色红润，根盘红晕不著，疱液清亮，舌红，苔黄腻，脉浮数。检查：肠道病毒特异性核酸阳性。

1. [第一问] 该患者最具有可能的诊断是（　　）
   A. 麻疹
   B. 水痘
   C. 猩红热
   D. 手足口病
   E. 痄腮

2. [第二问] 证型为（　　）
   A. 邪犯肺脾
   B. 湿热蒸盛
   C. 阴虚火旺
   D. 气不摄血
   E. 血热妄行

3. [第三问] 治法是（　　）
   A. 滋阴降火，凉血止血
   B. 清热凉营，解毒祛湿
   C. 宣肺解表，清热化湿
   D. 健脾养心，益气摄血
   E. 清热解毒，凉血止血

4. [第四问] 治疗可首选的方剂为（　　）
   A. 甘露消毒丹加减
   B. 清瘟败毒饮加减
   C. 仙方活命饮加减
   D. 黄连解毒汤加减
   E. 牛蒡解肌汤加减

C 型题

说明：为案例分析题，考题是以一个共同题干的临床案例出现，其中有一个或多个答案。

（1~4题共用题干）

患儿，男性，7岁，因"高热3天"来诊。患儿面红目赤，口渴欲饮，颜面躯干斑疹、丘疹、疱疹、结痂分布稠密，根盘红晕较著，疹色紫暗，疱浆混浊，大便干结，小便黄赤，舌红，舌苔黄糙而干，脉洪数。

1. [第一问] 该患儿的诊断是（　　）
   A. 麻疹
   B. 风疹
   C. 水痘
   D. 猩红热
   E. 幼儿急疹
   F. 手足口病

2. [第二问] 该患儿中医证候诊断是（　　）
   A. 邪伤肺卫证
   B. 毒炽气营证
   C. 邪犯肺脾证
   D. 湿热蒸盛证
   E. 邪陷心肝证
   F. 毒染痘疹

3. [第三问] 其治疗原则应为（　　）
   A. 疏风清热，利湿解毒
   B. 清气凉营，解毒化湿
   C. 辛凉解表，泻火解毒
   D. 清热解毒，透疹达邪
   E. 疏风解表，清热透疹
   F. 清热解毒，消肿止痛

4. [第四问] 治疗应首选的方剂是（　　）
   A. 清瘟败毒饮
   B. 黄连解毒汤
   C. 普济消毒饮
   D. 清解透表汤
   E. 清胃解毒汤
   F. 银翘散

（5~7题共用题干）

患儿，女性，4岁，因"发热伴手足部疱疹2天"来诊。患儿发热，最高体温39℃，手足心部发现疱疹，口腔疼痛，口臭、流涎，精神好，小便黄，大便秘结。查体：咽部、口腔黏膜可见散在疱疹、溃疡，手足心部及臀部见红色疱疹，色泽紫暗，疱液混浊，舌红绛，苔黄厚腻，脉滑数。

5. [第一问] 本病的病证诊断是（　　）
   A. 水痘

第四章　临床常见中医病证的诊疗规范

B．手足口病
C．邪犯肺脾证
D．邪炽气营证
E．湿热蒸盛证
F．邪犯心肺证

6．[第二问] 治疗应首选的方剂是（　　）
A．甘露消毒丹
B．清瘟败毒饮
C．凉营清气汤
D．清胃解毒汤
E．透疹凉解汤
F．银翘散

7．[第三问] 需要进行鉴别的疾病有（　　）
A．水痘
B．疱疹性咽峡炎
C．口蹄疫
D．风疹
E．麻疹
F．猩红热

（8～13题共用题干）
患儿，女性，9岁，因"多动不宁，注意力不集中，学习成绩较差，不能按时完成作业近2年"来诊。刻下见：多动少静，动作不剧烈，脾气略急，面色不华，纳差，形体较瘦，寐少，二便正常，舌淡，苔薄，脉细。注意力测试水平较差，智力测试正常，脑电图检查无异常。

8．[第一问] 此患儿中医证候诊断是（　　）
A．肝亢风动证
B．痰火内扰证
C．心脾两虚证
D．痰瘀阻窍证
E．阴虚风动证
F．心肾不交证

9．[第二问] 其治疗原则应为（　　）
A．健脾养心
B．清热泻火
C．滋养肝肾
D．活血通络
E．平肝息风
F．补益心肾

10．[第三问] 治疗首选的方剂是（　　）
A．黄连温胆汤
B．归脾汤
C．甘麦大枣汤
D．杞菊地黄丸
E．血府逐瘀汤
F．交泰丸

11．[第四问] 可加用的药味是（　　）
A．五味子
B．石菖蒲
C．当归
D．首乌藤
E．何首乌
F．青礞石

12．[第五问] 治疗好转后，可酌情采用的后续治疗原则是（　　）
A．补肺
B．健脾
C．益智
D．清肝
E．补肾
F．消食

13．[第六问] 平素应注意的护理措施（　　）
A．多食新鲜果蔬
B．避免食用刺激性食物
C．加强心理疏导
D．培养学习兴趣
E．切忌打骂体罚
F．避免与外人接触

（14～16题共用题干）
患儿，男性，5岁，因"反复感冒，白天小便次数较多，夜间尿床"来诊。患儿每晚尿床2次以上，呼之可醒，纳呆便溏，舌淡红，苔薄白，脉沉无力。尿常规检查无异常，血常规示轻度贫血。

14．[第一问] 此患儿的中医证候诊断是（　　）
A．肝经湿热证
B．气阴两虚证
C．肺脾气虚证
D．肾气不足证
E．脾虚湿困证
F．脾肾气虚证

15．[第二问] 治疗应选用的方剂是（　　）
A．补中益气汤
B．真武汤
C．实脾饮
D．缩泉丸
E．龙胆泻肝汤
F．导赤散

16．[第三问] 应进一步做的检查是（　　）
A．腰骶椎X线片
B．脑脊液检测
C．肝、肾功能
D．心电图
E．胸部X线片
F．脑电图

第五节 中医骨伤科【掌握】

颈椎病、急性腰扭伤、腰椎间盘突出症、肩周炎、股骨头缺血性坏死、骨关节炎、骨质疏松症【掌握】

> **A1 和 A2 型题**
> 说明：为单选题，5个选项中可能同时有最佳正确答案和非错误答案，请从中选择一个最佳答案。

1. 下列**不属于**颈椎病常见的基本类型是（　　）
   A．神经根型颈椎病
   B．脊髓型颈椎病
   C．交感神经型颈椎病
   D．椎动脉型颈椎病
   E．脊神经型颈椎病

2. 对于腰部扭伤严重者应绝对卧硬板床（　　）
   A．1～2周
   B．2～3周
   C．3～4周
   D．24小时
   E．48小时

3. 股骨头的血液供应主要依靠（　　）
   A．关节囊与圆韧带的血管
   B．髂外动脉
   C．肱动脉
   D．胫前动脉
   E．股骨干血管

4. 导致急性腰扭伤的常见原因是（　　）
   A．直接暴力
   B．间接暴力
   C．感染
   D．慢性劳损
   E．肌肉强烈收缩

5. 对于反复发作的急性期腰椎间盘突出症患者应行的牵引治疗方法是（　　）
   A．皮肤牵引
   B．颅骨牵引
   C．跟骨牵引
   D．枕颌布带牵引
   E．骨盆牵引

6. 下列关于腰椎间盘突出症与腰椎椎管狭窄症说法**错误**的是（　　）
   A．腰椎间盘突出症多为腰部伸屈受限
   B．腰椎椎管狭窄症多见腰部后伸受限
   C．腰椎间盘突出症，可出现间歇性跛行
   D．两者均可出现腰腿痛
   E．腰椎间盘突出症直腿高试验及加强试验阳性

7. 下列**不属于**腰椎间盘突出症常见体征的是（　　）
   A．腰部畸形
   B．腰部压痛及叩痛
   C．腰部活动受限
   D．皮肤感觉障碍
   E．间歇性跛行

8. 引起腰椎间盘突出症的主要原因是（　　）
   A．腰部慢性劳损
   B．腰椎间盘退变
   C．黄韧带损伤
   D．腰部外伤
   E．腰椎骨折

9. 第3、4腰椎椎间盘突出，压迫腰4神经根，可引起（　　）
   A．小腿前外侧，足背前内侧及足底皮肤感觉异常
   B．小腿后外侧，足背外侧皮肤感觉异常
   C．大腿前侧，小腿前内侧皮肤感觉异常
   D．小腿后外侧，足背前内侧及足底皮肤感觉异常
   E．大腿后侧，小腿后外侧皮肤感觉异常

10. 下列**不是**引起股骨头缺血性坏死的常见原因的是（　　）
    A．长期过量饮酒
    B．大量使用激素
    C．慢性劳损
    D．接触放射线
    E．高血压

11. 患者，女，55岁。肩关节疼痛，夜间尤甚，活动后加重，肩关节外展外旋、后伸受限，肩周肌肉

萎缩，肩关节周围广泛压痛，肩关节外展试验阳性。X 线无明显异常，疼痛弧试验阴性。该患者最有可能的诊断为（　　）

　　A．神经根型颈椎病
　　B．风湿性关节炎
　　C．冈上肌腱炎
　　D．肩袖损伤
　　E．肩关节周围炎（简称肩周炎）

12．反射性交感神经营养不良患者的患肢的放射摄影所见为（　　）
　　A．骨皮质增厚
　　B．软组织萎缩
　　C．斑片状骨质疏松
　　D．骨小梁断裂
　　E．骨囊样改变

A3 和 A4 型题

说明：为共用题干单选题，考题是以一个共同题干的临床案例出现，请从中选择一个最佳答案。

（1～3 题共用题干）

患者，女，51 岁，右肩部疼痛 2 月，近一周疼痛加重。关节功能明显障碍，梳头和穿衣等动作受限，肩关节周围有多处压痛点。

1．［第一问］本病患者肩臂部肌肉萎缩时，以何肌肉为明显（　　）
　　A．冈下肌
　　B．胸大肌
　　C．背阔肌
　　D．三角肌
　　E．肱二头肌

2．［第二问］最可能的诊断（　　）
　　A．肩周炎
　　B．类风湿性关节炎
　　C．神经根型颈椎病
　　D．冈上肌损伤
　　E．肩部扭挫伤

3．［第三问］以下哪项**不是**本病的病名（　　）
　　A．漏肩风
　　B．露肩风
　　C．肩凝风
　　D．肩痿
　　E．肩凝症

（4～7 题共用题干）

姜某，男，60 岁。腰部弛痛，转侧不利，痛处有热感，活动后减轻，喜揉喜按，舌苔黄腻，脉沉濡数。

4．［第一问］该病辨证属于（　　）
　　A．风寒腰痛
　　B．风湿腰痛
　　C．寒湿腰痛
　　D．湿热腰痛
　　E．瘀血腰痛

5．［第二问］该病的治法为（　　）
　　A．祛风散寒止痛
　　B．祛风除湿止痛
　　C．清热利湿止痛
　　D．祛寒除湿止痛
　　E．活血化瘀止痛

6．［第三问］该病治疗的代表方剂为（　　）
　　A．川芎茶调散
　　B．羌活胜湿汤
　　C．甘姜苓术汤
　　D．四妙丸
　　E．血府逐瘀汤

7．［第四问］该病病程中，又出现腰痛伴咽干、手足心热，可与下列何方合用（　　）
　　A．左归丸
　　B．血府逐瘀汤
　　C．独活寄生汤
　　D．二至丸
　　E．四妙丸

C 型题

说明：为案例分析题，考题是以一个共同题干的临床案例出现，其中有一个或多个答案。

（1～3 题共用题干）

患者，男性，10 岁，因"右胫骨上端肿胀、疼痛、寒战高热 3 天"来诊。查体见体温 39.5℃，X 线检查未见异常，穿刺抽得少许脓液。

1. ［第一问］最可能的诊断为（　　）
   A．急性风湿关节炎
   B．右膝软组织感染
   C．右股骨远端恶性肿瘤
   D．急性化脓性关节炎
   E．急性化脓性骨髓炎
   F．膝关节结核
2. ［第二问］现阶段可选用的方剂有（　　）
   A．仙方活命饮
   B．黄连解毒汤
   C．五味消毒饮
   D．六味地黄丸
   E．桃红四物汤
   F．八珍汤
3. ［第三问］治疗中制动的目的是（　　）
   A．减轻患肢疼痛
   B．减少炎症扩散
   C．减轻肌肉痉挛
   D．消除炎症
   E．控制感染
   F．防止病理性骨折

（4～6题共用题干）

患者，男性，11岁，因"右小腿上端伤口窦道"来诊。患者右下肢酸痛，右小腿上端有一伤口窦道，常有稀薄脓液流出，淋漓不尽，时有小块死骨流出。查体：体温正常，身体消瘦，神疲乏力。X线片示：骨干不规则增粗、增厚，密度增加，周围有新生骨包壳。髓腔变窄或消失，骨干内有大小不等、密度增高的死骨。

4. ［第一问］最可能的诊断为（　　）
   A．急性化脓性骨髓炎
   B．右膝软组织感染
   C．右股骨远端恶性肿瘤
   D．急性化脓性关节炎
   E．慢性化脓性骨髓炎
   F．膝关节结核
5. ［第二问］现阶段可选用的方剂有（　　）
   A．仙方活命饮
   B．黄连解毒汤
   C．五味消毒饮
   D．人参养荣汤
   E．十全大补汤
   F．八珍汤
6. ［第三问］手术治疗的适应证是（　　）
   A．有死骨形成
   B．有骨无效腔
   C．窦道流脓长期不愈
   D．急性发作期
   E．有大块死骨但包壳形成不充分
   F．恶寒发热，体温升高

（7～9题共用题干）

患者，男性，23岁，因"被自行车撞伤左大腿5小时"来诊。伤后患处瘀肿，疼痛，行走困难。查体：面色红润，痛苦表情，左大腿外侧部皮下青紫、瘀斑，约10cm×10cm。舌质淡，苔薄白，脉弦紧。无发热，大小便正常。X线片示：左大腿外侧软组织肿胀，未见骨折。诊断：左大腿外侧软组织损伤。

7. ［第一问］宜选用的内治法是（　　）
   A．攻下逐瘀法
   B．行气消瘀法
   C．清热凉血法
   D．开窍活血法
   E．和营止痛法
   F．接骨续筋法
8. ［第二问］应选用的中药内服方剂是（　　）
   A．大成汤
   B．桃核承气汤
   C．鸡鸣散
   D．桃红四物汤
   E．养血润肠汤
   F．复元活血汤
9. ［第三问］宜选用的外敷中药药膏（又称软膏）是（　　）
   A．消瘀止痛药膏
   B．外敷接骨散
   C．接骨续筋药膏
   D．双柏膏
   E．驳骨散
   F．金黄膏

（10～12题共用题干）

患者，男性，65岁，因"24小时前被汽车撞倒，左下肢剧痛、肿胀，不能站立"来诊。患者未经任何处理，由他人送入院，既往体健。查体：体温37.8℃，面色红润，痛苦表情，呻吟不止。大便不通，尿少黄赤，舌红，有瘀斑，苔黄，脉洪大而数。左下肢呈短缩、内收、外旋畸形，经测量，左下肢比右下肢短缩3cm。左下肢肿胀，外侧部皮下青紫、瘀斑，约12cm×10cm，左股骨大粗隆处压痛明显，被动活动左下肢时，髋部疼痛加剧。X线片示：左股骨粗隆间骨折，顺粗隆间型，远端向上移位约3cm。诊断：左股骨粗隆间骨折。入院后按屈髋屈膝法整复。复位后查双下肢等长，置左下肢于外展30°中立位，做皮肤牵引，X线复查对位对线良好。

10. ［第一问］宜选用的内治法是（　　）
    A．攻下逐瘀法
    B．补益肝肾法
    C．清热凉血法
    D．行气消瘀法

E．和营止痛法
F．接骨续筋法

11．[第二问]宜选用的中药内服方剂是（　　）
   A．大成汤
   B．柴胡疏肝散
   C．桃核承气汤
   D．桃红四物汤
   E．复元通气散
   F．复元活血汤

12．[第三问]宜选用的外敷中药药膏（又称软膏）是（　　）
   A．温经通络膏
   B．外敷接骨散
   C．接骨续筋药膏
   D．双柏膏
   E．生肌玉红膏
   F．金黄膏

（13~15题共用题干）

患者男性，41岁，因"18小时前跌伤，昏迷10分钟，后头枕部肿痛，头昏，心神不宁"来诊。查体：体温37.3℃，脉搏100次/分，呼吸24次/分，血压85/50mmHg。头枕部头皮肿胀、压痛；颅骨无凹陷；双侧瞳孔等大等圆，直径3mm，对光反射存在；耳听力正常，耳鼻无流血；口唇红，牙无折断。舌红，苔白，脉弦数。CT示：未见外伤性改变。

13．[第一问]宜选用的内治法是（　　）
   A．攻下逐瘀法
   B．行气消瘀法
   C．清热凉血法
   D．开窍活血法
   E．和营止痛法
   F．祛邪通络法

14．[第二问]宜选用的中药内服方剂是（　　）
   A．复元活血汤
   B．五味消毒饮
   C．桃核承气汤
   D．苏气汤
   E．复元通气散
   F．复苏汤

15．[第三问]宜选用的外敷中药药膏（又称软膏）是（　　）
   A．金黄膏
   B．消瘀止痛药膏
   C．双柏膏
   D．生肌象皮膏
   E．生肌玉红膏
   F．红油膏

（16~18题共用题干）

患者男性，30岁，因"3周前打篮球时摔伤膝部，膝前痛、肿胀，于劳累、上下楼、膝关节屈曲时加重"来诊。查体：体温36.8℃，脉搏80次/分，呼吸24次/分，血压115/70mmHg，骨内外侧及髌下压痛、饱满，膝关节伸直活动受限。舌红，苔白，脉弦细。X线片示：无异常发现。MRI示：髌下脂肪垫损伤。

16．[第一问]宜选用的内治法是（　　）
   A．补气养血法
   B．攻下逐瘀法
   C．清热凉血法
   D．开窍活血法
   E．和营止痛法
   F．祛邪通络法

17．[第二问]宜选用的中药内服方剂是（　　）
   A．复元活血汤
   B．五味消毒饮
   C．桃核承气汤
   D．和营止痛汤
   E．和营通气散
   F．复苏汤

18．[第三问]宜选用的外敷中药药膏（又称软膏）是（　　）
   A．金黄膏
   B．三色敷药
   C．舒筋活络药膏
   D．活血散
   E．生肌玉红膏
   F．红油膏

（19~21题共用题干）

患者女性，43岁，因"左足肿胀"来诊。患者4周前摔伤致左小腿中下段螺旋形骨折，行手法复位，石膏固定。查体：体温36.6℃，脉搏80次/分，呼吸24次/分，血压110/70mmHg，左足肿胀，血液循环尚可，骨折部无疼痛，尚存环形压痛，纵轴叩击痛。舌红，苔白，脉弦细。X线片示：左胫骨螺旋形骨折，骨折部可见连续性骨痂，骨折线模糊，对位对线可。

19．[第一问]宜选用的内治法是（　　）
   A．行气消瘀法
   B．攻下逐瘀法
   C．清热凉血法
   D．开窍活血法
   E．补益肝肾法
   F．祛邪通络法

20．[第二问]宜选用的中药内服方剂是（　　）
   A．复元活血汤
   B．五味消毒饮
   C．生血补髓汤
   D．健步虎潜丸

E．和营通气散
F．壮筋续骨丹

21．[第三问] 最恰当的治疗措施是（　　）
A．营养调护
B．外敷药物
C．继续石膏固定
D．切开内固定
E．下肢牵引
F．练功活动（股四头肌舒缩、踝部伸屈等）

（22～24题共用题干）

患者，女性，35岁，因"右踝轻度肿胀，右外踝下部及前部疼痛"来诊。患者3周前右踝关节扭伤，行石膏固定2周，1周前拆除石膏。查体：体温36.5℃，脉搏75次/分，呼吸24次/分，血压105/65mmHg 右外踝下及前压痛，右足活动不利。舌红，苔白，脉弦细。X线检查无明显异常。

22．[第一问] 宜选用的内治法是（　　）
A．攻下逐瘀法
B．行气消瘀法
C．清热凉血法
D．接骨续筋法
E．和营止痛法
F．祛邪通络法

23．[第二问] 宜选用的中药内服方剂是（　　）
A．复元活血汤
B．五味消毒饮
C．桃核承气汤
D．和营止痛汤
E．新伤续断汤
F．复苏汤

24．[第三问] 宜选用的外敷中药药膏（又称软膏）
（　　）
A．生肌玉红膏
B．金黄膏
C．舒筋活络药膏
D．活血散
E．三色敷药
F．红油膏

（25～27题共用题干）

患者，男性，43岁，因"左小腿无力、跛行、行走困难"来诊。患者2年前因车祸致左胫骨平台骨折，行手术切开内固定。查体：体温36.5℃，脉搏80次/分，呼吸24次/分，血压105/65mmHg。言语音低，头晕、目眩，脱发，面色苍白，爪甲不华，肌肤干燥枯裂，形体消瘦，神疲肢倦，左小腿三头肌萎缩（左小腿最大周径40cm，右小腿最大周径49cm），肌力4级。舌淡，苔薄白，脉细。

25．[第一问] 宜选用的内治法为（　　）

A．温阳驱寒法
B．攻下逐瘀法
C．祛痰散结法
D．开窍活血法
E．补气养血法
F．祛邪通络法

26．[第二问] 宜选用的中药内服方剂是（　　）
A．复元活血汤
B．五味消毒饮
C．八珍汤
D．阳和汤
E．和营通气散
F．十全大补汤

27．[第三问] 最恰当的治疗措施是（　　）
A．营养调护
B．中药熏洗
C．石膏固定
D．卧床休息
E．下肢牵引
F．练功活动（蹬车活动、扶拐练走等）

（28～30题共用题干）

患者，男性，44岁，因"右小腿疼痛"来诊。患者6个月前因车祸致右胫骨中下1/3骨折，行手法复位石膏外固定。3个月前石膏已拆除。查体：体温36.6℃，脉搏80次/分，呼吸24次/分，血压125/75mmHg。头晕、目干、容易疲劳、口燥咽干、失眠多梦。右小腿纵轴叩击痛，肢端血液循环尚可。舌红，苔薄，脉细数。X线片示：右胫骨中下1/3陈旧性骨折，对位良好，骨折线尚存，骨痂较少，断端无硬化。

28．[第一问] 宜选用的内治法是（　　）
A．行气消瘀法
B．攻下逐瘀法
C．祛痰散结法
D．补益肝肾法
E．清热解毒法
F．祛邪通络法

29．[第二问] 宜选用的中药内服方剂是（　　）
A．壮筋养血汤
B．五味消毒饮
C．八珍汤
D．生血补髓汤
E．和营通气散
F．十全大补汤

30．[第三问] 最恰当的治疗措施是（　　）
A．营养调护
B．中药熏洗
C．手术治疗
D．卧床休息

E．下肢牵引

F．练功活动（蹬车活动、扶拐练走等）

（31～33题共用题干）

患者，女性，77岁，因"腰背部刺痛1周"来诊。患者3个月前在家不慎摔倒，出现腰部疼痛，不能直立行走；次日出现便秘、腹胀，自行口服泻药缓解，未做正规治疗，1周前因弯腰不当导致症状加重，腰背部刺痛，大声说话、咳嗽、深呼吸时疼痛加重，翻身时疼痛剧烈。脘腹胀满，食后为甚，不思饮食，大便溏薄。查体：体温36.5℃，脉搏80次/分，呼吸24次/分，血压135/80mmHg。精神不振，形体消瘦，肢体倦怠，少气懒言，面色萎黄。腰椎后凸畸形，第1、4腰椎椎体棘突压痛和叩痛明显。其他查体未见异常。舌淡，苔白脉缓弱无力。X线片示：第1、4腰椎椎体变扁，椎体高度减低（不超过1/3），上缘不同程度凹陷；腰椎生理曲度变直，所示腰椎椎体骨质疏松。

31．[第一问]宜选用的内治法是（   ）

A．行气消瘀法

B．攻下逐瘀法

C．补养脾胃法

D．补益肝肾法

E．清热解毒法

F．祛邪通络法

32．[第二问]宜选用的中药内服方剂是（   ）

A．补中益气汤

B．五味消毒饮

C．八珍汤

D．生血补髓汤

E．参苓白术散

F．归脾汤

33．[第三问]最恰当的治疗措施是（   ）

A．营养调护

B．石膏固定

C．手术治疗

D．绝对静卧

E．下肢牵引

F．练功活动（五点支撑、飞燕点水等）

（34～36题共用题干）

患者，女性，52岁，因"右肩疼痛并逐渐加重、活动受限2个月"来诊。患者1年前因车祸致右肱骨近端骨折，经保守治疗治愈后每逢天气变化或劳累后右肩酸痛不适。2个月前无明显诱因发生右肩疼痛并逐渐加重，活动受限，右手不能梳头，不能上举、后旋、外展，轻触剧痛难忍，夜间剧痛影响睡眠。查体：痛苦面容，右肩活动受限，上举15°，外展20°，右肱二头肌长头肌附着处压痛明显，喙突下压痛明显，斜方肌有压痛。舌苔薄白，脉沉弦。X线片示：右肱骨近端骨折愈后，对位对线可，右肩关节间隙变窄。

34．[第一问]宜选用的内治法是（   ）

A．攻下逐瘀法

B．行气消瘀法

C．补养脾胃法

D．补益肝肾法

E．清热解毒法

F．舒筋活络法

35．[第二问]宜选用的中药内服方剂是（   ）

A．补中益气汤

B．五味消毒饮

C．麻桂温经汤

D．生血补髓汤

E．参苓白术散

F．蠲痹汤

36．[第三问]宜选用的外敷中药药膏（又称软膏）是（   ）

A．生肌玉红膏

B．金黄膏

C．舒筋活络药膏

D．消肿散

E．温经通络药膏

F．红油膏

（37～41题共用题干）

患者，女性，65岁，因"双手及膝关节变形僵硬、屈伸不利，肌肉萎缩"来诊。患者15年前出现双手部分关节疼痛；4个月后出现肿胀及活动受限，并逐渐累及双手其他关节，呈对称性；1年后双膝关节出现疼痛，肿胀活动受限，右侧肘关节后方发现皮下结节。此后症状反复发作，劳累后加重，休息及服非甾体抗炎药后减轻。查体：双手呈鳍形手，诸关节骨端肥大，双膝关节轻度肿胀，股四头肌萎缩，膝关节骨端增大，呈内翻畸形，舌淡、苔白，脉细弱。X线片示：双侧腕关节、掌指、指间关节间隙接近消失，双膝关节间隙狭窄明显，呈内翻畸形。

37．[第一问]可能的诊断是（   ）

A．神经性关节炎

B．血友病性关节炎

C．类风湿性关节炎

D．风湿性关节炎

E．尪痹病

F．痛风性关节炎

38．[第二问]目前还需要做的检查包括（   ）

A．CT平扫

B．关节液检查

C．动态红细胞沉降率

D．类风湿因子检查

E．血常规

F．MRI

39. [第三问] 中医治疗的方法是（　　）
   A. 祛风散寒除湿，温经通络镇痛
   B. 活血化瘀，消肿镇痛
   C. 补益肝肾，通络镇痛
   D. 补肾祛寒，通经活络
   E. 清热通络，疏风胜湿
   F. 活血化瘀，疏风散寒

40. [第四问] 中医治疗的首选方剂是（　　）
   A. 真武汤加减
   B. 独活寄生汤加减
   C. 蠲痹汤加减
   D. 补肾祛寒治尪汤
   E. 血府逐瘀汤加减
   F. 身痛逐瘀汤加减

41. [第五问] 若对该患者膝关节采用手术治疗，适合的术式是（　　）
   A. 膝关节镜
   B. 人工全膝关节置换术
   C. 人工膝关节表面置换术
   D. 截骨术
   E. 关节融合术
   F. 软骨成形术

（42～44题共用题干）

患者，女性，65岁，因"右膝关节痛5年，加重2个月"来诊。患者5年前一次旅游后出现右膝关节痛，但无明显肿胀及活动受限，无全身发热，休息及服用非甾体抗炎药后症状减轻。此后症状反复发作，劳累后加重，休息及服非甾体抗炎药后减轻。2个月前因新居装修及搬家劳累，右膝疼痛加重，呈持续性，行走困难。伴有心烦失眠，口燥咽干，五心烦热，舌红苔少，脉细数等症状。查体：右膝轻度肿胀，膝关节内翻，髌骨周围压痛，股四头肌萎缩，膝关节屈曲轻度受限。X线片示：胫骨平台边缘骨赘形成，髁间隆突高尖，内侧关节间隙变窄。

42. [第一问] 现阶段的治疗原则是（　　）
   A. 祛风散寒除湿，温经通络镇痛
   B. 补益肝肾，通络镇痛
   C. 活血化瘀，消肿镇痛
   D. 补肾祛寒，通经活络
   E. 清热通络，疏风胜湿
   F. 养阴清热，祛风除湿
   G. 通经活络，散寒镇痛

43. [第二问] 对症治疗应选方（　　）
   A. 左归丸加减
   B. 桃红四物汤加减
   C. 补肾壮筋汤加减
   D. 身痛逐瘀汤加减
   E. 独活寄生汤加减
   F. 右归丸加减

44. [第三问] 该病的主要病变是（　　）
   A. 关节内化脓性感染
   B. 关节特异性炎症
   C. 关节软骨退变
   D. 关节骨质疏松
   E. 骨与关节慢性疼痛
   F. 继发性骨质增生

第六节　中医五官科【掌握】

一、脓耳、耳胀耳闭、耳鸣、耳聋【掌握】

A1和A2型题

说明：为单选题，5个选项中可能同时有最佳正确答案和非错误答案，请从中选择一个最佳答案。

1. 脓耳听力下降表现为（　　）
   A. 患侧骨导延长
   B. 患侧骨导缩短
   C. 患侧气导延长
   D. 患侧气导消失
   E. 患侧气导、骨导均下降

2. 患者，女，39岁。近1个月左耳出现耳鸣，常在情志恼怒后加重，影响睡眠，伴胸胁胀痛，头晕、头痛，口苦咽干，舌红，苔黄，脉弦。治疗应首选的方剂是（　　）
   A. 涤痰汤加减
   B. 逍遥散加减
   C. 益气聪明汤加减
   D. 芎芷散加减
   E. 归脾汤加减

3. 患者，男，55岁。左耳听力减退，常在劳累后加重，倦怠乏力，声低气怯，面色无华。伴食欲不振，腹胀满，大便溏薄，心悸失眠，舌质淡红，苔薄白，脉细弱，导致该患者耳聋的主要病因是（　　）

　　A．外邪侵袭
　　B．肝火上扰
　　C．痰火郁结
　　D．气滞血瘀
　　E．气血亏虚

4．患者耳内胀闷堵塞感，伴听力减退，自听增强，外耳道正常，鼓膜微红、内陷，透过鼓膜可见液平面，鼓膜穿刺可抽出清稀积液，鼻黏膜肿胀。检查：外耳道及鼻咽部均无异物或肿块。该患者最有可能的诊断是（　　）

　　A．耵耳
　　B．耳异物
　　C．鼻咽肿物
　　D．耳胀
　　E．脓耳

5．因耳内异物、耳胀、脓耳等病出现的耳聋多为（　　）

　　A．感音神经性耳聋
　　B．传导性耳聋
　　C．混合性耳聋
　　D．病理性耳聋
　　E．损伤性耳聋

6．耳胀、耳闭与脓耳的主要鉴别是（　　）

　　A．患耳疼痛的轻重
　　B．患耳听力障碍的轻重
　　C．患耳鼓膜有无穿孔
　　D．患耳鼓膜有无充血
　　E．患耳乳突有无压痛

7．下列**不属于**脓耳常见的临床表现的是（　　）

　　A．耳痛
　　B．鼓膜穿孔
　　C．耳内流脓
　　D．听力下降
　　E．耳郭瘙痒

8．患者，男，31岁。感冒后右耳痛，听力略减低。检查：右耳通畅，鼓膜充血有小穿孔流脓。应考虑为（　　）

　　A．外耳道湿疹
　　B．分泌性中耳炎
　　C．急性外耳道炎
　　D．慢性中耳炎
　　E．急性化脓性中耳炎

9．脓耳见鼓膜穿孔较小或引流不畅时，**不宜**选用的外治法是（　　）

　　A．吹药法
　　B．滴耳法
　　C．滴鼻法
　　D．3%双氧水洗耳法
　　E．鼓膜修补术

A3和A4型题

说明：为共用题干单选题，考题是以一个共同题干的临床案例出现，请从中选择一个最佳答案。

（1～3题共用题干）

患者，女，18岁。耳痛，听力下降，耳内少量流脓，鼓膜穿孔，伴发热、恶寒、头痛，周身不适，鼻塞流涕，咳嗽。舌红苔薄黄，脉浮数。听力检查：传导性耳聋。

1．[第一问]该患者应考虑为（　　）
　　A．耳疮
　　B．脓耳
　　C．耳疖
　　D．旋耳疮
　　E．耳胀

2．[第二问]导致该患者发病的主要原因是（　　）
　　A．肝胆湿热
　　B．脾虚湿困
　　C．肾元亏损
　　D．风热外侵
　　E．正虚毒滞

3．[第三问]治疗可首选的方剂是（　　）
　　A．蔓荆子散加减
　　B．龙胆泻肝汤加减
　　C．托里消毒散加减
　　D．知柏地黄丸加减
　　E．肾气丸加减

（4～8题共用题干）

患者，男，21岁。耳痛甚剧，痛引腮脑，鼓膜红赤，耳脓多而黄稠或带红色，耳聋。全身发热，口苦咽干，小便黄赤，大便秘结。舌红，苔黄腻，脉弦数有力。

4．[第一问]该患者的诊断是（　　）
　　A．旋耳疮

B. 耳瘘
C. 耳聋
D. 脓耳
E. 耳疮

5. [第二问] 其辨证是（　　）
   A. 风热湿邪犯耳证
   B. 风热湿邪证
   C. 肝胆湿热证
   D. 外感邪毒证
   E. 痰火郁结证

6. [第三问] 治法是（　　）
   A. 清热解毒，消肿止痛
   B. 清热祛湿，祛风止痒
   C. 疏风清热，解毒祛湿
   D. 化痰清热，散结通窍
   E. 清肝泄热，祛湿排脓

7. [第四问] 治疗应首选（　　）
   A. 龙胆泻肝汤
   B. 五味消毒饮
   C. 银花解毒汤
   D. 消风散
   E. 清气化痰丸

8. [第五问] 若患者火热炽盛，流脓不畅，治疗应首选（　　）
   A. 托里消毒散
   B. 仙方活命饮
   C. 知柏地黄丸
   D. 蔓荆子散
   E. 白虎汤

二、鼻窒、鼻鼽、鼻渊、鼻衄、喉痹、喉瘖、乳蛾【掌握】

A1和A2型题

说明：为单选题，5个选项中可能同时有最佳正确答案和非错误答案，请从中选择一个最佳答案。

1. 患者，女，18岁。突然发作鼻痒，喷嚏频频，流清涕、鼻塞、嗅觉减退，鼻黏膜肿胀，颜色苍白，无恶寒发热等症，数分钟后症状可消失，但常反复发作。该患者最可能的诊断为（　　）
   A. 伤风鼻塞
   B. 鼻窒
   C. 鼻鼽
   D. 鼻疳
   E. 鼻渊

2. 下列关于鼻渊说法**不正确**的是（　　）
   A. 本病以鼻流浊涕，量多不止为主要特征
   B. 常伴有鼻塞及嗅觉减退
   C. 鼻黏膜红肿，尤以下鼻甲为主
   D. 中鼻道、嗅沟、下鼻道或后鼻孔可见脓涕
   E. 部分患者可见前额、鼻根部或颌面部、头顶部疼痛

3. 鼻窒患者的主要症状是（　　）
   A. 鼻塞流涕，打喷嚏
   B. 间歇性、交替性鼻塞
   C. 鼻塞，伴恶寒、发热
   D. 鼻前孔附近灼热疼痛，伴瘙痒
   E. 鼻流浊涕，量多不止

4. 急喉瘖的诊断要点正确的是（　　）
   A. 多有内伤史
   B. 发病较缓
   C. 声音不扬，甚至嘶哑失音
   D. 没有其他外感症状
   E. 检查声带完全正常

5. 乳蛾与喉痹的鉴别要点在于（　　）
   A. 疼痛性质
   B. 病变部位
   C. 好发年龄
   D. 伴随症状
   E. 病程长短

A3和A4型题

说明：为共用题干单选题，考题是以一个共同题干的临床案例出现，请从中选择一个最佳答案。

（1～4题共用题干）
患者，男，30岁，工人。近3年来经常打喷嚏、流清涕、鼻塞，每遇风冷即发，平素畏风自汗，易感冒，气怯声低，余无特殊。检查鼻黏膜色淡，下甲肿

胀，舌淡苔白，脉虚弱。

1. ［第一问］诊断为何病（　　）
   A. 鼻窒
   B. 伤风鼻塞
   C. 鼻鼽
   D. 鼻渊
   E. 鼻槁

2. ［第二问］属于何种证型（　　）
   A. 肺气虚弱
   B. 脾气虚弱
   C. 肾阳虚
   D. 脾肾两虚
   E. 肺脾气虚

3. ［第三问］其治则为（　　）
   A. 温补肺脏，祛散风寒
   B. 健脾益气，升清化湿
   C. 温补肾阳，固肾纳气
   D. 健脾益肾，利湿通窍
   E. 健脾益气，散寒通窍

4. ［第四问］其选用的方剂为（　　）
   A. 温肺止流丹
   B. 补中益气丸
   C. 金匮肾气丸
   D. 参苓白术散
   E. 真武汤

（5～6题共用题干）

患者，女。双侧交替性鼻塞半年余，遇寒症状加重，鼻涕白黏，伴咳嗽痰稀。检查见下鼻甲肿胀色淡，舌淡红，苔薄白，脉缓。

5. ［第一问］此患者最可能的诊断是（　　）
   A. 伤风鼻塞
   B. 鼻窒
   C. 鼻鼽
   D. 鼻槁
   E. 鼻疳

6. ［第二问］此病的病因病机为（　　）
   A. 外感风寒
   B. 脾气虚弱，邪滞鼻窍
   C. 肺经蕴热，邪毒外袭
   D. 肺气虚弱，邪滞鼻窍
   E. 外感风热

（7～8题共用题干）

患者，男。鼻流浊涕不止1个月余。伴鼻塞、头痛、嗅觉减退。

7. ［第一问］此患者若属虚证，下列描述正确的是（　　）
   A. 鼻塞轻重不等
   B. 剧烈头痛
   C. 鼻涕浓稠黄浊而量多
   D. 鼻甲红肿
   E. 颧部叩击痛明显

8. ［第二问］此患者最可能的诊断为（　　）
   A. 鼻鼽
   B. 鼻槁
   C. 鼻渊
   D. 鼻疳
   E. 鼻窒

（9～13题共用题干）

患者，男，声音嘶哑3天，咽喉不适，咳嗽，查双声带红肿，闭合不全，并有发热，恶寒，舌边微红，脉浮数。

9. ［第一问］本病西医诊断为（　　）
   A. 急性咽炎
   B. 急性喉炎
   C. 慢性喉炎
   D. 喉部肿瘤
   E. 喉部结核

10. ［第二问］中医诊断为（　　）
    A. 急喉瘖
    B. 慢喉瘖
    C. 风热喉痹
    D. 喉菌
    E. 阴虚喉癣

11. ［第三问］中医辨证为（　　）
    A. 肝火上炎
    B. 胃火炽盛
    C. 心火亢盛
    D. 风热侵袭
    E. 风寒外犯

12. ［第四问］中医治则为（　　）
    A. 清肝泻火，利喉开音
    B. 清胃降火，利喉开音
    C. 清心泻火，利喉开音
    D. 疏风清热，利喉开音
    E. 辛温解表，宣肺开音

13. ［第五问］首选方剂为（　　）
    A. 疏风清热汤
    B. 六味汤
    C. 龙胆泻肝汤
    D. 清胃散
    E. 导赤丹

三、针眼、胞生痰核、睑弦赤烂、流泪症、天行赤眼、暴风客热、胬肉攀睛、青风内障、圆翳内障【掌握】

A1 和 A2 型题

说明：为单选题，5 个选项中可能同时有最佳正确答案和非错误答案，请从中选择一个最佳答案。

1. 针眼与胞生痰核最重要的鉴别点是（   ）
   A. 病变位于胞睑
   B. 病变可位于睑内面
   C. 病变可位于睑外面
   D. 病变均由脾胃不和引起
   E. 肿物有无压痛

2. 天行赤眼的主要特点是（   ）
   A. 白睛红赤
   B. 胞睑红肿
   C. 畏光流泪
   D. 邻里相传
   E. 痒涩不适

3. 下述关于睑腺炎的治疗，**错误**的描述是（   ）
   A. 外睑腺炎的切口须与睑缘垂直，内睑腺炎切口与睑缘平行
   B. 脓肿形成时，应及时切开排脓
   C. 眼睑局部和结膜囊涂抗生素眼膏
   D. 未化脓前可进行热敷和其他物理治疗
   E. 反复发作及伴有全身反应时可口服抗生素类药品

4. 胞生痰核中医学又称（   ）
   A. 偷针
   B. 土疳
   C. 土疡
   D. 疣病
   E. 火疡

5. 眼丹与针眼的鉴别要点在于（   ）
   A. 疼痛性质
   B. 有无肿胀
   C. 病变部位
   D. 致病原因
   E. 病情严重程度

6. 天行赤眼**禁忌**（   ）
   A. 包眼
   B. 洗眼
   C. 耳尖放血
   D. 针灸
   E. 熏洗

7. 下述为暴风客热的其他治疗方法，**除了**（   ）
   A. 点眼药水
   B. 冲洗结膜囊
   C. 耳尖放血
   D. 湿热敷
   E. 针灸

8. **不属于**热敷法治疗的眼病是（   ）
   A. 偷针
   B. 胞生痰核
   C. 白睛溢血
   D. 暴风客热
   E. 血灌瞳神

9. 患者暴风客热症见目痛灼热，怕热畏光，热泪如汤，眵多黄稠，胞睑红肿，白睛红赤浮肿；证属热重于风者，治宜选用（   ）
   A. 银翘散
   B. 导赤散
   C. 泻肺饮
   D. 菊花决明散
   E. 以上都不是

10. 指出**不属于**睑弦赤烂的中医名称（   ）
    A. 目赤烂眦
    B. 风弦赤烂
    C. 迎风赤烂
    D. 烂弦风
    E. 风赤疮痍

11. 防风通圣散常用于治疗哪种类型的暴风客热（   ）
    A. 风重于热
    B. 热重于风
    C. 风热并重
    D. 湿重于热
    E. 热重于湿

12. 针眼未成脓者，下列**不属于**其主要辅助治疗的是（   ）
    A. 针灸
    B. 湿热敷
    C. 耳尖放血
    D. 涂眼药膏
    E. 按摩

13. 下列**不属于**针眼病因病机的是（   ）
    A. 风邪外袭，客于胞睑而化热生疮

B. 过食辛辣炙煿，脾胃积热上攻胞睑
C. 余邪未清，热毒蕴伏
D. 素体虚弱，复感外邪
E. 脾失健运，湿痰内聚

14. 漏睛与流泪症的鉴别要点在于（   ）
    A. 冲洗泪道时有无黏液或脓液溢出
    B. 是否发生流泪
    C. 是否伴有目赤肿痛
    D. 病变部位
    E. 好发人群

15. 青风内障相当于西医学之（   ）
    A. 白内障
    B. 视神经萎缩
    C. 玻璃体混浊
    D. 糖尿病视网膜病变
    E. 开角型青光眼及慢性闭角型青光眼

16. 不是圆翳内障的诊断依据的是（   ）
    A. 视力突然下降
    B. 晶珠混浊
    C. 无怕光、流泪
    D. 无眼红、眼痛
    E. 视力缓慢减退

A3 和 A4 型题

说明：为共用题干单选题，考题是以一个共同题干的临床案例出现，请从中选择一个最佳答案。

（1~3题共用题干）

患者，女，23岁。左眼睑部局限性肿胀，伴瘙痒，微红，可扪及硬结，疼痛拒按，舌苔薄黄，脉浮数。血常规检查见白细胞总数及中性粒细胞比例增高。

1. ［第一问］该患者可诊断为（   ）
    A. 针眼
    B. 胞生痰核
    C. 天行赤眼
    D. 椒疮
    E. 睑弦赤烂

2. ［第二问］该患者证属（   ）
    A. 风热客睑证
    B. 热毒壅盛证
    C. 脾虚夹邪证
    D. 肝火上扰证
    E. 痰瘀互结证

3. ［第三问］治疗宜首选的方剂是（   ）
    A. 托里消毒散加减
    B. 银翘散加减
    C. 仙方活命饮加减
    D. 防风通圣散加减
    E. 化坚二陈丸加减

（4~5题共用题干）

患者双眼白睛红赤，胞睑红肿，眼沙涩，灼痛，畏光流泪，怕热眵多。

4. ［第一问］如果这个患者诊断为暴风客热，最不可能出现的情况是（   ）
    A. 传染快
    B. 不易传染
    C. 黑睛星翳
    D. 恶寒发热
    E. 头痛鼻塞

5. ［第二问］若患者诊断为天行赤眼，在眼部检查中，哪一项最支持其诊断（   ）
    A. 白睛赤红
    B. 结膜囊眼眵较多
    C. 黑睛星翳
    D. 白睛浮肿
    E. 白睛见点状或片状出血

第三篇 基本技能

第一章 基本急救技能

第一节 突发公共卫生事件的判断与处置【掌握】

A1 和 A2 型题

说明：为单选题，5 个选项中可能同时有最佳正确答案和非错误答案，请从中选择一个最佳答案。

1. 突发公共卫生事件分（　　）级
   A. 二
   B. 三
   C. 四
   D. 五
   E. 六
2. 突发公共卫生事件分哪几级（　　）
   A. 特别重大、重大、较大、一般
   B. 极重、重、中、轻
   C. 重、中、轻
   D. 重大、较大、一般
   E. 严重、非严重
3. 发生突发公共卫生事件时，医疗机构的应急反应措施是（　　）
   A. 评价应急处理措施效果
   B. 组织、协调有关部门参与事件的处理
   C. 督导、检查应急处理措施的落实情况
   D. 开展患者接诊、收治和转运工作
   E. 开展突发公共卫生事件的调查与处理
4. 以下**不属于**突发公共卫生事件的是（　　）
   A. 重大传染病疫情
   B. 群体不明原因疾病
   C. 重大食物中毒
   D. 职业病
   E. 重大交通事故
5. 在某职工食堂，中午食堂就餐 30 分钟后出现数十人头晕、口唇青紫、呼吸急促，考虑诊断（　　）
   A. 氰化物中毒
   B. 杀鼠药中毒
   C. 亚硝酸盐中毒
   D. 有机磷农药中毒
   E. 毒蘑菇中毒

A3 和 A4 型题

说明：为共用题干单选题，考题是以一个共同题干的临床案例出现，请从中选择一个最佳答案。

（1~2 题共用题干）

患者，女性，25 岁。清晨被家属发现昏迷不醒，嘴唇樱桃色，房门紧闭。

1. [第一问] 患者最可能的诊断是（　　）
   A. 一氧化碳中毒
   B. 杀鼠药中毒
   C. 重度缺氧
   D. 有机磷农药中毒
   E. 毒蘑菇中毒
2. [第二问] 患者最好的治疗方法是（　　）
   A. 纳洛酮
   B. 高压氧舱治疗
   C. 吸氧
   D. 亚甲蓝
   E. 呼吸兴奋

第二节　常用急救药物的应用【掌握】

> A1 和 A2 型题
> 说明：为单选题，5 个选项中可能同时有最佳正确答案和非错误答案，请从中选择一个最佳答案。

1. 抢救过敏性休克的首要措施是（　　）
   A．去甲肾上腺素心室内注入
   B．马来酸氯苯那敏 10mg 肌注
   C．0.1%肾上腺素 0.5～1mg 静注
   D．地塞米松 10mg 静注
   E．10%葡萄糖酸钙 10～20mL 静注

2. 患者被汽车撞伤，右上腹剧痛，呼吸 36 次/分，脉搏 100 次/分，血压 90/65mmHg，诊断不明，**禁用**（　　）
   A．异丙嗪
   B．地西泮
   C．氨基己酸
   D．吗啡
   E．苯巴比妥

3. 腹部闭合性损伤，持续腹痛。血压 80/60mmHg，脉搏 120 次/分，诊断尚未确定，应给予的处置是（　　）
   A．吗啡止痛
   B．给水止渴
   C．苯巴比妥镇静
   D．扶持患者去放射科透视
   E．积极补充血容量，抗休克

4. 男性，72 岁。因患急性前壁心肌梗死住院，治疗中突然发生抽搐、意识丧失，心电波显示心脏停搏。首选的药物是（　　）
   A．利多卡因
   B．阿托品
   C．异丙肾上腺素
   D．肾上腺素
   E．去甲肾上腺素

5. 心肺复苏中，肾上腺素促使心脏复跳的关键在于（　　）
   A．α、β 受体同时兴奋
   B．$β_1$ 受体兴奋
   C．多巴胺受体兴奋
   D．$β_2$ 受体兴奋
   E．α 受体兴奋

第三节　生命体征的观察及临床意义、院前急救流程、患者的运转及准备【掌握】

> A1 和 A2 型题
> 说明：为单选题，5 个选项中可能同时有最佳正确答案和非错误答案，请从中选择一个最佳答案。

1. 男性，25 岁，在社区花园散步时突然哮喘发作，社区医师赶往现场，查体发现，患者端坐呼吸，大汗淋漓，话语不连贯，下列哪一项体征提示病情严重，可能进展为一级危重患者（　　）
   A．肋间隙增宽
   B．两肺呼吸音低，偶闻散在哮鸣音
   C．肺叩诊过清音
   D．肺内广泛高响度哮鸣音
   E．心率大于 100 次/分

2. 一个行人突然晕倒在地上，作为路过的社区中医全科医师，你此刻应采取的措施是（　　）
   A．按压人中穴
   B．评估患者生命体征，判断患者有无意识丧失
   C．立马跑回诊室，拿抢救盒
   D．打电话给社区上级医师并请求支援
   E．拨打"120"急救电话

3. 在地震灾区现场挖出一位伤员，烦躁，面部青紫，呛咳不止，吸气呈三凹征，右胸叩诊鼓音，右股骨骨折断端外露，血压 100/70mmHg，首要的紧急处理措施是（　　）

A．检查处理气胸
B．立即清创包扎固定右股骨骨折
C．静脉输液抗休克
D．加压包扎，固定浮动的胸壁
E．检查神经反射

4．患者，男，52 岁。在健身房跑步后倒下，可迅速简单判定是否心搏骤停的指标是（　　）

A．意识丧失，大动脉搏动消失
B．呼之不应
C．血压下降
D．瞳孔散大
E．呼吸停止

5．患者，男，35 岁。在硬膜外麻醉下行胆囊切除术，胸 7～8 穿刺，每次给 1.33%利多卡因 15mL，给药后 20 分钟医师手术切皮时发现血色发紫，刀口不渗血，诊断心搏骤停。应选择的抢救措施是（　　）

A．气管插管及胸外心脏按压
B．胸内心脏按压
C．头部降温
D．脱水治疗
E．口对口人工呼吸

6．患者，男，35 岁，在火灾现场中被救出，下列做法**不正确**的是（　　）

A．有严重复合伤时，应先进行相应的急救处理
B．呼吸道烧伤者，应在严重呼吸困难时方行吸氧、气管切开
C．迅速脱离热源，用凉水浸泡或冲淋局部
D．酌情使用地西泮、哌替啶等药物镇静止痛
E．剪去伤处衣、袜，用清洁被单覆盖

A3 和 A4 型题

说明：为共用题干单选题，考题是以一个共同题干的临床案例出现，请从中选择一个最佳答案。

（1～4 题共用题干）

在路上出现严重连环车祸，作为急救人员前往现场急救。

1．［第一问］作为急救人员，进入现场急救前，首先要注意的是（　　）

A．注意戴好口罩手套等个人防护用具
B．注意询问现场事故原因
C．注意现场伤者人数
D．注意现场是否安全
E．注意消防员是否已经到场

2．［第二问］在现场发现以下几位伤者，应该优先处理的是（　　）

A．大叫大喊的寻求救助的患者
B．自己走向医师的患者
C．呼吸心跳停止的伤者
D．右上肢外伤，活动性出血的患者
E．反应淡漠，贫血貌但仅有腹痛无明显外出血部位的患者

3．［第三问］对于怀疑有内出血的患者最好在多长时间内发现，判断处理并转运离开现场（　　）

A．4 分钟
B．10 分钟
C．30 分钟
D．1 小时
E．15 分钟

4．［第四问］对于怀疑有内出血的患者，当其在急救车上出现意识进一步恶化时，要优先进一步检查的指标是（　　）

A．血氧饱和度
B．瞳孔
C．腹围
D．心率
E．血压

第四节　徒手心肺复苏技术【掌握】

A1 和 A2 型题

说明：为单选题，5 个选项中可能同时有最佳正确答案和非错误答案，请从中选择一个最佳答案。

1．CPR 时正确的操作程序是（　　）

A．开放气道—人工呼吸—胸外心脏按压

B. 人工呼吸—胸外心脏按压—开放气道
C. 人工呼吸—开放气道—胸外心脏按压
D. 胸外心脏按压—人工呼吸—开放气道
E. 胸外心脏按压—开放气道—人工呼吸

2. 2015版心肺复苏指南中胸外按压的部位为（　　）
A. 两乳头连线中点（胸骨中下1/3处）或剑突上2横指处
B. 心尖部
C. 胸骨中段
D. 胸骨左缘第五肋间
E. 剑突处

3. 关于心肺复苏给药途径，**不主张**（　　）
A. 心内注射
B. 中心静脉给药
C. 外周静脉给药
D. 气管内给药
E. 骨髓内给药

4. 在心肺复苏抢救中，最基本的是（　　）
A. 保持呼吸道通畅
B. 人工辅助呼吸
C. 循环支持
D. 肾上腺素静推
E. 阿托品静推

5. 下列哪项**不是**心肺复苏成功的指标（　　）
A. 可触及大动脉搏动
B. 恢复自主呼吸
C. 瞳孔散大
D. 皮肤颜色
E. 温度改善

6. 患者，女，19岁。溺水后被救出，神志不清，口唇发绀，呼吸停止，颈动脉搏动消失。现单人对其进行心肺复苏，其正确的比例是（　　）
A. 30次心脏按压，1次人工呼吸
B. 15次心脏按压，1次人工呼吸
C. 15次心脏按压，2次人工呼吸
D. 30次心脏按压，2次人工呼吸
E. 60次心脏按压，2次人工呼吸

7. 成人心肺复苏时打开气道的最常用方式为（　　）
A. 仰头举颏法
B. 双手推举下颌法
C. 托颌法
D. 环状软骨压迫法
E. 以上均可

8. 心肺复苏胸外心脏按压与人工呼吸的交替比例为（　　）
A. 30∶2
B. 15∶2
C. 30∶3
D. 15∶1
E. 15∶3

9. 心肺复苏按压的频率为（　　）
A. 60次/分
B. 80次/分
C. 90次/分
D. 120次/分
E. 150次/分

10. 患者，男，50岁。散步时突然倒地。查体：意识丧失，大动脉搏动消失，抽泣样呼吸，随即消失。应首先采取的措施是（　　）
A. 舌下含服硝酸甘油
B. 开放气道
C. 人工呼吸
D. 按压人中
E. 胸外按压

11. 关于心肺复苏的叙述，**错误**的是（　　）
A. 成人胸外心脏按压与通气比率为15∶2
B. "E-C"手法扣球囊面罩行人工通气
C. 明显胸廓起伏是通气成功的标志
D. 成人胸外心脏按压深度5～6cm
E. 抬头举颏法开放气道

12. 患者心搏骤停后，首先要采取的抢救措施为（　　）
A. 人工心脏起搏
B. 静脉注射利多卡因
C. 给氧
D. 心脏按压
E. 开放静脉通道

13. 在院外抢救心室颤动的各项措施中，首选（　　）
A. 开放气道
B. 体外临时心脏起搏术
C. 电除颤
D. 胸外按压
E. 应用抗心律失常药物

14. 成人初期复苏阶段，单人复苏式和双人复苏式心脏按压和口对口人工呼吸的比例是（　　）
A. 5∶2
B. 15∶2
C. 15∶1
D. 5∶1
E. 30∶2

15. 成人胸外心脏按压的最佳频率是（　　）
A. 100～120次/分
B. 60～80次/分

C．20～40次/分
D．40～60次/分
E．80～100次/分

A3和A4型题

说明：为共用题干单选题，考题是以一个共同题干的临床案例出现，请从中选择一个最佳答案。

(1～2题共用题干)

患者，男，65岁，多年冠心病史，小区内散步时突然倒地，意识丧失，无自主呼吸。

1．[第一问] 作为一名全科医师的目击者，应采取下列**除**哪项外的措施（　　）
  A．迅速将患者背到附近的小区诊所
  B．将患者就地置于平卧位，头偏向一侧，解开领口，松开裤带
  C．迅速评估患者的呼吸循环状况
  D．手机拨打"120"，同时呼叫现场其他人员协助抢救
  E．现场心肺复苏术

2．[第二问] 如何判断患者是否心搏骤停（　　）
  A．立即听心音
  B．立即做心电图
  C．立即测血压
  D．立即触摸颈动脉搏动
  E．立即触摸肱动脉搏动

(3～4题共用题干)

患者，女，18岁。术中出现心搏、呼吸骤停。

3．[第一问] 复苏中紧急采取的循环支持措施是（　　）
  A．心脏按压
  B．血管活性药物的应用
  C．除颤
  D．维持机体内环境平衡
  E．以上都是

4．[第二问] 有效心脏按压的表现是（　　）
  A．颈、股动脉触摸到搏动
  B．发绀的口唇逐渐转为红润
  C．散大的瞳孔开始缩小
  D．出现自主呼吸
  E．以上都是

第五节　洗胃术和创伤的止血、包扎、固定【掌握】

A1和A2型题

说明：为单选题，5个选项中可能同时有最佳正确答案和非错误答案，请从中选择一个最佳答案。

1．创伤救护中，遇到肠管脱出体外，转运前下列处理最恰当的是（　　）
  A．立即送入腹腔，包扎伤口
  B．缝线缝扎固定肠管于腹壁再行包扎
  C．直接用急救包覆盖包扎固定
  D．敷料覆盖，再以钟形器皿（如碗）盖住后包扎
  E．以生理盐水冲洗后常规包扎保护

2．急性中毒需洗胃清除胃内尚未吸收的毒物，在服毒后多长时间内洗胃有效（　　）
  A．6小时
  B．12小时
  C．16小时
  D．24小时
  E．36小时

3．关于口服中毒患者的洗胃处理，正确的是（　　）
  A．所有患者均应洗胃
  B．洗胃总液体量必须达到2L
  C．仅适用于清醒患者
  D．宜尽早进行，6小时内洗胃最有效
  E．超过8小时不用洗胃

4．骨折现场固定目的**不包括**（　　）
  A．便于转运
  B．协助止血
  C．限制受伤部位的活动度
  D．避免再伤
  E．减轻在搬运与运送中增加伤者的痛苦

5. 关于受伤部位固定的原则，**不正确**的是（　　）

   A．注意伤员全身情况

   B．畸形的伤部不必复位

   C．外露的骨折端应送回伤口

   D．穿入身体的异物不能现场拔出

   E．固定要牢靠，松紧要适度

6. 某居民，男，20岁在家中阳台攀高晾晒时不慎从楼上跌下。当时不能站立，腰部疼痛无力。双下肢不能自主活动，双腹股沟以下感觉消失，社区医师第一时间到达现场，需要紧急送患者去医院，正确的搬运方法是（　　）

   A．一人搂抱

   B．一人背

   C．两人抬上肢，两人抬下肢

   D．三人用手平直托起，保持躯体平直

   E．一人抬躯干，一人抬双下肢

7. 中年女性，因切菜时手指前端被刀切出血不止，来到社区医院，作为社区全科医师，你给她用的止血方法是（　　）

   A．加压包扎法

   B．填塞止血法

   C．指压止血法

   D．缝合止血法

   E．云南白药止血法

8. 患儿，男，4岁。吃花生米时突然出现心慌、气促，吸气极度困难，出现"三凹征"。最可能的诊断是（　　）

   A．气管异物

   B．支气管哮喘发作

   C．小儿肺炎

   D．胸膜炎

   E．受到惊吓

9. 吸入性窒息的急救措施主要是（　　）

   A．将舌牵出口外，同时低流量吸氧

   B．使患者头偏向一侧或采取俯卧位，同时输液支持治疗

   C．立即进行气管切开，通过气管导管吸出阻塞物

   D．插入通气导管

   E．清除口及咽喉部堵塞物，同时低流量吸氧

第二章 全科专业基本技能

第一节 本专业相关临床基本技能【掌握】

一、物理诊断技能、临床常用检验结果解读【掌握】

A1 和 A2 型题

说明：为单选题，5 个选项中可能同时有最佳正确答案和非错误答案，请从中选择一个最佳答案。

1. 患者，女，75 岁。心电图如图所示。应考虑的诊断是（ ）

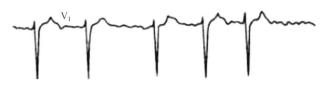

 A. 正常心电图
 B. 阵发性房性心动过速
 C. 心房颤动
 D. 室上性心动过速
 E. 房早二联律

2. 高血钾（血钾＞6.5mmol/L）时的心电图表现不包括（ ）

 A. P 波波幅减小
 B. T 波高耸
 C. QRS 波增宽
 D. P-R 间期缩短
 E. QRS 波与 T 波融合

3. 患者，女性，27 岁。既往体健，无心悸、心前区闷痛病史。3 天来腹痛、腹泻、高热。今天起心悸、胸闷。门诊心电图检查如图所示。请结合临床，做出心电图诊断（ ）

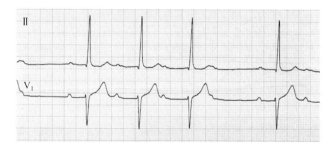

 A. 二度Ⅰ型房室传导阻滞
 B. 三度房室传导阻滞
 C. 一度房室传导阻滞
 D. 窦性停搏
 E. 二度Ⅱ型房室传导阻滞

4. 患者，女性，65 岁。原有高血压 12 年、糖尿病 10 年，治疗后自觉良好。近 1 年来，劳累后心悸、气急、心前区疼痛，持续 1 分钟可自行缓解，服药治疗后也可缓解。3 天前出现咳嗽、高热，近日来头晕、心悸。急诊就医时，即做心电图检查如图所示。请结合临床，做出心电诊断（ ）

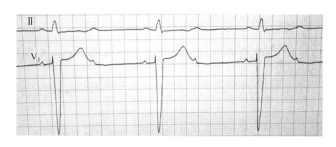

 A. 二度Ⅰ型房室传导阻滞
 B. 三度房室传导阻滞
 C. 二度Ⅱ型房室传导阻滞
 D. 窦性停搏
 E. 一度房室传导阻滞

5. 患者，女性，65 岁。原有冠心病 2 年。近日来外出旅游。比较劳累，睡眠少，时感心悸。做心电图检查如图所示。请结合临床，做出心电图诊断（ ）

 A. 单源性室性早搏
 B. 心肌缺血、房性早搏
 C. 心肌缺血、交界性早搏

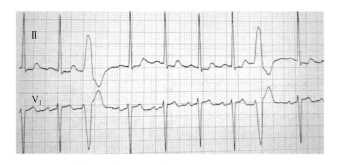

D．多源性室性早搏

E．插入型室性早搏

6．如图所示，心电图诊断为（　　）

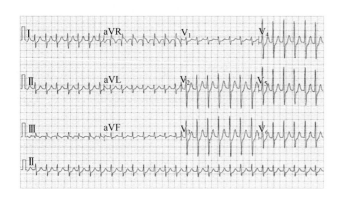

A．阵发性室上性心动过速

B．房颤伴快速心室率

C．房扑

D．窦性心动过速

E．心房颤动

7．如图所示，心电图诊断为（　　）

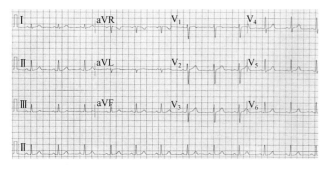

A．正常心电图

B．异常心电图

C．一度房室传导阻滞

D．肢导联低电压

E．窦性心律不齐

8．女，55岁。有高血压病史，突发胸痛3小时，心电图检查如图所示，诊断为（　　）

A．急性肺栓塞

B．急性下壁心肌梗死

C．急性前间壁心肌梗死

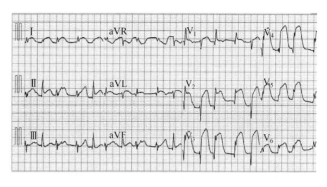

D．急性广泛前壁心肌梗死

E．急性后壁心肌梗死

9．患者，女，25岁，近1个月有阵发性心悸，心电图如图所示，请问患者心悸原因是（　　）

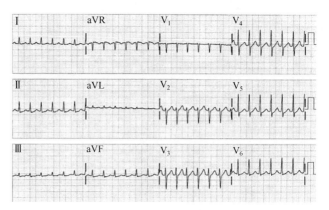

A．心房扑动

B．阵发性室上性心动过速

C．窦性心动过速

D．心室预激

E．心房颤动

10．如图所示，心电图诊断为（　　）

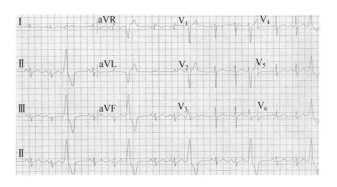

A．室性早搏呈三联律

B．房早伴心室内差异传导呈二联律

C．交界性早搏呈二联律

D．心室预激

E．正常心电图

11．如图所示，心电图诊断为（　　）

A．二度Ⅰ型房室传导阻滞

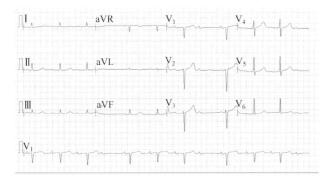

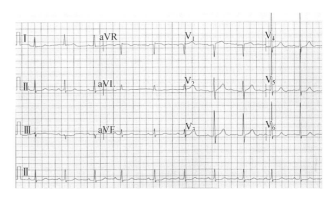

B．二度Ⅱ型窦房传导阻滞
C．二度Ⅰ型窦房传导阻滞
D．二度Ⅱ型房室传导阻滞
E．三度房室传导阻滞

12．如图所示，心电图诊断（　　）

A．左心室肥大伴 ST-T 改变
B．右心室肥大伴 ST-T 改变
C．ST-T 改变
D．心室预激
E．正常心电图

14．患者，女性，68 岁。近日来头晕、心悸。急诊就医时，即做心电图检查如图所示。诊断考虑为（　　）

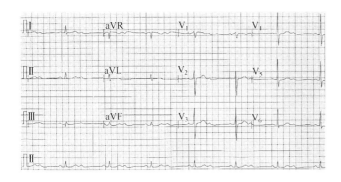

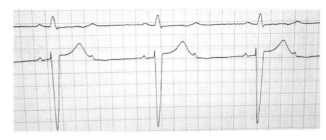

A．窦性心律，二度房室传导阻滞 2∶1 传导
B．窦性心律，三度房室传导阻滞
C．窦性心律，一度房室传导阻滞
D．窦性心律，二度房室传导阻滞 3∶1 传导
E．正常心电图

13．如图所示，心电图诊断为（　　）

A．二度Ⅰ型房室传导阻滞
B．三度房室传导阻滞
C．二度Ⅱ型房室传导阻滞
D．窦性停搏
E．一度房室传导阻滞

二、影像诊断技能、临床操作技能【掌握】

A1 和 A2 型题

说明：为单选题，5 个选项中可能同时有最佳正确答案和非错误答案，请从中选择一个最佳答案。

1．患者，女，63 岁。上腹痛伴高热 3 天。既往有胆囊结石、慢性胆囊炎病史。影像学检查如图所示。最可能的诊断是（　　）

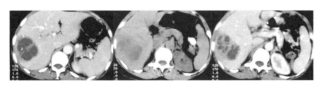

A．肝囊肿
B．肝阿米巴脓肿
C．急性胆囊炎
D．肝脓肿
E．肝癌

2．患者，男，50 岁。胸闷、气急 2 周。查体：心浊音界增大。影像学检查如图所示，应考虑的诊断为（　　）

A．左心室增大
B．正常胸片
C．右心室增大
D．梨形心

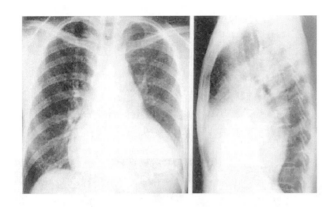

E. 靴形心

3. 患者，男，55岁，石矿工人。因"干咳1年"来诊，胸片如图所示。最可能的诊断是（　　）

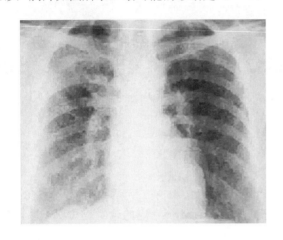

A. 硅肺
B. 肺脓肿
C. Wegener 肉芽肿
D. 结节病
E. 特发性肺含铁血黄素沉着症

4. 患者，男，35岁。反复上腹痛半年，进餐后明显。影像学检查如图所示，应考虑的诊断为（　　）

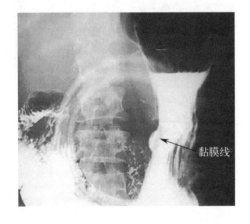

A. 慢性胃炎
B. 胃静脉曲张
C. 胃小弯溃疡
D. 正常消化道造影
E. 胃癌

5. 患者，男，50岁。大便次数增多伴稀便3个月，腹痛便秘1周。影像学检查如图所示，可能的诊断是（　　）

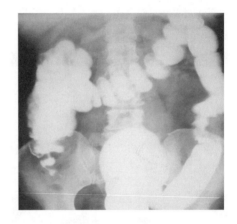

A. 肠结核
B. 肠穿孔
C. 溃疡性结肠炎
D. 肠梗阻
E. 结肠癌

6. 男性，34岁，剧烈上腹痛2小时，查体：腹部叩诊鼓音，肝浊音界消失，全腹压痛伴反跳痛。考虑诊断（　　）

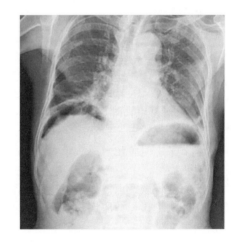

A. 腹部肿块
B. 大肠梗阻
C. 正常腹部平片
D. 单纯性小肠梗阻
E. 胃肠道穿孔可能

7. 患者，男，65岁，以"左下腹痛伴便血2个月"入院。肠镜提示距肛20cm处见一新生物，占据肠腔1周，内镜不能通过。该患者首先考虑诊断为（　　）

A. 结直肠平滑肌瘤
B. 结肠息肉

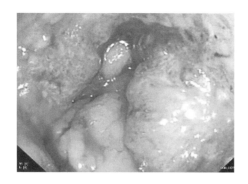

C．慢性结肠炎
D．结肠癌
E．结肠溃疡

8．男性，65 岁。咳嗽、消瘦 2 个月。吸烟史：2 包/日，30 年。诊断为（　　）

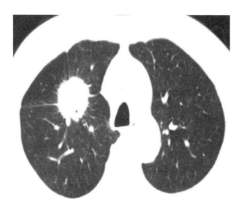

A．原发复合征
B．胸腔积液
C．大叶性肺炎
D．肺结核
E．肺癌

9．患者 6 天前打电话时，突发口齿不清，伴左侧肢体麻木无力，6 分钟左右症状完全缓解，前天中午饮 3 两黄酒，下午 1 时行走时感头晕，跌倒在地，意识不清，无四肢抽搐，无恶心呕吐，1 分钟左右清醒。既往 2 年前有短暂性脑缺血发作，不规则服用阿司匹林片，有高血压病史，无糖尿病史，无心脏病史，最合适的诊断是（　　）

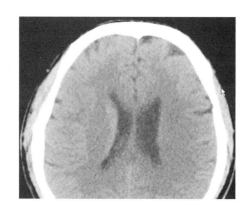

A．脑梗死
B．脑出血
C．脱髓鞘病变
D．脑萎缩
E．脑肿瘤

10．患者，男，70 岁。跌倒后伴言语不清 1 周，头颅 CT 如图所示。考虑诊断为（　　）

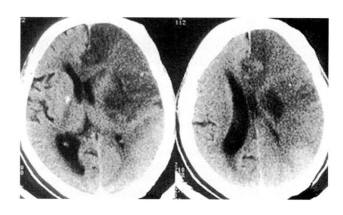

A．蛛网膜下腔出血
B．脑出血
C．脑挫伤
D．脑梗死
E．硬膜下血肿

11．患者，女，46 岁。无诱因下突发昏迷 6h。影像学检查如图所示，应考虑的诊断是（　　）

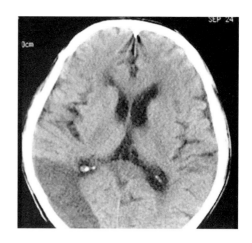

A．硬膜下血肿
B．蛛网膜下腔血肿
C．脑梗死
D．脑挫裂伤
E．脑肿瘤

12．患者，男，35 岁。反复上腹痛半年，空腹时明显。影像学检查如图所示，最可能的诊断是（　　）

A．慢性胃炎
B．胃癌
C．正常消化道造影

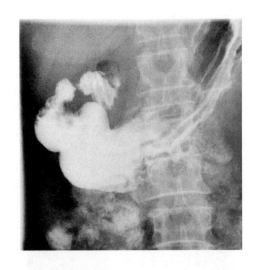

D. 胃静脉曲张

E. 十二指肠溃疡

13. 关于胸导联 V_1 导联电极的安放，正确的是（　）

A. 第 5 肋间锁骨中线

B. 胸骨右缘第 5 肋间

C. 胸骨左缘第 5 肋间

D. 胸骨左缘第 4 肋间

E. 胸骨右缘第 4 肋间

14. 关于胸导联 V_4 导联电极的安放，正确的是（　）

A. 胸骨右缘第 4 肋间

B. 第 5 肋间左锁骨中线

C. 胸骨右缘第 5 肋间

D. 胸骨左缘第 5 肋间

E. 胸骨左缘第 4 肋间

15. 患者，女，24 岁。轻微咳嗽 3 天。查体：心肺查体未见明显异常。影像学检查如图所示，应考虑的诊断是（　）

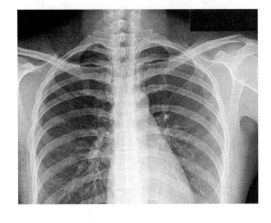

A. 肺结核

B. 正常胸片

C. 左下肺炎

D. 气胸

E. 左心室增大

16. B 超无法形成清晰图像的是（　）

A. 心包腔

B. 胸腔

C. 骨骼

D. 腹腔

E. 脑室腔

17. 下列适于进行超声检查的器官和组织是（　）

A. 肺

B. 皮下脂肪

C. 胃肠道

D. 骨骼

E. 子宫

18. 超声检查呈无回声的是（　）

A. 正常实质性器官如肝脾

B. 正常胆囊腔

C. 典型肝癌

D. 胆囊结石

E. 脏器包膜

19. 患者，女，30 岁。右上胸痛半个月，深呼吸、咳嗽时加重。查体：右上肺叩诊实音，听诊呼吸音减低。影像学检查如图所示。应诊断为（　）

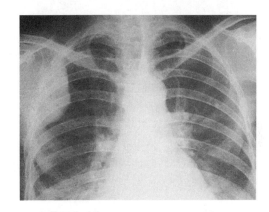

A. 正常胸片

B. 气胸

C. 右上侧胸壁包裹性胸腔积液

D. 右下肺炎

E. 右上肺结核

20. 患者，男性，28 岁，右肩关节肿痛 2 个月有余，局部软组织膨胀，皮温不高。有轻压痛，关节活动受限。患者的右肩关节正侧位片如图所示，首先需要考虑的疾病是（　）

A. 化脓性关节炎

B. 结核性关节炎

C. 肱骨转移瘤

D. 肱骨化脓性骨髓炎

E. 肩关节滑膜肉瘤

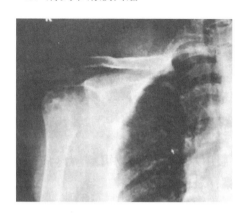

21. 根据以下影像做出诊断，以下说法正确的是（   ）

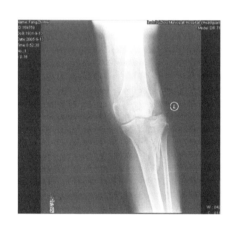

A. 左胫骨上段粉碎性骨折
B. 左腓骨粉碎性骨折
C. 右胫骨上段粉碎性骨折
D. 右腓骨粉碎性骨折
E. 以上都不正确

22. 患者，男性，25岁。1个小时前骑摩托车与汽车相撞倒在地，左肩膀被撞击。其后左肩部剧痛并不能抬高。影像学检查如图所示。应诊断为（   ）

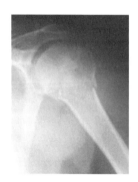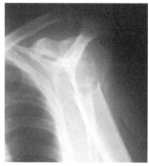

A. 左肱骨近端骨折
B. 左肩胛骨骨折
C. 左肌腱套撕裂
D. 左盂肱关节脱位
E. 左肩峰锁骨分离

23. 患者，女性，35岁。腹痛、腹胀2天。腹痛以脐部为主，呈阵发性，伴呕吐，吐出物有粪臭味，混有粪渣。2天未排便。5年前做过阑尾切除术。腹部平片如图所示。应诊断为（   ）

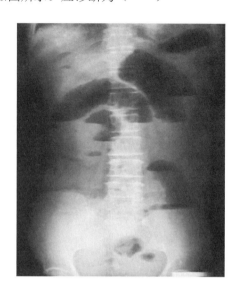

A. 肠胀气
B. 腹水征象
C. 结肠梗阻
D. 胃肠穿孔
E. 小肠梗阻

24. 患者，女性，54岁，腹痛、腹胀2个月，便中带血3周。结合下列X线片结果，应诊断为（   ）

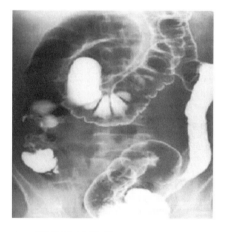

A. 溃疡性结肠炎
B. 升结肠癌
C. 肠结核
D. 正常腹平片
E. 肠梗阻

25. 患者，男性，40岁，慢性反复咳嗽15年。不发热。2年前有痰血史。10年前患肺结核。血常规检查：WBC $7×10^9$/L，中性0.7。胸部X线片如图所示。应诊断为（   ）

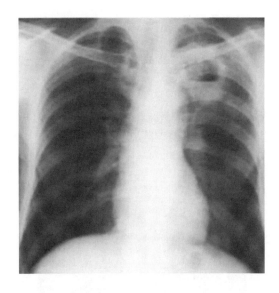

A. 肺脓肿
B. 慢性肺结核空洞
C. 包裹性积液
D. 肺肿瘤
E. 肺结核球液化

26. 根据以下影像做出诊断,说法正确的是(　　)

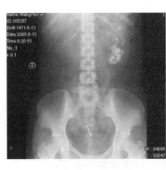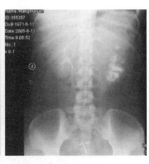

A. 左肾肿瘤
B. 左肾结石伴肾积水
C. 淋巴结钙化
D. 肾结核
E. 以上均不对

27. 患者,女,17岁,淋雨后出现发热、咳嗽、咳痰2天,查体:T39℃,左下肺可能闻及大量湿啰音,胸部左侧位片如图所示。最可能的诊断是(　　)

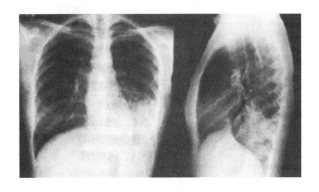

A. 大叶性肺炎
B. 小叶性肺炎
C. 肺脓肿
D. 肺结核
E. 过敏性肺炎

28. 根据以下影像做出诊断,说法正确的是(　　)

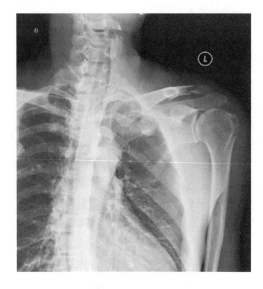

A. 左侧肩锁关节脱位
B. 左侧锁骨远端骨折
C. 左侧胸锁关节脱位
D. 左侧第一肋骨骨折
E. 右侧锁骨远端骨折

29. 患者,男,72岁,腹痛腹胀2天,伴有恶心呕吐。X线检查结果如图所示。该患者诊断首先考虑(　　)

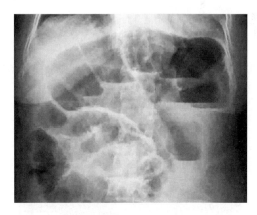

A. 急性肠梗阻
B. 急性胃穿孔
C. 胆总管结石
D. 急性阑尾炎
E. 急性胰腺炎

30. 患者,女,58岁,近期贫血明显,胃肠钡餐造影检查如图所示,诊断结果为(　　)

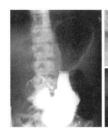 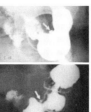 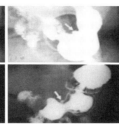

A．胃炎
B．胃癌
C．胃溃疡
D．胃平滑肌瘤
E．胃痉挛

31．患者，女，39 岁，胸痛伴发热、咳嗽 4 天。结合下列 X 线片，应诊断为（　　）

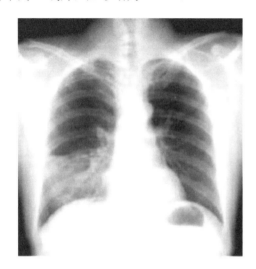

A．右肺结核
B．右上肺癌
C．右下肺炎
D．气胸
E．正常胸片

32．患者，男，32 岁，尿急，尿痛，下腹疼痛，血尿 3 天，骨盆 X 线平片如图所示，最佳诊断为（　　）

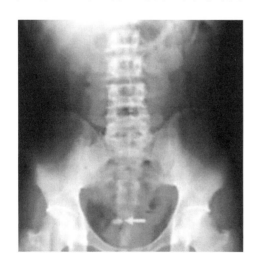

A．静脉石
B．膀胱结石
C．膀胱慢性炎症
D．膀胱结核
E．膀胱癌

33．患者，男，35 岁，支气管哮喘，近 1 周来哮喘发作频繁。1 小时前一阵剧咳后突感胸痛、气急，X 线片如图所示。应诊断为（　　）

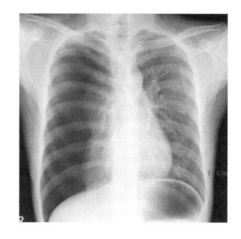

A．右侧气胸
B．消化道穿孔
C．肺不张
D．左侧肺炎
E．肺气肿

34．患者，男，46 岁，腹胀、腹痛 3 天，停止排便 1 天。结合下列 X 线片检查，应诊断为（　　）

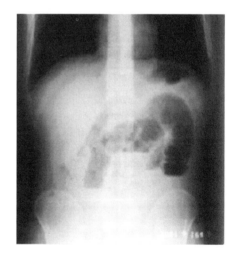

A．肠结核
B．正常腹平片
C．消化道穿孔
D．肠梗阻
E．以上均否

35．患者，女，34 岁，右侧胸痛、胸闷 1 小时。影像学检查如图所示，诊断为（　　）

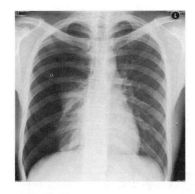

A. 右下肺炎
B. 右侧气胸
C. 正常胸片
D. 右下肺气肿
E. 右下胸膜肥厚

36. 患者，女，25 岁，中上腹反复疼痛 3 个月，多反酸，无呕血及黑粪。胃肠钡餐检查如图所示，最有可能的诊断是（　　）

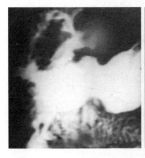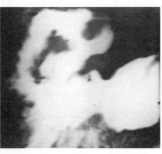

A. 幽门管溃疡
B. 幽门管癌
C. 幽门痉挛
D. 十二指肠球部溃疡
E. 十二指肠炎症

37. 患者，男，73 岁，入院诊断：急性阑尾炎并行急诊阑尾切除。术后腹痛症状不改善，不排气、不排便 3 天。行钡灌肠检查，如图所示。该患者最可能的诊断是（　　）

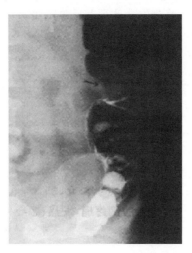

A. 麻痹性肠梗阻
B. 单纯性肠梗阻
C. 绞窄性肠梗阻
D. 降结肠癌合并梗阻
E. 乙状结肠扭转

38. 患者，男，26 岁，发热、咳嗽、咳痰 4 天，影像学检查如图所示，最可能的诊断为（　　）

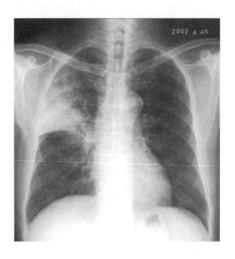

A. 右上肺不张
B. 右上肺炎
C. 右上肺癌
D. 右上胸膜肥厚
E. 气胸

39. 患者，男，45 岁，咳嗽、体重下降 3 月，胸片如图所示，最可能的诊断为（　　）

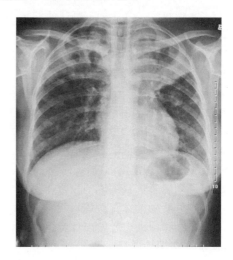

A. 正常胸片
B. 两肺肺炎
C. 两上肺肺不张
D. 两上肺浸润性肺结核
E. 肺癌

40. 患者，男，45 岁，高热、咳嗽 5 天。结合下列胸部正侧位 X 片，应诊断为（　　）

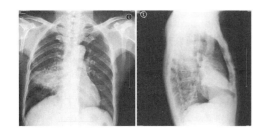

A. 右下肺肺癌
B. 两下肺炎
C. 右肺中叶肺炎
D. 正常胸片
E. 右肺下叶肺炎

第二节　全科医疗服务技能【掌握】

A1 和 A2 型题

说明：为单选题，5 个选项中可能同时有最佳正确答案和非错误答案，请从中选择一个最佳答案。

1. 患者遵医行为的增强因素**不包括**（　　）
   A．经济可以承受
   B．医疗设备先进
   C．患者家庭支持有力
   D．医患关系良好
   E．对医疗方案满意

2. 对健康教育的特点，描述正确的是（　　）
   A．全面的、完整的健康教育项目应从科学的假设开始
   B．不同的健康教育场所有不同的目标人群、教育内容和教育方式
   C．健康教育的基本概念是信息传播、行为干预
   D．健康教育是有计划、有规律的传播与教育活动
   E．健康教育以意识改变为目标，核心是帮助人们树立健康意识

3. 患者，男，40 岁。平日很少进行体育锻炼，近期体检提示肥胖、血压高、血脂高。该患者想要进行体育锻炼。此时医师应如何帮助该患者增强体育锻炼（　　）
   A．提出锻炼过程中出现疲劳、不适、缺乏动力等的应对方法和建议
   B．告知患者体育锻炼的积极作用
   C．制订明确的体育锻炼目标
   D．鼓励和帮助患者做出体育锻炼的承诺，帮助其初步选定锻炼课程
   E．制订具体的锻炼时间和锻炼方式

4. 患者，男，35 岁。因"反复发作反酸、上腹痛 3 年，呕血 1 天"入院。既往有吸烟、饮酒史。胃镜检查提示"十二指肠球部溃疡"，予以禁食、抑酸、补液、支持、对症等治疗后，消化道出血停止，开始进行根治 Hp 规范治疗，并转至社区医院。对于该患者，**不属于**重点随访项目的是（　　）
   A．定期检查血常规、粪便常规+隐血
   B．及时了解症状缓解情况及治疗效果
   C．检查幽门螺杆菌根除情况
   D．定期检查钡餐
   E．监督发病因素消除情况，如吸烟、饮酒、饮食不规律等

5. 全科医师采用的 SOAP 中的 S 指的是（　　）
   A．主观资料
   B．客观资料
   C．评估
   D．计划
   E．既往病史资料

6. 患者，女，68 岁。发现意识不清 2 小时，地上有地西泮空药盒 2 个。既往高血压 10 年及抑郁症半年。社区卫生服务中心接诊该患者现场应急处理，**错误**的是（　　）
   A．大声呼叫患者或给予疼痛刺激以判断其意识水平
   B．该患者有气道阻塞的风险，应立即气管插管保护气道
   C．监测生命体征并反复评估
   D．建立静脉通路
   E．现场应急处理后立即联系转诊

7. 患者，男，65 岁。体型肥胖，至社区正规程序测血压 156/96mmHg，既往体健，作为社区医师以下处理正确的是（　　）
   A．立即口服 ACEI 类降压药
   B．建议立即至心内科专科就诊
   C．立即口服 β 受体拮抗剂
   D．立即口服钙通道阻滞剂（CCB）类降压药
   E．进行高血压健康教育，治疗性生活方式干预，自我监测血压，一个月后复查血压

第三章　中医适宜技能

第一节　针刺【掌握】

一、80个常用腧穴的定位、主治与刺法【掌握】

A1和A2型题
说明：为单选题，5个选项中可能同时有最佳正确答案和非错误答案，请从中选择一个最佳答案。

1. 下列腧穴中，孕妇**不宜**针刺的腧穴是（　　）
   A．合谷
   B．少商
   C．太渊
   D．孔最
   E．公孙

2. 大敦穴的定位是（　　）
   A．足背，第1、2跖骨结合部之间凹陷中
   B．足背，当第1、2趾间趾蹼缘上方纹头处
   C．足大趾内侧趾甲根角旁约0.1寸处
   D．足背，当第2、3跖骨结合部之前凹陷中
   E．足大趾外侧趾甲根角旁约0.1寸处

3. 下列**不属于**尺泽主治病证的是（　　）
   A．咳嗽、气喘
   B．肘臂挛痛
   C．急性吐泻
   D．中暑
   E．肩背痛

4. 手少阳三焦经的主治特点是（　　）
   A．侧头、胁肋病
   B．前头、鼻、口齿病
   C．前头、口齿，胃肠病
   D．后头、背腰病
   E．后头、肩胛病，神志病

5. 足阳明胃经的主治特点是（　　）
   A．后头、肩胛病，神志病
   B．侧头、胁肋病
   C．前头、口、齿、咽喉、胃肠病
   D．后头、背腰病，肠病
   E．前头、鼻、口、齿病

6. 足三阴经主治相同的是（　　）
   A．肝、脾、肾病
   B．肝病、脾胃病
   C．肾病、脾胃病
   D．前阴病、腹部病
   E．脾胃病、妇科病

7. 关于崩漏的叙述，以下哪项是**错误**的（　　）
   A．崩漏的主要病机是带脉损伤，不能固摄
   B．必选关元、中极等任脉的腧穴
   C．主穴是气海、隐白、三阴交
   D．属虚者，针刺用补法，酌情用灸
   E．属实者，针刺用泻法

8. 夹咽，连舌本，散舌下的经脉是（　　）
   A．肾经
   B．脾经
   C．肝经
   D．心经
   E．心包经

9. 以上经脉皆与肺相联系的是（　　）
   A．手阳明、足太阳、足少阳经
   B．手太阴、手阳明、足少阳经
   C．手少阴、足厥阴、足少阴经
   D．手太阴、足厥阴、手太阳经
   E．手太阳、足少阳、手少阳经

10. 位于股前区，髌底内侧端上2寸，股内侧肌隆起处的腧穴是（　　）
    A．血海
    B．梁丘
    C．阴陵泉
    D．三阴交

E．阳陵泉

11．手厥阴心包经的主治疾病是（　　）
    A．心病
    B．心、胃病
    C．肝、脾胃病
    D．肾、肺、咽喉病
    E．肺、喉病

12．手阳明经的主治疾病是（　　）
    A．前头、鼻、口齿病
    B．前头、咽喉、胃肠病
    C．侧头、胁肋病
    D．后头、肩胛病
    E．后头、背腰病

13．手三阳经主治相同的是（　　）
    A．咽喉病、热病
    B．胸部病
    C．神志病、热病
    D．前阴病、妇科病
    E．神志病、脏腑病

14．督脉之络穴位于（　　）
    A．头项部
    B．上腹部
    C．下腹部
    D．胸胁部
    E．尾骶部

15．足三阳经主治相同的是（　　）
    A．咽喉病、热病
    B．胸部病
    C．神志病、热病
    D．前阴病、妇科病
    E．神志病、脏腑病

16．手太阴肺经的主治特点是（　　）
    A．心病
    B．肺、喉病
    C．心、胃病
    D．肾病、肺病、咽喉病
    E．肝病、脾胃病

17．任脉的主治特点是（　　）
    A．回阳固脱，有强壮作用
    B．肝、脾、肾病
    C．中风、昏迷、热病、头面病
    D．前头、口齿、咽喉病
    E．后头、肩胛、神志病

18．下列**不属于**三棱针针刺方法的是（　　）
    A．点刺法
    B．挑刺法
    C．散刺法
    D．刺络法
    E．滚刺法

19．下列有关睛明穴针刺操作的叙述，**不正确**的是（　　）
    A．遇到阻力时，可继续进针
    B．不捻转，不提插
    C．出针后按压针孔片刻
    D．针具宜细，消毒宜严
    E．禁灸

20．有关妊娠妇女针刺注意事项的叙述，**不正确**的是（　　）
    A．孕期不可以针刺三阴交、合谷
    B．怀孕 3 个月以内者，不宜针刺小腹部的腧穴
    C．怀孕 3 个月以上者，腹部腧穴不宜针刺
    D．怀孕 3 个月以上者，腰骶部腧穴不宜针刺
    E．可用昆仑、至阴保胎

21．绝骨穴常用于治疗（　　）
    A．心痛，胸闷
    B．呕吐，呃逆
    C．痴呆，中风
    D．乳痈，瘰疬
    E．难产，胁痛

22．督脉的主治特点是（　　）
    A．回阳固脱，有强壮作用
    B．肝、脾、肾病
    C．中风、昏迷、热病、头面病
    D．前头、口齿、咽喉病
    E．后头、肩胛、神志病

23．属于腧穴远治作用的是（　　）
    A．至阴穴矫正胎位
    B．合谷治疗头面五官病
    C．睛明治疗眼疾
    D．听宫治疗耳鸣耳聋
    E．中脘治疗胃痛

24．属于腧穴特殊作用的是（　　）
    A．至阴穴矫正胎位
    B．合谷治疗头面五官病
    C．睛明治疗眼疾
    D．听宫治疗耳鸣耳聋
    E．中脘治疗胃痛

25．面瘫的治疗主要以哪些经络为主（　　）
    A．手足阳明、手足少阳
    B．手足阳明、手足太阳
    C．手足阳明、足少阳
    D．手足阳明、足厥阴
    E．手足少阳、手足太阳

26．有关哑门穴针刺操作，叙述正确的是（　　）

A. 正坐位，头微后倾，项部放松
B. 向下颌方向缓慢刺入0.5~1寸
C. 向鼻尖方向缓慢刺入0.5~1寸
D. 向上缓慢刺入0.5~1寸
E. 向上缓慢刺入1~1.5寸

27. 针刺下列腧穴时，宜取俯卧位的是（   ）
    A. 天枢
    B. 膈俞
    C. 中脘
    D. 膻中
    E. 期门

28. 以下各项中，**不属于**得气感觉或反应的是（   ）
    A. 针刺部位有酸胀、麻重感
    B. 针刺部位出现热、凉、痒、痛、抽搐、蚁行等感觉
    C. 患者出现循经性肌肤眴动、震颤
    D. 医者刺手体会到针下空松、虚滑
    E. 医者刺手体会到针体颤动

29. 下列循行"从颠入络脑"的经脉是（   ）
    A. 足少阳胆经
    B. 手少阳三焦经
    C. 足阳明胃经
    D. 手太阳小肠经
    E. 足太阳膀胱经

30. 眉间至后发际正中的骨度分寸是（   ）
    A. 12寸
    B. 13寸
    C. 14寸
    D. 15寸
    E. 16寸

31. 由风、火、痰、瘀扰乱清窍所致的眩晕，治疗主要取（   ）
    A. 内关、百会、后溪、水沟
    B. 风池、百会、太阳、头维
    C. 风池、百会、内关、太冲
    D. 风池、百会、肝俞、肾俞
    E. 风池、百会、太阳、列缺

32. 治疗癫病痰气郁结者，应加用（   ）
    A. 丰隆、内庭
    B. 肝俞、行间
    C. 太溪、心俞
    D. 中脘、足三里
    E. 中脘、阴陵泉

33. 针灸治疗痴呆的主要治法是（   ）
    A. 调神益智，补肾通络
    B. 调神理气，疏肝解郁
    C. 补益脾肾，化痰息风
    D. 理气化痰，清心安神
    E. 醒脑开窍，息风豁痰

34. 治疗气血瘀滞型狂证，除主穴外，还应加用（   ）
    A. 三阴交、内庭
    B. 三阴交、膈俞
    C. 胃俞、脾俞
    D. 膻中、血海
    E. 气海、关元

35. 治疗呕吐的主穴是（   ）
    A. 胃俞、中脘、内关、足三里
    B. 上脘、中脘、足三里、公孙
    C. 中脘、下脘、膻中、足三里
    D. 胃俞、脾俞、中脘、足三里
    E. 胃俞、中脘、梁门、内关

36. 在跖区，第1跖趾关节近端赤白肉际凹陷中的腧穴是（   ）
    A. 太冲
    B. 太白
    C. 公孙
    D. 然谷
    E. 行间

37. 使用小针刀治疗疾病时，针刀进针的四步规程**不包括**（   ）
    A. 定点
    B. 定性
    C. 定向
    D. 加压分离
    E. 刺入

38. 治疗虚劳诸疾首选的腧穴是（   ）
    A. 中脘
    B. 膏肓
    C. 百会
    D. 膈俞
    E. 血海

39. 痴呆辨证属于瘀血阻络者应当在主穴基础上加用（   ）
    A. 肝俞、肾俞
    B. 膈俞、内关
    C. 血海、三阴交
    D. 丰隆、中脘
    E. 行间、侠溪

40. 在用头针治疗颤证时，可选择的穴线**不包括**（   ）
    A. 顶旁1线
    B. 顶旁2线
    C. 顶颞前斜线
    D. 顶颞后斜线

E．顶中线

41．以下关于面瘫的论述，**错误**的是（　　）

A．面瘫通常急性发作，突然出现一侧表情肌麻痹

B．患者初起时均有耳后、耳下疼痛，还可出现舌前 2/3 味觉减退或消失、听觉过敏等

C．额纹消失，眼裂变大，露睛流泪，口角下垂歪向健侧

D．病程迁延日久，可形成"倒错"现象

E．面瘫中后期可以在面部腧穴接通电针，以面部肌肉微见跳动而患者可以耐受为度

42．起于大指之端……夹咽，连舌本，散舌下的经脉是（　　）

A．手少阴心经
B．足厥阴肝经
C．足太阴脾经
D．足少阴肾经
E．手厥阴心包经

43．经络按诊最常用的部位是（　　）

A．交会穴
B．五输穴
C．背俞穴
D．八会穴
E．八脉交会穴

44．下列有关捻转补泻中补法的叙述，**错误**的是（　　）

A．捻转角度小
B．用力重
C．频率慢
D．操作时间短
E．拇指向前，食指向后（左转用力为主）

45．在内踝上 8 寸处相交叉的经脉是（　　）

A．足太阴脾经与足少阴肾经
B．足太阴脾经与足厥阴肝经
C．足少阴肾经与足厥阴肝经
D．足少阴肾经与足太阳膀胱经
E．足少阴肾经与足少阳胆经

46．合谷穴不仅可以治疗手部的局部病证，还能治疗本经所过的颈部和头面部疾病，这体现了腧穴主治特点为（　　）

A．近治作用
B．远治作用
C．特殊作用
D．广泛治疗
E．全身治疗

47．适宜仰靠坐位针刺的腧穴是（　　）

A．头、面、胸部腧穴和上、下肢部分腧穴
B．身体侧面腧穴和上、下肢部分腧穴

C．头、项、脊背、腰骶部的腧穴
D．前头、颜面和颈前等部位的腧穴
E．后头和项、背部的腧穴

48．涌泉穴是肾经的（　　）

A．原穴
B．井穴
C．荥穴
D．郄穴
E．经穴

49．腋前、后纹头至肘横纹（平肘尖）的骨度分寸是（　　）

A．6 寸
B．8 寸
C．9 寸
D．12 寸
E．13 寸

50．在头部，乳突后上方，天冲与完骨的弧形连线上的腧穴是（　　）

A．颅息、瘛脉
B．浮白、头窍阴
C．悬颅、悬厘
D．天冲、率谷
E．和髎、耳门

51．电针的选穴方法可用神经干通过和肌肉神经运动点取穴，如尺神经麻痹可取（　　）

A．颈夹脊 6～7、天鼎
B．青灵、小海
C．环跳、殷门
D．阳陵泉、冲门
E．手五里、曲池

52．属于横指同身寸法量取规定的是（　　）

A．中指中节横纹
B．食指中节横纹
C．无名指中节横纹
D．小指中节横纹
E．小指末节横纹

53．合穴多位于（　　）

A．指、趾末端
B．肘膝关节附近
C．掌指、跖趾关节附近
D．掌指、跖趾关节之前
E．掌指、跖趾关节之后

54．下列各组中，属于原络配穴的是（　　）

A．大陵、内关
B．内关、外关
C．太渊、合谷
D．神门、支正
E．太白、冲阳

55. 操作皮肤针时使用的是（　　）
    A. 腕力
    B. 肘力
    C. 臂力
    D. 指力
    E. 压力

56. 在头部，当前发际上0.5寸，神庭旁开3寸的腧穴是（　　）
    A. 本神
    B. 头临泣
    C. 曲差
    D. 眉冲
    E. 头维

57. 不适用皮肤针重刺的是（　　）
    A. 压痛点
    B. 头面部
    C. 背部、臀部
    D. 年轻体壮者
    E. 实证、新病者

58. 肺经腧穴中，禁止瘢痕灸的是（　　）
    A. 少商
    B. 鱼际
    C. 经渠
    D. 孔最
    E. 尺泽

59. 颈部针麻用穴可选用（　　）
    A. 人迎
    B. 扶突
    C. 耳门
    D. 角孙
    E. 上关

60. 头穴中，额旁1线主治下列哪类疾病（　　）
    A. 冠心病、心绞痛、失眠
    B. 月经不调、子宫脱垂
    C. 腰腿痛、头顶痛
    D. 癫痫、精神失常、鼻病
    E. 急慢性胃炎、肝胆疾病

61. 以下关于针刺注意事项的叙述，错误的是（　　）
    A. 针刺颈部哑门、风府穴时可以向上斜刺
    B. 出现晕针时应立即停止针刺并拔针
    C. 胸背部穴一般不宜深刺
    D. 针刺前检查针具，针刺时轻刺激可以有效防止断针
    E. 针刺时应避免针刺到血管

62. 下列哪组穴位不是俞、募配穴（　　）
    A. 肝俞配期门
    B. 心俞配巨阙
    C. 膀胱俞配关元
    D. 脾俞配章门
    E. 胃俞配中脘

63. 下列有关穴位注射操作方法的叙述，不正确的是（　　）
    A. 穴位皮肤要严格消毒
    B. 选择适宜的消毒注射器和针头
    C. 将针快速刺入皮下，缓慢推进
    D. 产生得气感后方可将药液注入
    E. 刺入后无须检查回血即可将药液注入

64. 下列病症，不宜用三棱针治疗的是（　　）
    A. 高热惊厥
    B. 中风脱证
    C. 中暑昏迷
    D. 急性腰扭伤
    E. 喉蛾

65. 属于针灸治疗作用的是（　　）
    A. 扶正祛邪
    B. 联系脏腑
    C. 运行气血
    D. 抗御病邪
    E. 沟通内外

66. 手太阴肺经的起止穴分别是（　　）
    A. 少商、中府
    B. 天府、商阳
    C. 天府、少商
    D. 中府、商阳
    E. 中府、少商

67. 患者眼睑眴动，不能自止，现选承泣穴针刺治疗，其正确的操作方法是（　　）
    A. 嘱患者闭眼，然后沿眶缘直刺0.5～1.5寸
    B. 嘱患者向上看，然后紧靠眶缘斜刺0.5～1.5寸
    C. 用左手拇指向上轻推眼球，紧靠眶缘缓慢直刺0.5～1.5寸
    D. 嘱患者向斜上方看，然后沿眶缘斜刺0.5～1寸
    E. 直接紧靠眶缘缓慢直刺0.5～1.5寸

68. 在小腿前外侧，当犊鼻下8寸，距胫骨前嵴外1横指的腧穴是（　　）
    A. 条口
    B. 丰隆
    C. 上巨虚
    D. 下巨虚
    E. 地机

69. 针刺治疗疾病的手法，总体归纳为（　　）
    A. 补虚泻实

B．提插补泻
C．开合补泻
D．补法与泻法
E．平补平泻

70．夹咽，连系舌根，分散于舌下的经脉是（   ）
A．脾经
B．小肠经
C．心经
D．大肠经
E．胆经

71．平补平泻法用于（   ）
A．脏腑病
B．经脉病
C．不盛不虚证
D．虚中夹实
E．内脏下垂

72．下列各组取穴中，**不属于**前后配穴的是（   ）
A．中府、肺俞
B．中脘、膈俞
C．期门、外关
D．天枢、肾俞
E．中极、次髎

73．头穴中，顶中线主治下列哪类疾病（   ）
A．失语
B．癫痫、精神失常
C．皮层性视力障碍、白内障、近视眼
D．眼病、足癣
E．腰腿足病

74．在脐水平线上，距脐中2寸的腧穴是（   ）
A．神阙
B．外陵
C．大横
D．滑肉门
E．天枢

75．在面部，口角旁开0.4寸的腧穴是（   ）
A．地仓
B．颊车
C．下关
D．四白
E．巨髎

76．足阳明胃经的起止穴分别是（   ）
A．承泣、厉兑
B．承泣、兑端
C．厉兑、承泣
D．内庭、承泣
E．睛明、至阴

77．根据骨度折量定位法，下列各项中起止点不属于9寸的是（   ）
A．两额角发际之间
B．两乳头之间
C．耳后两乳突之间
D．胸骨上窝至剑胸结合中点
E．腋前、腋后纹头至肘横纹

78．原络配穴法是指（   ）
A．本经的原穴与络穴配伍应用
B．同名经的原穴与络穴配伍应用
C．本经的原穴与相表里的表经（或里经）的络穴配伍使用
D．十四经中，任选某经原穴与某经络穴配伍应用
E．以上都不是

79．下列对于厉兑穴定位正确的是（   ）
A．在足第2趾末节外侧，距趾甲角0.1寸
B．在足第2趾末节内侧，距趾甲角0.1寸
C．在足第3趾末节外侧，距趾甲角0.1寸
D．在足第3趾末节内侧，距趾甲角0.1寸
E．以上均不是

80．胃脘痛取内关、足三里，其配穴方法是（   ）
A．前后配穴
B．表里配穴
C．左右配穴
D．上下配穴
E．本经配穴

81．针刺入一定深度后，手持针柄，用小幅度、快频率的提插、捻转手法，使针身轻微震颤，此种操作方法称为（   ）
A．飞法
B．弹法
C．震颤法
D．提插法
E．捻转法

82．下列腧穴，**不属于**任脉的是（   ）
A．中极
B．承浆
C．石门
D．命门
E．下脘

83．下列有关毫针泻法的叙述，**错误**的是（   ）
A．患者吸气时进针，呼气时出针为泻法
B．进针时徐徐刺入，少捻转，疾速出针者为泻法
C．进针时针尖迎着经脉循行来的方向刺入为泻法
D．出针时摇大针孔而不按为泻法
E．针下得气后，捻转角度大，用力重，频率快，操作时间长为泻法

84. 下列**不属于**足阳明胃经主治病证的是（　　）
   A. 胃肠病
   B. 神志病
   C. 头面五官病
   D. 热病
   E. 妇科病

85. 下列腧穴属于足阳明胃经的是（　　）
   A. 上关
   B. 阳白
   C. 和髎
   D. 下关
   E. 睛明

二、落枕、扭伤（急性腰扭伤）、漏肩风（肩关节周围炎）、痹证、腰痛、肱骨外上髁炎、中风（脑梗死、脑出血后遗症）、头痛（偏头痛）眩晕（高血压）、不寐、面瘫（面痛）、胃痛、呃逆、呕吐、便秘、蛇串疮（带状疱疹）、月经不调、痛经（子宫内膜异位症）、绝经前后诸证、小儿遗尿、近视、耳鸣耳聋等【掌握】

A1 和 A2 型题

说明：为单选题，5 个选项中可能同时有最佳正确答案和非错误答案，请从中选择一个最佳答案。

1. 关于近视的叙述，以下哪项是**错误**的（　　）
   A. 以滋补肝肾、益气明目为法
   B. 取局部穴位和募穴为主
   C. 可取睛明、攒竹、风池、光明等穴
   D. 毫针刺用平补平泻
   E. 属脾胃虚弱者，加四白、足三里

2. 下列关于呃逆的各项叙述中，**错误**的是（　　）
   A. 病机是胃气上逆冲膈
   B. 主症为喉间呃呃连声
   C. 常伴有胸膈痞闷、脘中不适、情绪不安等症状
   D. 主症能自我控制
   E. 多有受凉、饮食不当之诱因

3. 患者因受凉后出现恶寒发热、无汗，头痛，鼻塞声重，咳痰清稀，肢体酸楚，苔薄白，脉浮数。针灸治疗本病，除主穴外，还需选取的配穴是（　　）
   A. 曲池、外关
   B. 阴陵泉
   C. 委中
   D. 足三里、关元
   E. 风门、肺俞

4. 治疗气血不足型便秘的组穴首选（　　）
   A. 合谷、曲池、腹结、上巨虚
   B. 肾俞、关元俞、气海、石关
   C. 脾俞、大肠俞、关元、足三里
   D. 中脘、阳陵泉、气海、行间
   E. 大横、上巨虚、内庭、支沟

5. 针灸治疗哮喘除相应背俞穴，还需首选的腧穴是（　　）
   A. 手太阴经穴
   B. 足太阴经穴
   C. 手阳明经穴
   D. 手太阳经穴
   E. 足太阳经穴

6. 关于泄泻的治疗选穴，以下哪项叙述是**错误**的（　　）
   A. 中脘是胃的募穴，不可用于治疗泄泻
   B. 天枢是大肠的募穴，是治疗泄泻的常用穴
   C. 阴陵泉健脾利湿是治疗急性泄泻的重要穴位
   D. 胃脘痞满者，可以加用公孙穴
   E. 肾虚者配用肾俞、命门

7. 凌某，男，14 岁。午宴暴食，夜间突发呕吐胃内容物，气味酸腐，脘腹胀满，得吐稍畅，舌红苔黄腻，脉滑实。以下说法中**不正确**的是（　　）
   A. 治疗原则为和胃降逆，消积止呕
   B. 主穴基础上可配梁门、天枢取穴
   C. 主要以足阳明、足太阴经穴及相应募穴为主
   D. 基本针灸治疗处方是中脘、内关、足三里
   E. 若腹胀不缓，可在主穴基础上加气海

8. 关于感冒的治疗，选穴**错误**的是（　　）
   A. 风寒证取大椎、曲池、外关、鱼际取为主
   B. 暑湿证取孔最、合谷、中脘、足三里为主
   C. 咽喉肿痛加少商
   D. 腹胀便溏加天枢
   E. 阴虚感冒加肺俞、复溜

9. 三阴交、阴陵泉、膀胱俞、中极合用，主治下列哪种疾病（　　）
   A. 男科病
   B. 妇科病
   C. 前阴病

D．脾胃病
E．癃闭

10．患者，男，32岁。左侧口眼歪斜1天，诊断为周围性面神经麻痹。针灸治疗宜取攒竹、阳白、四白、颧髎、颊车等面部腧穴，对以上面部腧穴应采取的正确操作手法是（　　）
A．轻插重提，幅度小
B．轻插重提，幅度大
C．重插轻提，幅度小
D．重插轻提，幅度大
E．提插用力相等，幅度小

11．治疗昏昏欲睡，神疲乏力，耳鸣目眩，健忘，腰膝酸软，腰骶部发凉，小便频数，舌淡苔白，脉沉细或弱者。可在基本处方的基础上再加（　　）
A．血海、关元
B．血海、足三里
C．足三里、关元
D．血海、肾俞
E．关元、肾俞

12．针灸治疗心悸胸痹，选厥阴俞及膻中，其体现的配穴原则是（　　）
A．原络配穴法
B．俞募配穴法
C．同名经配穴法
D．左右配穴法
E．上下配穴法

13．治疗厥阴头痛，应配用的穴位是（　　）
A．印堂、攒竹、合谷
B．率谷、外关、足临泣
C．天柱、后溪、申脉
D．太冲、内关、四神聪
E．血海、膈俞、内关

14．下列哪一项**不属**湿热腰痛的临床表现（　　）
A．痛处伴有热感
B．梅雨季节或暑天雨后痛剧
C．小便短赤
D．苔黄腻，脉濡数
E．静卧后则疼痛减轻

15．董某，男，83岁。腰部酸痛，缠绵不愈，喜温喜按，遇劳更甚，卧则减轻，肢冷畏寒，舌质淡，脉沉细无力。该病证的治法是（　　）
A．培补肝肾，舒筋止痛
B．散寒行湿，温经通络
C．活血化瘀，通络止痛
D．补肾壮阳，温煦经脉
E．益气养血，濡养筋脉

16．患者因睡眠姿势不正，导致左侧颈项强痛，不能俯仰转侧，头向患侧倾斜，项背牵拉痛，颈项部压痛明显。治疗除选局部阿是穴外，还可选取的主穴是（　　）
A．风池、风府
B．天柱、外劳宫
C．曲池、阳陵泉
D．内关、膈俞
E．风池、合谷

17．治疗太阳头痛，除主穴外应配用（　　）
A．印堂、内庭
B．率谷、外关、足临泣
C．血海、膈俞、内关
D．天柱、后溪、昆仑
E．太冲、内关、四神聪

18．治疗失眠取申脉穴，宜用（　　）
A．毫针补法
B．毫针泻法
C．毫针平补平泻法
D．温和灸
E．点刺出血

19．面痛之下颌痛者，应配用（　　）
A．丝竹空、阳白、外关
B．内关、太冲、三阴交
C．颧髎、迎香
D．承浆、颊车、翳风
E．人中、印堂

20．李某，女，78岁。腰部隐隐作痛，酸软无力，缠绵不愈，手足心热。舌红少苔，脉弦细数。治疗此病证首选的方剂是（　　）
A．青娥丸
B．右归丸
C．左归丸
D．杜仲丸
E．独活寄生汤

21．治疗水气凌心型心悸宜加用（　　）
A．胆俞、内关
B．水分、阴陵泉
C．膻中、膈俞
D．太溪、肾俞
E．脾俞、足三里

22．治疗外感咳嗽，宜选用（　　）
A．手太阴、手太阳经穴为主
B．手太阴、足太阴经穴为主
C．手太阴、手阳明经穴为主
D．手太阴、足太阳经穴为主
E．手太阴、手少阳经穴为主

23．下列各症状中，**不属于**癃闭肝郁气滞证主症的是（　　）
A．小便不通或通而不爽

B. 情志抑郁
C. 小便短赤灼热
D. 胁腹胀满
E. 多烦善怒

24. 治疗急性泄泻的主穴是（　　）
    A. 天枢、支沟、足三里、中脘、太冲
    B. 天枢、支沟、下脘、关元、合谷
    C. 天枢、上巨虚、阴陵泉、水分
    D. 天枢、支沟、大肠俞、上巨虚
    E. 天枢、神阙、足三里、公孙

25. 治疗气血不足型面瘫，宜加用（　　）
    A. 风池、风府
    B. 足三里、气海
    C. 外关、关冲
    D. 列缺、风池
    E. 太溪、太冲

26. 针灸治疗阳痿除选取相应的背俞穴外，还包括（　　）
    A. 任脉、足太阴经穴
    B. 督脉、足厥阴经穴
    C. 带脉、足少阴经穴
    D. 督脉、足太阴经穴
    E. 任脉、足少阴经穴

27. 患者，男，56岁。肩周炎病史10年。每因感受风寒而发病，多表现为肩前区疼痛为主，后伸疼痛加剧。治疗除主穴外，还应选的配穴是（　　）
    A. 外关
    B. 内关
    C. 后溪
    D. 列缺
    E. 合谷

28. 治疗便秘之气秘，应加用（　　）
    A. 合谷、曲池
    B. 太冲、中脘
    C. 照海、太溪
    D. 足三里、气海
    E. 神阙、关元

29. 下列各组腧穴中，痫病发作期宜选（　　）
    A. 印堂、神门、少府、太冲
    B. 水沟、百会、后溪、涌泉
    C. 风池、百会、太冲、劳宫
    D. 素髎、行间、丰隆、后溪
    E. 关元、水沟、大陵、神门

30. 患者泄泻，肛门灼热，腹痛，喜饮，苔黄腻，脉濡数。除主穴外，加用（　　）
    A. 内庭、曲池
    B. 中脘
    C. 肝俞、太冲
    D. 神阙
    E. 脾俞、太白

31. 治疗血虚头痛，除主穴外应配合（　　）
    A. 太冲、太溪
    B. 太溪、悬钟
    C. 中脘、丰隆
    D. 血海、膈俞
    E. 脾俞、足三里

32. 治疗肺热津伤型痿证，应配用的腧穴是（　　）
    A. 阳陵泉、太冲
    B. 阴陵泉、内庭
    C. 尺泽、大椎
    D. 肝俞、肾俞
    E. 脾俞、胃俞

33. 汪某，男性，25岁。两天前有腰扭伤史，现症：腰痛如刺，痛有定处，痛处拒按，腰不能转侧。舌质暗紫，脉涩。此病证的证机概要是（　　）
    A. 寒湿闭阻，滞碍气血，经脉不利
    B. 肾阳不足，不能温煦筋脉
    C. 肝肾亏虚，阴精不足，筋脉失养
    D. 湿热壅遏，经气不畅，筋脉失舒
    E. 瘀血阻滞，经脉痹阻，不通则痛

34. 治疗便秘的主穴，除天枢外，还有（　　）
    A. 神阙、足三里、公孙
    B. 支沟、大肠俞、上巨虚
    C. 上巨虚、阴陵泉、水分
    D. 支沟、下脘、关元
    E. 支沟、足三里、中脘

35. 下列腧穴中可以治疗呃逆的是（　　）
    A. 睛明
    B. 攒竹
    C. 地仓
    D. 颊车
    E. 人迎

36. 下列各项，**不符合**寒湿腰痛主症特点的是（　　）
    A. 腰部冷痛重着
    B. 腰转侧不利
    C. 静卧腰痛减轻
    D. 寒冷和阴雨天则加重
    E. 脉沉而迟缓

37. 治疗寒湿内盛型泄泻，除主穴外，应加用（　　）
    A. 内庭
    B. 中脘
    C. 神阙
    D. 太冲
    E. 脾俞

38. 治疗虚证失眠取照海穴，宜用（ ）
    A．毫针补法
    B．毫针泻法
    C．毫针平补平泻法
    D．温和灸
    E．点刺出血

39. 患者因剧烈运动时，发生急性腰扭伤，以腰骶椎正中线上疼痛明显，活动受限，并出现肌肉痉挛，局部肿胀，色青紫，该患者辨证归经属（ ）
    A．督脉
    B．足太阳膀胱经
    C．手阳明大肠经
    D．足少阳胆经
    E．足阳明胃经

40. 治疗肾虚腰痛无明显阴阳偏盛者，应首选的方剂是（ ）
    A．左归丸
    B．青娥丸
    C．四妙丸
    D．地黄饮子
    E．右归丸

41. 患者，女，43岁。关节疼痛，屈伸不利，痛处游走不定。治疗除取阿是穴及局部经穴外，还应选用的是（ ）
    A．膈俞、血海
    B．肾俞、关元
    C．足三里、阴陵泉
    D．大椎、曲池
    E．神阙、关元

42. 治疗落枕的主穴**不包括**（ ）
    A．阿是穴
    B．外劳宫
    C．悬钟
    D．后溪
    E．合谷

43. 患者经常寐而易醒，伴心悸健忘，面色无华，纳差倦怠，舌淡，脉细弱。针灸治疗除主穴外，应加取（ ）
    A．行间、侠溪
    B．心俞、脾俞
    C．心俞、胆俞
    D．太溪、肾俞
    E．足三里、内关

44. 患者胁肋部皮肤灼热疼痛，呈带状排列，出现簇集粟粒大小的丘状疱疹。若选用针灸治疗，其刺灸方法应采用的是（ ）
    A．隔蒜灸
    B．隔姜灸
    C．毫针补法
    D．毫针泻法
    E．毫针平补平泻法

45. 患者寐而易醒，头晕耳鸣，腰膝酸软，五心烦热，舌红，脉细数。除主穴外，还应选取（ ）
    A．行间、侠溪
    B．心俞、脾俞
    C．心俞、胆俞
    D．太溪、肾俞
    E．足三里、内关

46. 针灸治疗不寐，具有调和阴阳作用的腧穴是（ ）
    A．百会、神门
    B．三阴交、神门
    C．照海、申脉
    D．心俞、肾俞
    E．脾俞、足三里

47. 患者，女，74岁。头晕目眩，时有耳鸣，腰膝酸软，舌淡苔白，脉沉细。治疗应当在主穴基础上加用（ ）
    A．悬钟、太溪
    B．脾俞、气海
    C．肾俞、足三里
    D．三阴交、足三里
    E．中脘、内关

48. 针灸治疗行痹，除阿是穴与局部选穴外，还可选（ ）
    A．腰阳关、肾俞
    B．膈俞、血海
    C．阴陵泉、足三里
    D．大椎、曲池
    E．地仓、颊车

49. 患者，女，45岁。月经先后无定期，量少、色淡、腰膝酸软，取三阴交、关元、肾俞治之。以下何种进针法针刺关元穴为佳（ ）
    A．夹持进针
    B．舒张进针
    C．单手进针
    D．提捏进针
    E．直切进针

50. 治疗眩晕实证，应选取（ ）
    A．风池、百会、内关、太冲
    B．百会、行间、侠溪、太冲
    C．风池、气海、脾俞、胃俞
    D．风池、太溪、悬钟、三阴交
    E．风池、百会、肝俞、足三里

51. 下列**不可**用于治疗蛇串疮的方法是（ ）
    A．局部围刺

B. 刺络拔罐
C. 三棱针点刺
D. 灯火灸
E. 穴位注射疗法

52. 患者，女，50岁。大便不通5天，伴腹中胀痛，胸胁痞满，苔薄腻，脉弦，治疗应选取的经脉是（　　）
A. 足阳明经、足少阳经穴
B. 手阳明经、足少阳经穴
C. 足阳明经、手少阳经穴
D. 手阳明经、足阳明经穴
E. 足阳明经、足太阴经穴

53. 患者微恶风寒，发热重，浊涕，痰稠或黄，咽喉肿痛，苔薄黄，脉浮数。治疗取大椎穴，宜采用的刺灸法是（　　）
A. 刺络拔罐法
B. 毫针捻转补法
C. 毫针提插补法
D. 毫针平补平泻法
E. 温针灸

54. 针灸治疗呕吐主要选取（　　）
A. 胃经井穴、荥穴
B. 脾经井穴、荥穴
C. 胃之募穴和下合穴
D. 脾经原穴、胃经络穴
E. 胃、脾两经郄穴

55. 患者，男，72岁。突然昏倒，不省人事，手撒口开，二便失禁。治疗应首选的腧穴是（　　）
A. 内关、三阴交、极泉、尺泽、委中
B. 内关、水沟、十二井穴、太冲、合谷
C. 内关、水沟、气海、关元、神阙
D. 内关、水沟、三阴交、太冲、太溪
E. 合谷、水沟、三阴交、太冲、风池

56. 患者，男，18岁。左侧面瘫，口角歪斜，继发于感冒发热，舌红，苔黄腻。治疗除针刺主穴外，还应选用的腧穴是（　　）
A. 下关
B. 曲池
C. 风池
D. 水沟
E. 迎香

57. 针灸治疗面瘫除局部选穴外，还应以哪些腧穴为主（　　）
A. 肺经、脾经穴
B. 脾经、胃经穴
C. 大肠经、胃经穴
D. 脾经、肾经穴
E. 膀胱经、胆经穴

58. 患者多饮、多食、多尿数年，现以善饥烦渴、口干舌燥为主。治疗应配用（　　）
A. 太渊、少府
B. 曲池、血海
C. 复溜、太冲
D. 内庭、地机
E. 关元、命门

59. 治疗行痹，应对证选用（　　）
A. 肾俞、关元
B. 膈俞、血海
C. 肝俞、太冲
D. 大椎、曲池
E. 阴陵泉、足三里

60. 地仓穴向颊车穴透刺，主要用于治疗（　　）
A. 面瘫
B. 头痛
C. 牙痛
D. 眩晕
E. 痹证

61. 患者平素多思善疑，胆小怕事，现症精神抑郁善忧，失眠健忘，纳差，面色不华，舌淡，脉细。治疗除主穴外，还应加用（　　）
A. 膻中、期门
B. 行间、侠溪
C. 肝俞、肾俞、三阴交
D. 通里、太溪、三阴交
E. 心俞、脾俞、足三里

62. 下列哪项**不适宜**治疗中风闭证（　　）
A. 毫针用泻法
B. 点刺出血
C. 采用灸法
D. 取督脉穴位
E. 选取水沟、太冲、丰隆等穴

63. 患者腰部冷痛重着，拘挛不可俯仰，舌淡，苔白，脉紧，针灸治疗除阿是穴、大肠俞、委中外，还应选取（　　）
A. 膈俞、次髎
B. 命门、腰阳关
C. 肾俞、足三里
D. 肾俞、太溪
E. 悬钟、申脉

64. 治疗腰痛之肾虚者，除主穴外，应加用（　　）
A. 命门、腰阳关
B. 膈俞、次髎
C. 肾俞、太溪
D. 太冲、肝俞
E. 关元、后溪

65. 治疗肝阳头痛较好的组方是（　　）

A. 悬颅、颔厌、太冲、太溪
B. 风池、头维、合谷、通天
C. 中脘、丰隆、百会、印堂
D. 上星、血海、足三里、三阴交
E. 合谷、三阴交、阿是穴

66. 下列有关针灸治疗癃闭的方法的叙述，**错误**的是（　　）
A. 取足太阳经穴
B. 虚证者，可用温针灸
C. 无论虚实均可取秩边
D. 可采用穴位敷贴疗法
E. 下腹部腧穴，应直刺，用泻法

A3 和 A4 型题

说明：为共用题干单选题，考题是以一个共同题干的临床案例出现，请从中选择一个最佳答案。

（1～3 题共用题干）

患者，女，突然胃痛，痛势剧烈。

1. [第一问] 胃痛经治，疼痛大减，但仍胃隐痛，全身乏力，纳差，大便溏。正确的原络配穴为（　　）
A. 太白、公孙
B. 冲阳、丰隆
C. 太白、冲阳
D. 太白、丰隆
E. 冲阳、公孙

2. [第二问] 首选的穴位是（　　）
A. 足三里
B. 内关
C. 梁丘
D. 阴郄
E. 日月

3. [第三问] 首选的穴位类别是（　　）
A. 络穴
B. 郄穴
C. 原穴
D. 八会穴
E. 八脉交会穴

（4～6 题共用题干）

患者王某，男，38 岁。胃脘痛 6 年，面色萎黄，形体消瘦，胃纳不佳，胃痛拒按，痛有定处，痛如针刺，舌右侧可见紫斑 2 块，脉细涩。

4. [第一问] 患者应诊断为（　　）
A. 胃痛，胃阴不足
B. 胃痛，寒邪犯胃
C. 胃痛，气滞血瘀
D. 腹痛，气滞血瘀
E. 腹痛，寒邪内积

5. [第二问] 治疗方面下列说法中**不正确**的是（　　）
A. 治疗原则主要是和胃止痛
B. 主要取足阳明、手厥阴经穴和相应募穴
C. 可在脾俞、膈俞、中脘拔罐
D. 可以用穴位注射疗法
E. 可以在中脘、内关、足三里处施灸法

6. [第三问] 针灸治疗处方（　　）
A. 中脘、内关、足三里、胃俞、三阴交
B. 中脘、内关、足三里、膈俞、膻中
C. 中脘、内关、足三里、膈俞、公孙
D. 中脘、内关、足三里、关元、气海
E. 中脘、足三里、血海、膈俞、公孙

（7～11 题共用题干）

唐某，男，68 岁。与人争吵后突发半身不遂，不能站立，舌强语謇，口角歪斜，眩晕头痛，面红目赤，心烦易怒，口苦咽干，便秘溲赤，舌红绛，苔黄燥，脉弦有力。

7. [第一问] 患者中医诊断为（　　）
A. 中风中经络——风痰阻络
B. 中风中经络——痰热腑实
C. 中风中脏腑——闭证
D. 中风中脏腑——脱证
E. 中风中经络——肝阳暴亢

8. [第二问] 针灸治法为（　　）
A. 醒脑开窍，启闭固脱
B. 平肝潜阳，调和气血
C. 醒脑调神，疏通经络
D. 祛风通络，疏调经筋
E. 醒脑开窍，息风豁痰

9. [第三问] 针刺主要在哪些经脉上取穴（　　）
A. 手厥阴经、手少阴经、足厥阴经
B. 手厥阴经、足少阴经、督脉
C. 手少阴经、足太阴经、督脉
D. 手厥阴经、足太阴经、督脉
E. 足太阴经、督脉、任脉

10. [第四问] 针对该患者，需在主穴基础上加用（　　）
A. 曲池、内庭
B. 风池、太溪
C. 足三里、气海

D. 丰隆、合谷
E. 太溪、太冲

11．[第五问]区别中经络和中脏腑的要点是（ ）

A. 根据患者的年龄和身体情况
B. 根据兼症的多少
C. 根据患者的预后情况
D. 根据病位深浅和病情轻重
E. 根据受损脏腑

（12～16题共用题干）

段某，女，15岁，学生。咳嗽气急反复发作七八年，近两年来加剧，四季均发。此次因寒潮来袭，未及时添加衣物，开始即恶寒发热，头重身痛，随即咳嗽频作，咳嗽大量稀白痰，呈泡沫状，鼻煽气喘，不能平卧，胸闷，口唇发绀，口不渴，苔薄白，脉浮。

12．[第一问]分析患者的中医诊断及辨证分型（ ）

A. 咳嗽风寒型
B. 咳嗽痰湿侵肺
C. 哮喘实证风寒型
D. 哮喘虚证肺气不足
E. 哮喘实证痰热型

13．[第二问]若患者选择针灸治疗，治法为（ ）

A. 补益肺肾，止哮平喘
B. 祛邪肃肺，化痰平喘
C. 肃肺理气，止咳化痰
D. 疏风解表，宣肺止咳
E. 祛风解表，化痰止咳

14．[第三问]针灸选穴主要包括（ ）

A. 膏肓、肺俞、肾俞、太渊、太溪、足三里、定喘
B. 肺俞、定喘、膻中、尺泽、列缺
C. 天突、肺俞、太渊、三阴交
D. 中府、肺俞、天突、列缺、合谷
E. 风池、大椎、太阳、列缺、合谷

15．[第四问]根据辨证分型，配穴可选用（ ）

A. 气海、脾俞
B. 曲池、丰隆
C. 风门、风池
D. 大椎、曲池
E. 风府、阴陵泉

16．[第五问]关于本病的治疗方法，下列说法不正确的是（ ）

A. 待症状缓解后，可用毫针捻转法，中、强度刺激耳穴平喘、下屏尖、神门、皮质下、交感
B. 可以取第1胸椎至第2腰椎旁开1.5寸足太阳膀胱经循行部，用皮肤针叩刺至皮肤潮红或微渗血
C. 选膻中、定喘、肺俞，消毒后局部浸润麻醉，用三角缝合针将"0"号羊肠线埋于穴下肌肉层
D. 可以在肺俞、膏肓、膻中、定喘穴处，用斑蝥膏贴敷，促使发泡
E. 针刺以毫针泻法为主，配合肺俞、定喘等穴采用温灸法

（17～19题共用题干）

患者，男，35岁，既往患有颈椎病，颈项部不舒，压痛明显，疼痛可沿前臂尺侧放射，第4～5指麻木。

17．[第一问]该患者可辨证为（ ）

A. 督脉病证
B. 手太阳经证
C. 手阳明经证
D. 足太阳经证
E. 足厥阴经证

18．[第二问]针灸治疗本病，除局部夹脊穴及阿是穴，还应选取的主穴是（ ）

A. 天柱、后溪、申脉
B. 太冲、足三里
C. 肩井、天柱、阳池
D. 关元、足三里、三阴交
E. 定喘、商丘、照海

19．[第三问]该患者应选取的配穴是（ ）

A. 小海、少泽
B. 风府、昆仑
C. 曲池、合谷
D. 风门、大椎
E. 膈俞、合谷

（20～21题共用题干）

某学生初上临床即遇一耳鸣耳聋患者，他欲试用耳前三穴治之。

20．[第一问]其三穴是（ ）

A. 下关、听宫、曲鬓
B. 角孙、颅息、头窍阴
C. 听宫、听会、瘈脉
D. 听会、听宫、耳门
E. 悬厘、悬颅、率谷

21．[第二问]其三穴归经是（ ）

A. 胆经、胃经、小肠经
B. 胃经、大肠经、三焦经
C. 小肠经、膀胱经、三焦经
D. 胆经、膀胱经、小肠经
E. 三焦经、小肠经、胆经

（22～24题共用题干）

陈女士，突然胃痛，痛势颇剧，经服止痛药无效。

22．［第一问］首选以下哪一类穴位治疗最佳（　　）
   A．原穴
   B．络穴
   C．郄穴
   D．八脉交会穴
   E．八会穴
23．［第二问］下列穴位中哪个穴位应首选（　　）
   A．中府
   B．日月
   C．温溜
   D．阴郄
   E．梁丘
24．［第三问］胃痛经治，疼痛大减。1周后，胃痛隐隐，周身乏力，纳谷不香，大便溏薄。其正确的原络配穴是（　　）
   A．太白、公孙
   B．冲阳、丰隆
   C．太白、冲阳
   D．冲阳、公孙
   E．太白、丰隆

第二节　艾灸【掌握】

A1和A2型题

说明：为单选题，5个选项中可能同时有最佳正确答案和非错误答案，请从中选择一个最佳答案。

1．雀啄灸的操作正确的是（　　）
   A．将艾条点燃一端在施灸部皮肤直接来回反复点按
   B．将艾条点燃一端在施灸部保持一定距离，反复旋转施灸
   C．将艾条点燃一端对准施灸部位，距皮肤高2～3cm处固定施灸
   D．将艾条点燃一端隔数层布或棉纸实按在穴位上
   E．将艾条点燃一端与施灸部位皮肤的距离不固定，而上下活动施灸
2．雷火针灸属于（　　）
   A．艾条灸
   B．艾炷灸
   C．温和灸
   D．温针灸
   E．天灸
3．患者大便次数增多，便质清稀，水谷相杂，肠鸣胀痛，身寒喜温，舌淡，苔白滑，脉迟。故选用神阙穴针灸治疗，其操作正确的是（　　）
   A．拔罐
   B．隔姜灸
   C．蒜泥灸
   D．灯火灸
   E．瘢痕灸
4．白芥子灸属（　　）
   A．艾条灸
   B．艾炷灸
   C．温和灸
   D．温针灸
   E．天灸
5．灸法的主治作用是（　　）
   A．疏肝理气
   B．安神补心
   C．温经散寒
   D．益气养阴
   E．以上均不是
6．下列**不**属于灸法的治疗作用的是（　　）
   A．清热解毒
   B．温经散寒
   C．扶阳固脱
   D．消瘀散结
   E．防病保健
7．下列**不**属于艾灸法的是（　　）
   A．艾炷灸
   B．艾条灸
   C．温针灸
   D．灯火灸
   E．温灸器灸
8．下列属于间接灸的是（　　）
   A．无瘢痕灸
   B．瘢痕灸
   C．温和灸
   D．实按灸
   E．隔物灸
9．下列哪项**不**属于艾卷灸（　　）

A. 温和灸
B. 温针灸
C. 雀啄灸
D. 太乙针灸
E. 雷火针灸

第三节 推拿【掌握】

一、成人常用操作手法及常见疾病【掌握】

A1 和 A2 型题
说明：为单选题，5 个选项中可能同时有最佳正确答案和非错误答案，请从中选择一个最佳答案。

1. 眩晕患者**不宜**使用的推拿手法是（ ）
   A. 颈部摇法
   B. 一指禅推法
   C. 指揉法
   D. 擦法
   E. 拿法

2. 抹法的动作要领是（ ）
   A. 用单手或双手拇指螺纹面紧贴皮肤，做上下或左右往返移动
   B. 用手掌的大鱼际、掌根或小鱼际附着在一定部位，进行直线来回摩擦
   C. 用示、中、无名指面附着于一定的部位上，以腕关节为中心，连同掌、指做节律的环旋运动
   D. 用手指螺纹面吸定于一定的部位或穴位上，腕部放松，以肘为支点，前臂做主动摆动，带动腕和掌指做轻柔和缓的摆动
   E. 用拇指螺纹面着力于一定的部位上，沉肩、垂肘、悬腕，以肘为支点，前臂做主动摆动，带动腕部和拇指做屈伸活动

3. 摩法具有的功效（ ）
   A. 舒筋活络，调和营卫
   B. 和中理气，消积导滞
   C. 开窍醒目，镇惊明目
   D. 解痉镇痛，宣肺化痰
   E. 舒筋活络，滑利关节

4. 捻法适用于（ ）
   A. 头面部
   B. 腰背
   C. 胸腹
   D. 四肢小关节
   E. 肩背

5. 抹法具有的功效（ ）
   A. 舒筋活络，调和营卫
   B. 和中理气，消积导滞
   C. 开窍醒目，镇惊明目
   D. 解痉镇痛，宣肺化痰
   E. 舒筋活络，滑利关节

6. 腱鞘囊肿的治疗手法为（ ）
   A. 推按阳溪穴
   B. 捻、摇、拔伸法
   C. 拔伸、按压、摇法
   D. 一指禅推、按、揉、摇、擦法
   E. 按压或敲击法

7. 推拿治疗骨伤科疾病，主要应建立的指导思想（ ）
   A. 软组织理论
   B. 骨关节理论
   C. 筋骨整体观
   D. 阴阳学说
   E. 经络学说

8. 行颈部侧扳法治疗时，当患者头侧屈至最大限度后，医者应瞬间用力，加大侧屈（ ）
   A. 0°～5°
   B. 5°～10°
   C. 10°～15°
   D. 15°～20°
   E. 20°～25°

9. 点法与按法的区别是（ ）
   A. 点法用拇指，按法用手掌
   B. 点法比按法刺激量小
   C. 点法比按法作用面积大
   D. 点法比按法作用面积小，刺激量大
   E. 点法为拇指屈曲，按法为拇指伸直

10. 摩法多用于（ ）
    A. 项背部
    B. 腰部

C．胸腹部
D．头面部
E．臀部

11．手法治疗伤食泻时，以摩腹为主，摩法及其在腹部的移动方向为（　）
A．顺时针
B．顺时针为主
C．逆时针
D．逆时针为主
E．顺逆各半

12．以下哪项在手法治疗胆绞痛中**不常用**（　）
A．点按胸 7~9 右侧压痛点
B．在背部压痛点平面的棘突处做对抗复位法
C．按揉肝、胆、膈俞
D．擦两胁，按揉期门、章门
E．摩腹

13．肘部摇法的主要作用是（　）
A．恢复前臂旋转运动功能
B．恢复肩关节活动范围
C．减轻肩关节周围炎引起的疼痛
D．恢复前臂外展运动功能
E．恢复腕关节旋转运动功能

14．抹法与推法的主要区别是（　）
A．抹法用力较重，推法用力较轻
B．抹法多用于头面部，推法多用于腰背部
C．抹法可根据不同部位灵活变化，或上或下，或左或右；推法是单向、直线的推动
D．抹法适用于小儿，推法适用于成年人
E．抹法主要治疗头痛、眩晕，推法主要治疗腰、腿疼痛

15．下列**不属于**拍法操作要点的是（　）
A．应实掌直接拍打患者体表
B．拍打以皮肤轻度充血发红为度
C．拍打动作要平稳，使整个掌、指周边同时接触体表
D．拍击力量不可偏移
E．拍打时腕关节要自由摆动，肘关节要自由屈伸

16．腰部摇法动作要领为（　）
A．小幅度、慢速度
B．快速度、大幅度
C．大幅度、慢速度
D．小幅度、快速度
E．多方向摇动

17．以下手法最常用于上肢的是（　）
A．振法
B．抹法
C．掌摩法
D．指摩法
E．抖法

18．患者，女性，诉左侧拇、示、中指痛麻 1 周，入夜加重，查叩击腕掌侧正中引起上症加重，屈腕试验阳性。本病的治疗手法为（　）
A．按、揉、摇、拿、拔伸法
B．一指禅推、按、揉、摇、擦及捏腕法
C．叉指顿筋法及按、揉法
D．一指禅推、按揉及环摇屈腕法
E．捻摇拔伸法

19．胃部疼痛剧烈时治疗应以哪个部位为主（　）
A．点按足三里
B．重刺激胃俞附近的压痛点
C．点按中脘
D．点按气海
E．点按合谷

20．手法治疗癃闭的总原则（　）
A．疏利气机，通利小便
B．宣肺散结，通利小便
C．补肾纳气，通利小便
D．行瘀散结，通利小便
E．活血化瘀，通利小便

21．下列关于**㨰法**的操作**不正确**的是（　）
A．操作过程中，腕关节屈伸幅度应达到120°，使手背部 1/2 的面积依次接触治疗部位
B．肩关节宜放松下垂，屈肘成140°，松腕
C．操作可在治疗局部反复拖动、碾动、跳动
D．㨰法对体表应产生轻重交替的㨰动刺激，前㨰和后㨰时着力轻重之比为 3∶1
E．㨰法在移动操作时，移动的速度不宜过快

22．下列关于腰椎间盘突出症的诊断要点**错误**的是（　）
A．腰痛伴下肢放射性疼痛、麻木
B．第 4~5 腰椎或第 5 腰椎、第 1 骶椎棘突及棘间两旁可触及压痛
C．屈颈试验阳性，挺腹试验阳性
D．直腿抬高及加强试验阴性
E．X 线检查可见脊柱侧弯，椎间隙变窄，椎体边缘状增生

23．患者，女，56 岁。膝关节疼痛，伴活动受限，经检查后诊断为膝骨关节炎，为滑利关节，可行的推拿治疗手法是（　）
A．一指禅推法
B．揉法

C. 擦法
D. 摇法
E. 点按法

24. 以单侧颈枕部或枕顶部发作性头痛,伴眩晕、视力减弱、耳鸣、听力下降为主要临床表现的颈椎病是（ ）
   A. 颈型颈椎病
   B. 神经根型颈椎病
   C. 脊髓型颈椎病
   D. 椎动脉型颈椎病
   E. 交感神经型颈椎病

25. 声门闭合不全的手法治疗原则为（ ）
   A. 疏风散热,清咽利喉
   B. 宣肺散结,清咽利喉
   C. 补中益气,清咽利喉
   D. 补肾纳气,清咽利喉
   E. 舒筋通络,清咽利喉

A3 和 A4 型题

说明：为共用题干单选题,考题是以一个共同题干的临床案例出现,请从中选择一个最佳答案。

（1~2 题共用题干）

患者,男,45 岁。与家人发生争执后,头胀痛、目眩、心烦易怒、面赤口苦、舌红,苔黄,脉弦数。检查未见明显异常。

1. [第一问] 该患者可辨证为（ ）
   A. 血虚头痛
   B. 痰浊头痛
   C. 肝阳头痛
   D. 肾虚头痛
   E. 瘀血疼痛

2. [第二问] 推拿治疗本病,可在太阳、头维穴行（ ）
   A. 叩击法
   B. 擦法
   C. 一指禅推法
   D. 拿法
   E. 扫散法

（3~5 题共用题干）

患者,男,45 岁,长期从事低头伏案工作,颈肩部痉挛性疼痛,不敢转向,无法继续伏案工作,晨起时颈项僵硬、发紧,活动不灵。检查：颈部肌肉痉挛,肌张力增高,颈项强直,活动受限,颈项部有广泛压痛,可触及棘上韧带肿胀,压痛、棘突移位。颈椎间挤压试验及臂丛神经牵拉试验多为阴性。

3. [第一问] 为明确诊断,该患者还需做的检查是（ ）
   A. 颈部 B 超
   B. 颈椎 X 线
   C. 颈部磁共振成像
   D. 血常规
   E. 病理检查

4. [第二问] 该患者最有可能的诊断是（ ）
   A. 颈型颈椎病
   B. 神经根型颈椎病
   C. 落枕
   D. 肩周炎
   E. 梅尼埃病

5. [第三问] 推拿治疗该患者时,应注意（ ）
   A. 操作宜轻巧适度
   B. 多用扳法帮助患者复位
   C. 多种推拿手法一起使用
   D. 在患者疼痛加重时立即用扳法治疗
   E. 操作时重按疼痛部位

二、小儿常用操作手法及常见疾病【掌握】

A1 和 A2 型题

说明：为单选题,5 个选项中可能同时有最佳正确答案和非错误答案,请从中选择一个最佳答案。

1. 小儿推拿手法中捣法一般操作频率为（ ）
   A. 20 次/分
   B. 30 次/分
   C. 40 次/分
   D. 50 次/分
   E. 60 次/分

2. 以下小儿推拿手法哪项论述**不正确**（　　）

　　A．如使用介质，揉法在操作时可与皮肤摩擦

　　B．推法，揉法次数为多

　　C．摩法时间较长

　　D．掐法重、快、少，在掐后常继用揉法

　　E．掐、拿、捏等较强刺激手法，一般应放在最后操作

3. 以下哪项治疗对小儿一切虚、寒病证有效（　　）

　　A．分阴阳

　　B．揉一窝风

　　C．揉外劳宫

　　D．推三关

　　E．揉内劳宫

4. 小儿推拿中摩法的频率（　　）

　　A．每分钟 120～160 次

　　B．每分钟 200～300 次

　　C．每分钟 200～280 次

　　D．每分钟 250～300 次

　　E．每分钟 60～100 次

5. 小儿推拿手法中关于运法的描述哪项是**不正确**的（　　）

　　A．运法宜轻不宜重

　　B．运法宜缓不宜急

　　C．要在体表旋绕摩擦推动，不带动深层肌肉组织

　　D．频率一般每分钟 80～120 次为宜

　　E．以手掌根在一定穴位上由此往彼做弧形或环形推动，称为运法

6. 小儿五指末节的螺纹面的诸穴大都以旋推为补，直推为清，**除了**（　　）

　　A．脾经

　　B．心经

　　C．肾经

　　D．肝经

　　E．肺经

7. 位于大小鱼际交接处凹陷中，呈点状的小儿推拿特定穴位是（　　）

　　A．小天心

　　B．板门

　　C．小横纹

　　D．大横纹

　　E．四横纹

8. 小儿推拿手法中运水入土是指（　　）

　　A．用拇指或中指自小指根，沿手掌边缘，经小天心运至拇指根部

　　B．用拇指或中指自拇指根，沿手掌边缘，经小天心运至小指根部

　　C．用拇指或中指自拇指根行直线运至小指根部

　　D．用拇指或中指自小指根行直线运至拇指根部

　　E．用拇指或中指自小指根行直线运至虎口部

9. 补脾经，补肾经，推三关，揉百会、丹田可治疗小儿（　　）

　　A．遗尿、脱肛

　　B．惊风、惊痫、烦躁

　　C．痰喘气急、咳嗽呕吐

　　D．脾胃虚弱、积食不化

　　E．胃脘胀满、腹泻

10. 小儿推拿之合推法常用于（　　）

　　A．上肢部

　　B．脊柱部

　　C．头面部

　　D．胸腹部

　　E．腕掌部大横纹

11. 儿童捏脊的正确位置是（　　）

　　A．背脊两侧

　　B．背脊正中

　　C．胸腹正中

　　D．胸腹两侧

　　E．腋下

12. 以拇指或中指的螺纹面在一定穴位上做环形或弧形推动，称为（　　）

　　A．揉法

　　B．推法

　　C．运法

　　D．摩法

　　E．抹法

13. 小儿推拿特定穴总筋的定位是（　　）

　　A．掌后腕横纹中点

　　B．大小鱼际交接处凹陷中

　　C．掌心中，屈指时中指、无名指指端之间的中点

　　D．手掌大鱼际平面

　　E．拇指掌面近掌端第 1 节

14. 关于小儿山根穴的描述哪项是**不正确**的（　　）

　　A．掐山根有开关窍、醒目定神的作用

　　B．山根位于眉头凹陷处

　　C．对惊风、昏迷、抽搐等症多与掐人中、掐老龙等合用

　　D．本穴除用于治疗疾病外，还和年寿、准头等穴用于诊断，如见山根青筋显露为脾胃虚寒或惊风

　　E．《幼科推拿秘要》中讲山根在两眼中间，

鼻梁骨，名二门

15. 以下关于小儿推拿的论述哪项**不正确**（　　）

A．小儿推拿手法的特点是轻快柔和，平稳着实

B．小儿发病方面特点以外感病和饮食内伤居多

C．小儿抵抗力差，容易发病，传变较快，易趋康复

D．小儿四诊中只有问诊不受种种条件限制，反映病情比较可靠，应予重视

E．小儿具有脏腑娇嫩、形气未充、生机蓬勃和发育迅速的生理特点

A3 和 A4 型题

说明：为共用题干单选题，考题是以一个共同题干的临床案例出现，请从中选择一个最佳答案。

（1～2 题共用题干）

患儿 5 岁，因饮食不节，致大便干结，量少，难以排出，面赤身热，口臭唇红，小便短赤，胸胁痞满，纳减，腹胀痛，苔黄燥，指纹色紫。

1. [第一问] 该患儿的治疗原则是（　　）

A．健脾和胃，补益气血

B．滋阴补肾，养肝息风

C．温补肾阳，散寒利水

D．益气养血，滋阴润燥

E．顺气行滞，清热通便

2. [第二问] 推拿治疗本病的基本处方是（　　）

A．清心经、清肝经、揉小天心

B．清胃经、揉中脘、揉鱼尾

C．清肝经、清大肠、开璇玑

D．清大肠、退六腑、运内八卦

E．补脾经、清大肠、运水入土

第四章 中医适宜技术

拔罐、刮痧、足疗、耳穴、贴敷、食疗、导引、情志调摄【掌握】

A1和A2型题

说明：为单选题，5个选项中可能同时有最佳正确答案和非错误答案，请从中选择一个最佳答案。

1. 患儿肺炎湿啰音久不消退，进行拔罐疗法，进行操作的部位多选（　　）
   A．胸前部
   B．双侧肩胛下部
   C．双侧腋下部
   D．额头正中部
   E．颈后部

2. 常用吸罐拔罐法中，投火法多用于身体（　　）
   A．头颈部
   B．四肢部
   C．腰背部
   D．身体侧部
   E．胸腹部

3. 留罐法的留置时间是（　　）
   A．3～5分钟
   B．5～10分钟
   C．5～15分钟
   D．10～15分钟
   E．10～20分钟

4. 拔罐法的作用**不包括**（　　）
   A．扶正固本
   B．消积导滞
   C．解毒泄浊
   D．消肿止痛
   E．祛腐生新

5. 西医学认为拔罐疗法能够引起体内的生物学效应，以下哪种功能是拔罐疗法**不能**达到的（　　）
   A．促进新陈代谢
   B．提高免疫能力
   C．调节肌肉功能
   D．增强骨骼强度
   E．调节大脑功能

6. 患儿反复呼吸道感染，免疫低下，气短、乏力，为增强患者体质，可采取的措施是（　　）
   A．捏脊疗法
   B．针灸治疗
   C．热熨治疗
   D．熏洗治疗
   E．刮痧治疗

7. 角法是指（　　）
   A．温和灸
   B．天灸
   C．电针
   D．拔罐
   E．刮痧

8. 下列哪项**不是**拔罐法的适应证（　　）
   A．癫痫，水肿
   B．闭经，带下
   C．痔疮，脱肛
   D．湿疹，荨麻疹
   E．鼻炎，口腔溃疡

9. 下列哪项**不是**拔罐法的禁忌证（　　）
   A．急性严重疾病、慢性全身虚弱性疾病及接触性传染病
   B．血小板减少性紫癜、白血病及血友病等出血性疾病
   C．老年、儿童与体质虚弱的患者
   D．心尖区体表大动脉搏动部及静脉曲张部
   E．瘰疬、疝气处及活动性肺结核

10. 拔罐时若出现烫伤或皮肤起水疱，下列措施**错误**的是（　　）
    A．小水疱无须处理，仅敷以消毒纱布防止擦破
    B．小水疱可用消毒针将水放出，涂以甲紫药水
    C．大水疱可用消毒针将水放出，涂以甲紫

药水

D. 大水疱可用消毒纱布包裹，以防感染

E. 如水疱面积过大或数量过多，需及时到外科或烧伤科就诊

11. 有关拔罐法的注意事项，下列说法**错误**的是（ ）

A. 拔罐时要选择适当体位和肌肉丰满的部位

B. 根据所拔部位的面积大小选择大小适宜的罐

C. 初次接受拔罐者，拔罐数量与时间宜少宜短

D. 拔罐期间如患者出现晕罐现象应及时起罐，参照晕针处理

E. 用火罐时若出现皮肤起水泡，应涂以甲紫药水并用消毒纱布包裹

12. 多用于治疗神经肌肉疼痛的拔罐法是（ ）

A. 走罐法
B. 留针拔罐法
C. 出针罐法
D. 多罐法
E. 留罐法

13. 使用火罐法拔罐治疗时，常用于燃烧加热罐内空气的乙醇棉球的浓度为（ ）

A. 95%
B. 90%
C. 75%
D. 70%
E. 60%

14. 留针罐法适用于风湿痹证，但**不宜**用于（ ）

A. 头面部
B. 颈项部
C. 腹部
D. 胸背部
E. 四肢部

15. 根据罐具的种类，下列**不属于**火罐法的是（ ）

A. 闪火法
B. 贴棉法
C. 投火法
D. 抽气法
E. 架火法

16. 耳穴定位中，在对耳屏游离缘上，对屏尖与轮平切迹之中点处，即对耳屏2、3、4区交点处的耳穴是（ ）

A. 缘中
B. 皮质下
C. 枕
D. 内分泌
E. 脑干

17. 根据耳穴的分布规律，与面颊相应的穴位在（ ）

A. 耳舟
B. 对耳轮体部
C. 耳垂
D. 对耳轮上、下脚
E. 耳甲

18. 在治疗哮喘病证中，以下处方中**不正确**的耳穴是（ ）

A. 肺
B. 交感
C. 心
D. 肾上腺
E. 气管

19. 耳穴定位中，在三角窝后1/3的下部，即三角窝5区的耳穴是（ ）

A. 内生殖器
B. 角窝上
C. 角窝中
D. 神门
E. 盆腔

20. 耳穴定位中，在耳轮脚沟的耳根处的耳穴是（ ）

A. 上耳根
B. 下耳根
C. 耳迷根
D. 耳背沟
E. 耳背心

21. 临床上最常使用的耳穴治疗方法是（ ）

A. 耳穴毫针法
B. 耳穴电针法
C. 耳穴埋针法
D. 耳穴穴位注射法
E. 耳穴压丸法

22. 耳穴定位中，在屏间切迹内，耳甲腔的前下部，即耳甲18区的耳穴是（ ）

A. 三焦
B. 屏间前
C. 对屏尖
D. 内分泌
E. 内鼻

23. （中医用）刮痧板是（ ）

A. 第一类医疗器械
B. 第二类医疗器械
C. 第三类医疗器械
D. 特殊用途医疗器械

E. 普通医疗器械
24. 刮痧的功效有（　　）
    A. 去除邪气
    B. 调整气血
    C. 疏通经络
    D. 预防疾病
    E. 以上都是

25. 消渴的调摄**不包括**（　　）
    A. 适当运动
    B. 情绪舒畅
    C. 控制饮食
    D. 卧床休息
    E. 生活规律

A3 和 A4 型题

说明：为共用题干单选题，考题是以一个共同题干的临床案例出现，请从中选择一个最佳答案。

（1～4题共用题干）

袁某，男，72岁，医师。自幼受父母熏陶及影响，喜欢用拔罐法治疗疾病。现向其二子传授拔罐知识，并且袁本人与其二子及一怀孕3个月的儿媳一起接受拔罐治疗。

1. ［第一问］袁医师首先介绍火罐操作方法，其中最常用的方法是（　　）
    A. 闪火法
    B. 投火法
    C. 贴棉法
    D. 架火法
    E. 滴酒法

2. ［第二问］袁强调，以下走罐操作方法及注意事项中，**错误**的一项是（　　）
    A. 选择面积较大的部位
    B. 选择肌肉丰厚部位
    C. 皮肤要涂上润滑的油剂
    D. 单向推动，反复操作
    E. 使皮肤红润、充血，或瘀血为度

3. ［第三问］袁本人右侧面部麻木，无口眼歪斜。根据面部容颜特点，其最适宜的拔罐方法是（　　）
    A. 走罐
    B. 排罐
    C. 闪罐
    D. 水煮罐
    E. 刺络拔罐

4. ［第四问］袁说，针与罐是有关系的，针罐是指（　　）
    A. 先行针刺，后作拔罐
    B. 先作拔罐，后行针刺
    C. 远道针刺，局部拔罐
    D. 远道拔罐，局部针刺
    E. 针刺留针，针上加罐

附录　模拟试题

考试注意事项

考试题型、题量及答题技巧简介

全国统考试卷一般170~180个题干（共用题干、案例分析题1道题干有多个小问题目），共210~220道题目（不同科目有点差异），时间170分钟（大家把握时间，时间略紧张），满分约650分（每题分值都根据权重点给分），通过分数线为400分，全国实行统考、题目一致。题型分为3种：

1. 单选题A1型、A2型，是通过考试关键的部分，此部分相对好得分，做题时遇到有疑问的和不会的题，可以先把题号记在准考证或草稿纸上以便回头检查，若单选（这部分可以返回看）有疑问必须在跳转到共用题干单选题之前检查，一旦跳转至共用题干单选题将无法再次返回单选题作答，具体规则在考试前电脑系统上也有提示。

2. 共用题干单选题A3型、A4型，不能返回上一题，只能往下做题，难度一般，比案例分析要好得分。

3. 案例分析题C型题，难度较高，权重分值也相对单选题要高，做题不能返回上一题，只能往下做题，有一个或多个答案，选对得分，选错扣分，直至本题扣至0分，如：正确答案是ABC，若此题3分，您选AB得2分，选BC得2分，选AD得0分，考试是根据每个选项权重系数给分，并不是每个选项1分。

模拟试题一

A1型

答题说明：单选题，每一道考题下面有A、B、C、D、E五个备选答案。请从中选择一个最佳答案。（这部分的题目能退回上一题和修改答案，当跳至第二部分题目后不能再返回第一部分，考试时电脑会弹出对话框提醒）

1. 医师在执业活动中享受（　　）的权利
   A. 保护患者隐私
   B. 履行医师职责
   C. 从事医学研究
   D. 遵守技术规范
   E. 遵守职业道德

2. 对收受药品生产经营企业或其他代理人财物且情节严重的医师，卫生行政部门应当做的处理是（　　）
   A. 注销《医师执业证书》
   B. 暂停执业活动
   C. 吊销《医师执业证书》
   D. 记过
   E. 警告

3. 发生重大医疗过失行为，医疗机构应当在规定的时限向当地卫生行政部门报告，重大医疗过失行为是指下列哪种情形（　　）
   A. 造成患者一般功能障碍
   B. 造成患者轻度残疾
   C. 造成患者组织损伤导致一般功能障碍
   D. 造成患者明显人身损害的其他后果
   E. 导致3人以上人身损害后果

4. 在自然疫源地和可能是自然疫源地的地区兴办的大型建设项目开工前，建设单位应当申请当地卫生防疫机构对施工环境进行（　　）
   A. 环保调查
   B. 卫生调查
   C. 卫生资源调查
   D. 环境资源调查

E. 危害因素调查

5. 除《中华人民共和国传染病防治法》规定以外的其他传染病，根据其暴发、流行情况和危害程度，需要列入乙类、丙类传染病的，由哪个部门决定并予以公布（ ）

A. 国务院公安部门
B. 国务院卫生行政部门
C. 国务院畜牧兽医部门
D. 国务院办公厅
E. 国务院司法部门

6. 由县级以上人民政府报经上一级人民政府决定可以在传染病流行时采取的紧急措施是（ ）

A. 隔离治疗
B. 强制隔离
C. 指定场所进行医学观察
D. 停工、停业、停课
E. 实施交通检疫

7. 医疗机构配制制剂，应当是本单位临床需要而市场上没有供应的品种，并须经所在地哪个部门批准后方可配制（ ）

A. 省级卫生行政部门
B. 省级药品监督管理部门
C. 县级卫生行政部门
D. 地市级药品监督管理部门
E. 省级工商行政管理部门

8. 医疗机构发现发生或者可能发生传染病暴发流行时，应当（ ）

A. 在1小时内向所在地县级人民政府卫生行政主管部门报告
B. 在2小时内向所在地县级人民政府卫生行政主管部门报告
C. 在4小时内向所在地县级人民政府卫生行政主管部门报告
D. 在6小时内向所在地县级人民政府卫生行政主管部门报告
E. 在8小时内向所在地县级人民政府卫生行政主管部门报告

9. 在中医药教育体系中，具有中医药特色的传统人才培养模式的是（ ）

A. 学校教育
B. 继续教育
C. 师承教育
D. 自学
E. 网络教育

10. 《中华人民共和国人口与计划生育法》规定，育龄夫妻自主选择计划生育避孕节育措施，预防和减少（ ）

A. 生育
B. 人口增长
C. 妊娠
D. 非意愿妊娠
E. 经济压力

11. 对大多数慢性病患者，帮助患者自疗属于哪种医患关系模式（ ）

A. 共同参与型
B. 指导-合作型
C. 主动-被动型
D. 父母与婴儿式
E. 以上均不是

12. 医师和患者所采取沟通方式，哪项**不属于**非语言沟通（ ）

A. 面部表情
B. 说话声调
C. 书面通知
D. 身体姿态
E. 眼神手势

13. 医学道德评价的标准包括（ ）

A. 疗效标准、社会标准、科学标准
B. 舆论标准、价值标准、疗效标准
C. 科学标准、社会标准、舆论标准
D. 科学标准、疗效标准、价值标准
E. 社会标准、价值标准、舆论标准

14. 医师在诊疗活动中，不过度医疗所体现的医师行为规范是（ ）

A. 规范行医
B. 严格权限
C. 救死扶伤
D. 重视人文
E. 规范文书

15. 中医药法规定下列哪些项目采取备案制进行管理的（ ）

A. 举办中医诊所
B. 委托配制中药制剂
C. 医疗机构配置仅应用传统工艺配制的中药制剂品种
D. 在本医疗机构内炮制、使用市场上没有供应的中药饮片
E. 以上均是

16. 突发事件应急工作应当遵循什么方针（ ）

A. 统一领导，分级负责
B. 预防为主，常备不懈
C. 反应及时，措施果断
D. 依靠科学，加强合作
E. 现场处理，监督检查

17. 每次开处方，每张处方所包含的药品种类上限为（ ）

A. 5种

B. 3 种
C. 6 种
D. 4 种
E. 7 种

18. 医疗机构在发现甲类传染病时，对疑似患者在明确诊断前，应在指定场所进行（　　）
    A. 访视
    B. 留验
    C. 单独隔离治疗
    D. 医学观察
    E. 就地诊验

19. 猩红热属于（　　）
    A. 甲类传染病
    B. 乙类传染病
    C. 丙类传染病
    D. 丁类传染病
    E. 人兽共患传染病

20. 可授予特殊使用级抗菌的药物处方权的医务人员是（　　）
    A. 主治医师
    B. 住院医师
    C. 乡村医师
    D. 副主任医师
    E. 实习医师

21. 急诊处方一般不得超过几日用量（　　）
    A. 1
    B. 3
    C. 5
    D. 7
    E. 10

22. 下列哪项**不属于**正确处理医务人员之间关系的意义（　　）
    A. 有利于医学事业的发展
    B. 有利于医院整体效益的发挥
    C. 有利于医务人员的成长
    D. 有利于建立和谐的医患关系
    E. 有利于共同对付患者及其家属

23. 医疗事故赔偿的项目有（　　）
    A. 7 项
    B. 8 项
    C. 9 项
    D. 10 项
    E. 11 项

24. 对于住院的甲型肝炎患者使用过的卫生洁具，医疗机构应当采取的措施是（　　）
    A. 销毁
    B. 彻底清洗
    C. 必要的卫生处理
    D. 请卫生行政机关处理
    E. 请防疫机构处理

25. 医患沟通的伦理准则是（　　）
    A. 尊重
    B. 有利
    C. 公正
    D. 诚信
    E. 以上均是

26. 医德修养的根本途径和方法是（　　）
    A. 自我批评
    B. 自我反思
    C. 见贤思齐
    D. 接受患者监督
    E. 与医疗实践结合

27. 社区卫生服务提供的基本医疗服务的特点**不包括**（　　）
    A. 服务方式强调住院服务
    B. 强调综合性、连续性的健康照顾
    C. 关注患者的长期治疗效果
    D. 服务方式强调责任制服务
    E. 运用全科医疗与适宜技术

28. 医患间交往障碍的原因，医师方面可能有（　　）
    A. 对患者的病痛缺乏同情心
    B. 以是否有科研价值对待患者
    C. 关心对方能否给自己带来物质利益
    D. 情绪不稳
    E. 以上原因均有可能

29. 正确把握医德评价依据的观点是（　　）
    A. 动机论
    B. 手段论
    C. 效果论
    D. 目的论
    E. 动机与效果、目的与手段辩证统一论

30. 下面哪项**不是**精神病患者诊治的道德要求（　　）
    A. 尊重患者的人格
    B. 正确执行约束保护措施
    C. 重视心理及行为治疗
    D. 正确对待异性患者
    E. 尽量减少医疗费用

31. 现在社会中，**除**哪个外都是家庭的权力结构情况（　　）
    A. 传统权威型
    B. 工具权威型
    C. 分享权威型
    D. 核心权威型
    E. 感情主导权威型

32. 夏季方药养生要以甘平，甘凉之品，辅以芳化运脾之药，以防（　　）
   A．寒凉过度
   B．耗气伤津
   C．滋腻困脾
   D．大过伤阴
   E．阻遏气机

33. 社区卫生服务需求评价的目的有（　　）
   A．查明社区卫生问题及其范围与严重程度
   B．评价居民的卫生服务需求
   C．明确目标人群有关特征
   D．为制订社区卫生服务计划提供资料
   E．以上都是

34. 社区公共卫生服务**不包括**下列哪一项（　　）
   A．健康档案管理
   B．家庭临床诊疗
   C．老年人保健
   D．高血压患者保健
   E．孕产妇管理

35. 由父母及其未婚子女所构成的家庭称为（　　）
   A．核心家庭
   B．主干家庭
   C．联合家庭
   D．传统家庭
   E．现代家庭

36. 现有一对夫妇，育有一个5岁的女儿，请问这对夫妇处于家庭生活周期的哪个一个时期（　　）
   A．新婚期
   B．第一个孩子出生期
   C．有学龄前儿童期
   D．有学龄儿童期
   E．空巢期

37. 以下哪一项不是老年人的健康评价的内容（　　）
   A．日常生活能力
   B．精神健康
   C．心理健康
   D．躯体健康
   E．社会健康

38. 患者，男，36岁。进城务工人员，在酒店做保安12年。吸烟史20年，40支/天。因"反复头晕2个月"就诊。查体：血压160/100mmHg，体重指数22kg/m²。有高胆固醇血症，空腹血糖7.2mmol/L。下列**不属于**该患者危险因素的是（　　）
   A．吸烟
   B．高血脂
   C．高血糖
   D．高血压
   E．肥胖

39. 母乳喂养优于牛乳在于（　　）
   A．含蛋白质总量高
   B．含饱和脂肪酸的脂肪较多
   C．含铁量多
   D．含乳糖量多
   E．含钙、磷高

40. 作业疗法的适应证**不包括**（　　）
   A．神经系统疾病
   B．骨关节疾病
   C．儿科疾病
   D．妇科疾病
   E．内科疾病

41. 通过语言或语言因素，影响或改善伤残病给患者带来的不良认知属于哪一项传统康复疗法（　　）
   A．心理康复疗法
   B．饮食康复疗法
   C．中药熏蒸治疗疗法
   D．传统运动疗法
   E．针灸疗法

42. 行走在作业活动层次中属于（　　）
   A．角色
   B．活动
   C．任务
   D．行动
   E．能力

43. 以下哪一项**不是**运动试验的评定目的（　　）
   A．协助诊断
   B．判断病变程度及预后
   C．评定残余功能
   D．评定功能状态
   E．指导康复治疗

A2型

答题说明：单选题，每一道考题下面有A、B、C、D、E五个备选答案。请从中选择一个最佳答案。（当从上一部分进入这一部分后，就不能再返回上一部分修改答案）

44. 虽说咳嗽在《黄帝内经》中记载的病因有"五脏六腑皆令人咳"的说法，但现代认为咳嗽的病变脏

除了哪个都会涉及（　　）
A．肝
B．心
C．脾
D．肺
E．肾

45．肺气虚耗之喘证的特征是（　　）
A．喘咳痰多
B．喘促短气
C．动则气急
D．喘促气急
E．息粗气憋

46．下列哪项不属于风痰哮证的临床表现（　　）
A．喉中痰涎壅盛，声如拽锯
B．喘急胸满，但坐不得卧
C．发热，恶寒，无汗，身痛
D．咽痒，喷嚏，鼻塞，流涕
E．面色青暗

47．感冒风寒轻症所用代表方剂是（　　）
A．荆防达表汤
B．麻黄汤
C．羌活胜湿汤
D．藿香正气散
E．大青龙汤

48．不寐虚证的病理因素主要是（　　）
A．津液亏耗
B．阴血不足
C．阳气不足
D．脾气虚弱
E．肝郁脾虚

49．泄泻的主要病变在于（　　）
A．肺、脾、肾
B．肝、脾、肾
C．肝、脾、胃
D．脾、胃、大小肠
E．肝、脾、大小肠

50．根据发病特点，中风因与自然界六气中哪一种"气"的特征相似而得名（　　）
A．风
B．寒
C．暑
D．湿
E．燥

51．患者为老年男性，大便艰涩，排出困难，四肢不温，腹中冷痛，腰膝酸冷，舌淡苔白，脉沉迟。最佳方案为（　　）
A．润肠丸
B．五仁丸
C．黄芪汤
D．济川煎
E．补中益气汤

52．下列各项，**不符合**郁证临床表现的是（　　）
A．忧郁不畅，情绪不宁，胸胁胀满疼痛
B．咽中如有异物梗塞
C．大多数有情志内伤的病史
D．病情的反复常与情志因素密切相关
E．多发于老年男性

53．黄褐斑证候与以下哪项**无关**（　　）
A．肝郁证
B．脾虚证
C．风寒证
D．肾虚证
E．血瘀证

54．患者，女，30岁。右手掌外伤1周失治，现右手肿痛明显，查体可见右手掌肿胀高突，失去生理凹陷。考虑诊断为（　　）
A．蛇眼疔
B．蛇头疔
C．蛇肚疔
D．托盘疔
E．足底疔

55．关于乳痈的治疗说法正确的是（　　）
A．乳痈治疗应该随症治疗不要太早
B．及早处理，以消为主
C．及早处理，以攻为主
D．清热解毒
E．通乳消肿为主

56．患者，女，47岁。左侧前臂皮肤破溃伴瘙痒1周，急性发病，皮损为密集的粟粒大小的丘疹、丘疱疹，基底潮红，有抓痕，有结痂。诊断为急性湿疹。其治法应为（　　）
A．清热利湿止痒
B．健脾利湿止痒
C．养血润肤，祛风止痒
D．疏风解热止痒
E．清热祛湿，凉血解毒

57．以下哪项**不是**崩漏的常见证型（　　）
A．血热
B．肾虚
C．脾虚
D．气滞
E．血瘀

58．治疗经期延长血瘀证，应首选的方剂是（　　）
A．桃红四物汤合失笑散
B．固经丸
C．逐瘀止血汤

D．桃红四物汤

E．血府逐瘀汤

59．患者，女，28岁。结婚3年未孕，月经后期，量少，色淡质稀，带下量多，清稀如水，伴腰膝酸冷，性欲淡漠，面色晦暗，大便溏，小便清长，舌淡，苔白，脉沉迟，该患者证属（　　）

A．肾气虚证

B．肾阳虚证

C．肾阴虚证

D．肝气郁结证

E．痰湿内阻证

60．小儿呕吐的治疗原则为（　　）

A．补脾益气

B．和胃降逆

C．清心泻脾

D．滋阴降火

E．抑肝和胃

61．治疗痰浊头痛较好的组方是（　　）

A．上星、血海、足三里、三阴交

B．合谷、三阴交、阿是穴

C．风池、头维、合谷、通天

D．中脘、丰隆、百会、印堂

E．悬颅、颔厌、太冲、太溪

62．膏药贴敷的部位有（　　）

A．腿部关节

B．腹部

C．肩颈

D．腰部

E．以上都是

63．患儿，男，11个月。以"发热2天伴咳嗽1天"就诊，患儿2天前出现发热，体温38.8℃，1天前出现咳嗽时作，渐见频繁，昨夜卧不能寐，呼吸急促，喉间痰鸣。查体：神清，精神不振，呼吸急促，唇淡红无紫绀，三凹征阳性。听诊：双肺呼吸音粗，可闻及干湿啰音。心率128次/分，律齐。舌淡红，苔白，脉数。可诊断为（　　）

A．发热

B．咳嗽

C．肺炎喘嗽

D．感冒

E．哮喘

64．患者腹痛肠鸣，泻下粪便臭如败卵，但泻而不爽，脘腹胀满，舌苔白厚而腐，脉滑。治疗应首选（　　）

A．保和丸

B．藿香正气散

C．葛根芩连汤

D．参苓白术汤

E．龙胆泻肝汤

65．下列阐述紫癜病机**错误**的是（　　）

A．外感风热及疫疠

B．邪热与气血相搏

C．热伤血络

D．迫血妄行

E．溢于皮肤孔窍

66．患儿，4岁。病程迁延，紫癜反复出现，瘀点、瘀斑颜色淡紫，面色少华，神疲气短，食欲不振，头晕心悸，舌淡，苔薄，脉细无力。治疗首选方剂是（　　）

A．小建中汤

B．大建中汤

C．八珍汤

D．归脾汤

E．四物汤

67．寒湿腰痛主方（　　）

A．肾着汤

B．金匮肾气丸

C．右归丸

D．独活寄生汤

E．附子汤

68．根据纯音测听可明确听力减退的程度，轻度耳聋平均听力损失是（　　）

A．41～55dB

B．56～70dB

C．71～90dB

D．＞90dB

E．26～40dB

69．"天行赤眼"俗称（　　）

A．天行赤热

B．天行暴赤

C．烂眼边

D．红眼病

E．偷针眼

70．全科医师赴患者家中行一氧化碳中毒现场急救第一步为（　　）

A．就地行心肺复苏术

B．首先清除患者口鼻分泌物

C．静脉输入复苏药物

D．迅速打开门窗通风

E．摆好体位

71．心肺脑复苏时最常用、最有效的药物是（　　）

A．阿托品

B．胺碘酮

C．利多卡因

D．肾上腺素

E．碳酸氢钠

72. 心肺复苏在心脏停搏时推荐的每次送气时间为（ ）
   A. 大于 1 秒
   B. 小于 1 秒
   C. 与呼气时间等同
   D. 快速用力吹气
   E. 大于 2 秒
73. 关于手足部疔疮外治疗法说法正确的是（ ）
   A. 蛇眼疔要在指掌面一侧做纵行切口
   B. 蛇头疔要沿甲旁 0.2cm 挑开引流
   C. 蛇肚疔要依掌横纹切开
   D. 蛇肚疔要在指掌面一侧做纵行切口
   E. 托盘疔要依掌横纹切开
74. 提出"治痿独取阳明"的医书是（ ）
   A.《金匮要略》
   B.《黄帝内经》
   C.《丹溪心法》
   D.《景岳全书》
   E.《儒门事亲》
75. 胁痛虽有虚实之分,但其病变主要涉及（ ）
   A. 气与血
   B. 寒与热
   C. 肝与胆
   D. 肝与肺
   E. 阴与阳
76. 行痹的病机是（ ）
   A. 寒邪兼夹风湿,留滞经脉,闭阻气血
   B. 风邪兼夹寒湿,留滞经脉,闭阻气血
   C. 风湿热邪壅滞经脉,气血闭阻不通
   D. 湿邪兼夹风寒,留滞经脉,闭阻气血
   E. 痰瘀互结,留滞肌肤,闭阻经脉
77. 消渴病的总病机是（ ）
   A. 阴虚燥热
   B. 阴损及阳
   C. 阴阳俱虚
   D. 病久入络
   E. 血脉瘀滞
78.《医学心悟·三消》说"治上消者,宜润其肺,兼（ ）"
   A. 清其胃
   B. 滋其肾
   C. 补其肺
   D. 补其脾
   E. 清其心
79.《素问·至真要大论》指出"诸湿肿满,皆属于（ ）"
   A. 脾
   B. 心
   C. 肝
   D. 肾
   E. 肺
80. 治疗痰闭肺热壅盛证,应首选的方剂是（ ）
   A. 麻黄连翘赤小豆汤
   B. 沉香散
   C. 八正散
   D. 葶苈大枣泻肺汤
   E. 清肺饮
81. 恢复期及后遗症期多为（ ）
   A. 实证
   B. 虚证
   C. 虚实夹杂
   D. 寒证
   E. 寒热夹杂
82. 闭证首先应当辨别的是（ ）
   A. 正虚与邪盛
   B. 热闭与寒闭
   C. 阳闭与阴闭
   D. 风火痰瘀
   E. 气虚与血虚
83. 患者泄泻腹痛,泻而不爽,粪黄褐而臭,肛门灼热,烦渴口渴,小便黄,舌苔黄腻,脉濡数。证属（ ）
   A. 脾虚泄泻
   B. 肾虚泄泻
   C. 食滞泄泻
   D. 寒湿泄泻
   E. 湿热泄泻
84. 脾胃素虚,复为饮食所伤引起的呕吐常出现（ ）
   A. 实证
   B. 虚证
   C. 真虚假实证
   D. 虚实夹杂证
   E. 真实假虚证
85. 明代李中梓《医宗必读·泄泻》中提出的治泻九法**不包括**（ ）
   A. 清凉、疏利
   B. 淡渗、升提
   C. 甘缓、酸收
   D. 燥脾、温肾
   E. 固涩、补肺
86. 虚劳病变涉及五脏,尤以（ ）为主
   A. 肺、脾
   B. 脾、肾

C．肺、肾
D．心、脾
E．心、肝

87．患者胃脘隐痛，绵绵不休，空腹痛甚，得食则缓，喜温喜按，劳累或受凉后发作或加重，泛吐清水，食少纳呆，大便溏薄，神疲倦怠，四肢不温，舌淡苔白，脉虚缓无力。其治法是（　　）
A．温中健脾，和胃止痛
B．养阴益胃
C．化瘀通络，理气和胃
D．清化湿热，理气和胃
E．疏肝理气，和胃止痛

88．偏头痛发病的特点**不包括**（　　）
A．男性多见
B．发病多始于青春期
C．大多数有偏头痛的家族史
D．头痛呈搏动性
E．伴恶心、呕吐

89．中风和口僻之间的异同点有（　　）
A．都是因为正气不足气血瘀阻
B．口僻不会口眼歪斜
C．都有耳后疼痛，时有流涎、言语不清
D．都有神志障碍
E．口僻不会半身不遂

90．天灸时，药物的贴敷时间多为（　　）
A．1～2小时
B．1～3小时
C．4～5小时
D．6～8小时
E．9～10小时

91．在"胃脘痛"中，以下哪项**不适合**手法治疗（　　）
A．胃痉挛所致的疼痛患者
B．胃下垂所致疼痛患者
C．胃、十二指肠溃疡出血期的患者
D．食积所致疼痛的患者
E．萎缩性胃炎的患者

92．黄疸的治疗原则是（　　）
A．化湿邪，利小便
B．清利湿热
C．健运脾气
D．益胃生津
E．温补肾阳

93．外感与内伤头痛说法正确的是（　　）
A．外感头痛起病较慢但病程短
B．内伤头痛常伴外邪犯肺卫之征
C．内伤头痛起病较急但病程长
D．内伤头痛常反复发作，时轻时重
E．内伤头痛应区别风、寒、湿、热之不同

94．虚体感冒的特点是（　　）
A．卫气不固，外邪乘袭
B．阴津素亏，外邪乘袭
C．素体多汗，反复多次
D．反复感邪，缠绵难愈
E．气血亏虚，卫外不固

95．外感咳嗽与内伤咳嗽，下列哪项**无**鉴别诊断意义（　　）
A．感邪的不同
B．起病的缓急
C．病程的长短
D．属实属虚的不同
E．咳痰的多少

96．阴血亏虚型痉证，应选用下列何方（　　）
A．大定风珠合四物汤
B．大补阴丸合四物汤
C．补肝汤
D．沙参麦冬汤
E．左归丸

97．患者脐部红肿高突，灼热疼痛，伴恶寒发热，纳呆口苦，舌苔薄黄，脉滑数，治宜（　　）
A．清火利湿解毒
B．健脾益气托毒
C．清肝解郁消肿
D．健脾化湿消肿
E．补气活血解毒

98．乳痈最常见的原因是（　　）
A．哺乳不洁
B．未哺乳
C．妇女多产
D．乳汁淤积
E．以上都不是

99．心衰首辨（　　）
A．标本虚实
B．阴阳
C．寒热
D．脏腑病位
E．病因

100．心衰预防的根本措施是（　　）
A．防治感冒
B．避免精神刺激
C．适寒温
D．积极治疗原发疾病
E．饮食清淡

101．泄泻的基本治疗原则为（　　）
A．调和气血
B．运脾化湿

C. 抑肝和胃
D. 清热利湿
E. 健脾益气

102. 有先兆的偏头痛最常见的先兆症状是（　　）
A. 感觉先兆
B. 视觉先兆
C. 运动先兆
D. 语言先兆
E. 恶心、呕吐

103. 下列关于痞满主症的各项叙述，**错误**的是（　　）
A. 自觉心下痞塞，胸膈胀满
B. 胸闷、气短
C. 压之无痛
D. 触之无形
E. 按之柔软

104. 若水肿反复发作，精神疲惫，腰酸遗精，口渴干燥，五心烦热，舌红，脉细弱，辨证为（　　）
A. 肝阴虚
B. 胃阴虚
C. 肾阳虚
D. 肾阴虚
E. 肺阴虚

105. 王某，女性，45岁。尿频量多，混浊如脂膏，腰膝酸软，乏力，头晕耳鸣，口干唇燥，皮肤干燥，瘙痒，舌红苔少，脉细数。本病的治法是（　　）
A. 滋阴固肾
B. 固精缩尿，收敛固摄
C. 补肾填精，活血化瘀
D. 滋阴清热，健脾祛风
E. 清泻肺胃，生津止渴

106. 痹证关节疼痛日久，肿胀局限或见皮下结节者为（　　）
A. 瘀
B. 热
C. 风
D. 湿
E. 痰

107. 痹证和哪些脏腑有关（　　）
A. 肝肾
B. 脾肾
C. 肝脾
D. 心肝
E. 心肾

108. 导致"疔"的致病菌多为（　　）
A. 肺炎链球菌
B. 金黄色葡萄球菌
C. 大肠埃希菌
D. 放线菌
E. 破伤风埃希菌

109. 《素问》中记载："营气不从，逆于肉理，乃生痈肿。"指的是（　　）
A. 疔疮
B. 疖
C. 发
D. 痈
E. 丹毒

110. 乳房触诊的正确顺序为（　　）
A. 内上、内下、外上、外下象限
B. 内上、外上、外下、内下象限
C. 外上、外下、内上、内下象限
D. 外下、内上、内下、外上象限
E. 内下、外上、外下、内上象限

111. 患者，女，25岁，发现左侧乳房肿块1个月余，压之无痛，检查可见左乳内上象限肿块，约2cm大小，边界清楚，质地坚硬，表面光滑，与周围组织无粘连，活动度好，腋下未触及肿大淋巴结，该患者最有可能的诊断为（　　）
A. 内吹乳痈
B. 乳癖
C. 乳核
D. 乳岩
E. 外吹乳痈

112. 亚急性湿疮外治应（　　）
A. 用溶解剂
B. 清热解毒
C. 消炎、止痒、燥湿、收敛
D. 选用金黄膏外搽
E. 可用黑豆馏油软膏

113. 内痔好发生在截石位的哪里（　　）
A. 截石位的2、8、10点处
B. 截石位的8、9、11点处
C. 截石位的3、7、11点处
D. 截石位的1、8、10点处
E. 截石位的4、6、12点处

114. 关于痔的治疗，哪项是**错误**的（　　）
A. 单纯内痔可用注射疗法
B. 二期内痔可用单纯结扎法治疗
C. 嵌顿内痔可先做湿敷再复位
D. 环状内痔可行环形切除术
E. 外痔可用枯痔钉疗法

115. 患者经行时肢体疼痛麻木，肢软乏力，月经量少，色淡，质薄，面色无华，舌质淡红，苔白，脉细弱。其证候是（　　）

A．脾虚证
B．肾虚证
C．肝郁证
D．血瘀证
E．血虚证

116．当归地黄饮用于治疗月经后期的证型是（　　）

A．实寒证
B．虚寒证
C．血虚证
D．肾虚证
E．痰湿证

117．女患者，23岁，每于经期第一天小腹胀痛，拒按，乳房胀痛，经行不畅，色紫暗，有血块，血块排出后腹痛减轻，舌紫暗，脉弦。中医辨证为（　　）

A．湿热下注
B．寒湿凝滞
C．阳虚内寒
D．肝肾亏损
E．气滞血瘀

118．混合痔治疗选用外痔剥离、内痔结扎术时，其外痔部分宜行（　　）

A．十字形切口
B．S形切口
C．8字形切口
D．V字形切口
E．Y形切口

119．下列各项，**不属于**肾阴亏虚，虚热内生，热伏冲任所导致的疾病是（　　）

A．崩漏
B．经间期出血
C．胎漏
D．月经过多
E．胎动不安

120．以下各项，由外寒导致的妇科疾病是（　　）

A．经行感冒
B．经行头痛
C．经行身痛
D．带下病
E．经间期出血

121．下列为诊断青风内障的依据，**除了**（　　）

A．视野异常
B．瞳神轻度散大
C．24小时眼压波动幅度大于1.07kPa
D．两眼眼压相差1.07kPa
E．视盘具有典型的青光眼样改变

122．以下各项，由外湿导致的妇科疾病是（　　）

A．经行浮肿
B．盆腔炎
C．痛经
D．崩漏
E．癥瘕

123．中医临床治疗感冒有辛温解表和辛凉解表的不同，其理论依据是（　　）

A．同病异治
B．异病同治
C．辨病论治
D．同病同治
E．异病异治

124．腰痛辨证，首先应分辨（　　）

A．在经在络
B．在腑在脏
C．在气在血
D．表里寒热虚实
E．阴证阳证

125．耳鸣与幻听的鉴别要点在于（　　）

A．有无相应的声源
B．主观与客观的区别
C．声音感觉的类型不同
D．声音有无节奏
E．有无情志变化

126．圆翳内障在膨胀期时，最好的治疗方法是（　　）

A．点白内障眼药水
B．点珍珠明目滴眼液
C．服石斛夜光丸
D．手术
E．针刺

127．慢性荨麻疹病程一般为（　　）

A．超过2周
B．短于2周
C．短于6周
D．超过6周
E．超过2个月

128．患者入冬后全身皮疹逐渐增多，呈点滴状，颜色鲜红，层层鳞屑，刮去鳞屑有点状出血，发展迅速，瘙痒剧烈，伴口干舌燥，咽喉疼痛，大便干燥，小便短赤；舌红，舌苔薄黄，脉弦滑。其诊断及证候属（　　）

A．白疕，湿毒蕴阻证
B．白疕，气血瘀滞证
C．白疕，血虚风燥证
D．白疕，火毒炽盛证
E．白疕，血热内蕴证

129．下面关于类丹毒说法正确的是（　　）

A．多发于手肘部

B. 有猪骨或鱼虾之刺划破皮肤史
C. 红斑范围大
D. 症状较重
E. 有明显的全身症状

130. 丹毒的治疗原则是（　　）
A. 疏风清热解毒
B. 清肝泻火利湿
C. 凉血清热，解毒化瘀
D. 利湿清热解毒
E. 凉血清热解毒

131. 好发于四肢内侧的急性淋巴管炎称为（　　）
A. 托毒疗
B. 蝼蛄疗
C. 红丝疗
D. 颈痈
E. 腋痈

132. 慢性肝胆病之胁痛的患者，饮食上应忌（　　）
A. 低脂饮食
B. 低蛋白饮食
C. 低糖饮食
D. 饮食清淡
E. 过度饮酒或嗜食辛辣肥甘

133. 治疗瘀血停着胁痛的主方是（　　）
A. 血府逐瘀汤
B. 丹参饮
C. 身痛逐瘀汤
D. 膈下逐瘀汤
E. 龙胆泻肝汤

134. 下列关于川乌、草乌在痹证治疗中的用法哪项**不正确**（　　）
A. 两药皆为祛风除湿，温经止痛
B. 应用时，应从小剂量开始服用，逐渐增加
C. 适用于风寒湿痹疼痛剧烈者
D. 久煎或与甘草同煎可以缓和毒性
E. 服药后患者若出现唇舌麻木或手足木、恶心、心悸等症状时，可不减量继续服用

135. 患者形体肥胖，身体沉重，肢体困倦，脘痞胸满，嗜食肥甘醇酒，喜卧懒动，舌淡胖或大，苔白滑，脉滑。导致该患者肥胖的主要原因是（　　）
A. 气郁
B. 血瘀
C. 痰湿
D. 胃热
E. 湿热

136. 以下哪项**不是**湿热水肿的主症（　　）
A. 皮紧光亮
B. 发热恶风
C. 小便短赤
D. 大便干结
E. 脉濡数

137. 最常见的偏头痛类型是（　　）
A. 无先兆偏头痛
B. 有先兆偏头痛
C. 视网膜性偏头痛
D. 慢性偏头痛
E. 基底型偏头痛

138. 下列说法**错误**的是（　　）
A. 胸痹疼痛位置在膻中或左前胸处
B. 悬饮疼痛位置在胸胁处
C. 悬饮会因劳累、饱餐、受寒、情志过激加重
D. 胸痹会伴发心悸、气短、喘息等
E. 悬饮会伴发咳嗽、咳痰等

139. 心悸的诱因**没有**（　　）
A. 情志刺激
B. 惊恐
C. 紧张
D. 大喜
E. 劳倦过度

140. 下面哪一项**不是**心悸的证候特征（　　）
A. 以心慌不安，心跳剧烈，不能自主为主要证候特征
B. 或一过性、阵发性，或持续时间较长，或一日数次发作，或数日一次发作，时轻时重，反复发作，缠绵难愈
C. 其脉象表现或数或迟
D. 发病或加重常与饮食、情志、起居、冷暖等诱因有关
E. 轻者仅感胸闷如室，呼吸欠畅

141. 心悸**不常见**于什么疾病（　　）
A. 心脏疾患
B. 甲亢
C. 甲减
D. 贫血
E. 神经官能症

142. 急躁易怒而不寐，多为（　　）
A. 痰热内扰
B. 肝火内扰
C. 心肾不交
D. 心胆气虚
E. 心脾两虚

143. 关于心悸的概念以下**不妥**的是（　　）

A. 心中悸动
B. 惊惕不安
C. 甚者不能自主
D. 均呈阵发性
E. 常因情志波动或过劳而发

144. 以下哪种药物过量**不会**出现心悸状况（　　）

A. 附子
B. 乌头
C. 洋金花
D. 洋地黄
E. 肉桂

145. 何人提出用大剂量桃仁、红花、降香、失笑散治疗胸痹（　　）

A. 张仲景
B. 张景岳
C. 朱丹溪
D. 王肯堂
E. 王清任

A3型

答题说明：共用题干单选题，每一道考题是以一个小案例出现的，其下面都有A、B、C、D、E五个备选答案。请从中选择一个最佳答案。（不能退回上一题，只能往下做题）

（146～147题共用题干）

患者，男，77岁。2年来出现排尿无力、尿不尽感，夜间起夜3～5次。查尿常规提示红细胞50个/HP，膀胱超声提示残余尿75mL。

146. [第一问] 患者最可能的诊断是（　　）

A. 膀胱癌
B. 前列腺癌
C. 前列腺增生
D. 泌尿系结核
E. 肾癌

147. [第二问] 该患者可以使用的药物包括（　　）

A. α_1受体激动剂
B. 5α还原酶抑制剂
C. β受体阻滞剂
D. 钙通道阻滞剂
E. 利尿药

（148～149题共用题干）

某家庭有2个女儿。大女儿活泼好动，每周有2～3次与同学一起打球。小女儿情绪很压抑，爱生闷气。

148. [第一问] 大女儿的行为属于（　　）

A. 日常健康行为
B. 避开环境危险因素
C. 预警行为
D. A型行为
E. C型行为

149. [第二问] 小女儿比大女儿容易患的疾病是（　　）

A. 消化道溃疡
B. 类风湿关节炎
C. 高血压
D. 白内障
E. 痛风

（150～151题共用题干）

患者，女，56岁。因体力劳动后，出现肩前部疼痛和麻木，可由患侧肩胛区向臂外桡侧放射，伴恶寒、咳嗽，舌暗，可见瘀点瘀斑，脉涩。

150. [第一问] 该患者辨经络，属（　　）

A. 手阳明经
B. 手太阳经
C. 手少阴经
D. 足太阳经
E. 足厥阴经

151. [第二问] 治疗本病除选颈5至胸1夹脊穴，还可选取的主穴是（　　）

A. 肩髃、肩贞、阿是穴
B. 合谷、天井、阿是穴
C. 太溪、申脉、阿是穴
D. 委中、委阳、阿是穴
E. 委中、后溪、阿是穴

（152～154题共用题干）

患者，男，46岁。反复胃脘疼痛3年，胃痛隐隐，绵绵不休，喜温喜按，空腹痛甚，得食则缓，受凉后发作，泛吐清水，神疲纳呆，四肢倦怠，大便溏薄，舌淡苔白，脉迟缓。

152. [第一问] 其辨证是（　　）

A. 饮食伤胃证
B. 寒邪客胃证
C. 胃阴亏耗证
D. 脾胃虚寒证
E. 瘀血停胃证

153. [第二问] 其治法是（　　）

A．温中健脾，和胃止痛
B．清热化湿，理气和胃
C．疏肝解郁，理气止痛
D．温胃散寒，行气止痛
E．消食导滞，和中止痛

154．[第三问] 治疗应首选（　　）
A．柴胡疏肝散
B．良附丸
C．黄芪建中汤
D．清中汤
E．芍药甘草汤

（155～160题共用题干）

患者，男，25岁，便血1天。1天前辛辣刺激饮食以后出现便血，血色鲜红，量较多，肛内肿物外脱，可自行回缩，肛门灼热，舌质红，苔黄腻，脉弦数。

155．[第一问] 该患者可诊断为（　　）
A．外痔
B．内痔
C．混合痔
D．锁肛痔
E．血栓性外痔

156．[第二问] 该患者可辨证为（　　）
A．气滞血瘀
B．热毒蕴结
C．湿热下注
D．阴虚毒恋
E．脾虚湿滞

157．[第三问] 其治法为（　　）
A．清热解毒消肿
B．清热利湿止血
C．清热解毒透脓
D．健脾祛湿消肿
E．清热化湿止痛

158．[第四问] 治疗应首选（　　）
A．仙方活命饮加减
B．黄连解毒汤加减
C．脏连丸加减
D．青蒿鳖甲汤合三妙丸加减
E．普济消毒饮加减

159．[第五问] 若患者出血量增多，应加（　　）
A．地榆炭、仙鹤草
B．白头翁、秦艽
C．红花、牡丹皮
D．龙胆、木通
E．槟榔、泽泻

160．[第六问] 若该患者日久不愈，大多可形成（　　）
A．肛裂
B．肛漏
C．内痔
D．嵌顿性内痔
E．混合痔

（161～165题共用题干）

患者，女，49岁。近半年来月经周期紊乱，有时提前或错后，现3个月来潮一次，行经时头晕耳鸣，腰痛如折，形寒肢冷，带下量多，夜尿频数，舌淡，苔白滑，脉沉细。

161．[第一问] 本病诊断为（　　）
A．经断复来
B．绝经前后诸证
C．月经先后无定期
D．月经先期
E．月经后期

162．[第二问] 本病的证型为（　　）
A．肾阳虚证
B．肾阴虚证
C．肾阴阳俱虚
D．脾阳虚
E．脾气虚

163．[第三问] 本病的中医治法为（　　）
A．滋肾益阴，育阴潜阳
B．阴阳双补
C．健脾止带
D．温肾扶阳，填精养血
E．滋阴降火，补肾宁心

164．[第四问] 治疗的代表方剂为（　　）
A．左归丸
B．二仙汤
C．二至丸
D．完带汤
E．右归丸

165．[第五问]（假设信息）若月经量多或崩中漏下者，酌加（　　）
A．人参、巴戟天、补骨脂
B．白术、茯苓、薏苡仁
C．赤石脂、补骨脂、鹿角霜
D．海螵蛸、煅牡蛎
E．椿根皮、焦山楂

A4型

答题说明：共用题干单选题，每一道考题是以一个小案例出现的，其下面都有A、B、C、D、E五个备选答案。请从中选择一个最佳答案。（不能退回上一题，只能往下做题）

（166～170题共用题干）

患者，男，43岁。有失眠病史2年。不寐多梦有时彻夜不眠，伴急躁易怒，头晕脑胀，口苦，大便偏干，尿黄赤，诊见舌红，苔黄，脉弦数。

166．[第一问] 其辨证为（ ）
 A．肝火扰心
 B．痰热扰心
 C．心胆气虚
 D．心肾不交
 E．心血瘀阻

167．[第二问] 该证首选方剂为（ ）
 A．黄连温胆汤加减
 B．安神定志丸加减
 C．龙胆泻肝汤加减
 D．天王补心丹加减
 E．归脾汤加减

168．[第三问] 若心神不安重者，可加（ ）
 A．酸枣仁、柏子仁
 B．朱茯神、生龙骨、生牡蛎
 C．远志、酸枣仁、琥珀
 D．酸枣仁、朱砂、合欢花
 E．琥珀、珍珠母

169．[第四问] 若兼胸闷胁胀，善太息，宜加（ ）
 A．香附、郁金、佛手
 B．川楝子、延胡索
 C．党参、黄芪
 D．酸枣仁、柏子仁
 E．木香、陈皮

170．[第五问] 若急躁易怒，大便干燥难解，宜加（ ）
 A．大黄、芒硝
 B．当归龙荟丸
 C．火麻仁、郁李仁
 D．火麻仁丸
 E．润肠丸

（171～176题共用题干）

患者，女，25岁，2天前因感寒后头痛，全头痛，痛势较剧烈，痛连项背，常喜裹头；恶风寒，口淡不渴；舌淡红，苔薄白；脉浮紧。

171．[第一问] 该患者可诊断为（ ）
 A．外感头痛
 B．眩晕
 C．感冒
 D．中风
 E．内伤头痛

172．[第二问] 证型为（ ）
 A．风寒头痛
 B．风热头痛
 C．肝阳头痛
 D．血虚头痛
 E．气虚头痛

173．[第三问] 治法是（ ）
 A．祛风清热止痛
 B．疏风散寒止痛
 C．祛风胜湿止痛
 D．平肝潜阳止痛
 E．养血滋阴止痛

174．[第四问] 方药是（ ）
 A．天麻钩藤饮
 B．加味四物汤
 C．川芎茶调散
 D．芎芷石膏汤
 E．半夏白术天麻汤

175．[第五问] 若患者恶寒特别明显则加（ ）
 A．麻黄、桂枝、制首乌
 B．藁本、川芎、细辛
 C．半夏、人参、白芷
 D．天麻、钩藤、荆芥
 E．苍耳子、辛夷、桑白皮

176．[第六问] 患者治疗未效，现症见巅顶头痛，干呕吐涎沫，四肢厥冷，苔白，脉弦。应该用（ ）
 A．川芎茶调散加减
 B．半夏白术天麻汤加减
 C．芎芷石膏汤加减
 D．天麻钩藤饮加减
 E．吴茱萸汤加减

（177～179题共用题干）

王某，女性，45岁，主因口渴多饮3月余来诊。烦渴多饮，尿频量多，口干舌燥，舌红，苔薄黄，脉洪数。中医诊断为消渴病。

177．[第一问] 根据患者上述临床特点，该病例

中医应辨证为（　　）
A．胃热津伤
B．肺热津伤
C．肺胃热盛，伤津
D．肺胃热盛，伤津耗气
E．肺肾阴虚，热盛伤津

178．[第二问] 那么，根据患者的临床特点及中医辨证，下列治疗方法中最为恰当的是（　　）
A．清热润肺，生津止渴
B．清胃泻火，生津止渴
C．滋养肺肾，泄热生津
D．清泻肺胃，益气生津
E．清泻肺胃，生津止渴

179．[第三问] 治疗该类型消渴，下列方剂中哪项是治疗该患者的最佳选方（　　）
A．白虎加人参汤
B．消渴方
C．玉泉丸
D．玉液汤露
E．二冬汤

（180～183题共用题干）
新生儿臀部局部皮肤忽然变赤，色如丹涂脂染，焮热肿胀，边界清楚，略高出皮肤表面，压之皮肤红色减退，放手后立即恢复，常呈游走性，伴壮热烦躁。

180．[第一问] 本病可诊断为（　　）
A．内发丹毒
B．赤游丹
C．臀痈
D．抱头火丹
E．发颐

181．[第二问] 其治法为（　　）
A．清肝泻火解毒
B．清热利湿解毒
C．疏风清热解毒
D．凉血清热解毒
E．疏肝解郁解毒

182．[第三问] 首选治疗方剂是（　　）
A．犀角地黄汤合黄连解毒汤加减
B．龙胆泻肝汤加减
C．柴胡清肝汤加减
D．五神汤合萆薢渗湿汤加减
E．普济消毒饮加减

183．[第四问] 现患者壮热烦躁，神昏谵语请问该如何处理（　　）
A．掐人中
B．加玄参、石斛
C．放耳尖血
D．加服安宫牛黄丸
E．加乳香、没药

（184～186题共用题干）
患者，男，50岁。右小腿突然红肿热痛1天，伴高热40℃。局部症见右小腿前外侧大片红肿色鲜，边界清楚，扪之灼手，压痛明显，压之褪色。舌红，苔黄腻，脉滑数。

184．[第一问] 本病的诊断是（　　）
A．发
B．丹毒
C．流注
D．接触性皮炎
E．痛风

185．[第二问] 内治应首选（　　）
A．犀角地黄汤合黄连解毒汤
B．普济消毒饮
C．龙胆泻肝汤
D．银翘散
E．五神汤合萆薢渗湿汤

186．[第三问] 外治可选用（　　）
A．中药熏洗
B．红油膏外敷
C．冲和膏外敷
D．千捶膏外敷
E．砭镰法

（187～189题共用题干）
患者，女性，30岁，哺乳期，诉突发左侧乳房肿3天，迅速发展到全乳房，体温38℃，左乳较右乳明显增大，皮肤发红灼热，触诊：整个乳房发硬，更有明显压痛，未触及局限性肿块和波动感，左腋窝可触及肿大淋巴结。

187．[第一问] 本病例首先考虑的诊断是（　　）
A．乳发
B．乳痈
C．乳核
D．炎性乳腺癌
E．乳癖

188．[第二问] 本病例进一步的确诊检查是（　　）
A．切除活检
B．穿刺活检
C．X线检查
D．B超检查
E．乳房造影

189．[第三问] 本病例的进一步治疗是（　　）
A．手术治疗
B．放疗化疗
C．免疫治疗
D．中医药治疗

E．内分泌治疗

（190～193题共用题干）

患者，女，咽痛1天，咽部干燥灼热，吞咽不利，咽部黏膜充血肿胀，咽后壁淋巴滤泡红肿。全身有发热恶寒，咳嗽，舌质略红，苔薄黄，脉浮数。

190．[第一问]本病西医诊断为（　　）
　A．急性咽炎
　B．急性扁桃体炎
　C．急性喉炎
　D．慢性咽炎
　E．慢性扁桃体炎

191．[第二问]中医诊断为（　　）
　A．风热乳蛾
　B．风热喉痹
　C．虚火乳蛾
　D．虚火喉痹
　E．急喉瘖

192．[第三问]中医辨证为（　　）
　A．肺胃热盛
　B．风寒外袭
　C．肺经风热
　D．肝火上逆
　E．脾胃湿热

193．[第四问]中医治则为（　　）
　A．清热利湿，利咽消肿
　B．泄热解毒，利咽消肿
　C．疏风散寒，消肿利咽
　D．清肝泻火，消肿利咽
　E．疏风清热，消肿利咽

C型题

答案说明：案例分析题，题干以案例形式出现，其下面都有A、B、C、D、E、F、G等备选答案，其中有一个或多个答案，选对得分，选错扣分，按权重系数给分，直至本题扣至0分。（不能退回上一题，只能往下做题）

（194～201题共用题干）

患者，男性，46岁，一年以来间断出现上腹部疼痛，呈烧灼感，伴口苦，经当地门诊服用清热制酸药物后，症状无缓解，近1月来疼痛隐隐而频繁，受寒及进食寒凉食物后明显，伴胃脘部喜温喜按，反酸，纳差，偶有恶心，大便时溏。舌淡苔白，脉缓弱。

194．[第一问]该患者目前当属何证（　　）
　A．胃痛肝气犯胃
　B．胃痛寒邪客胃
　C．胃痛饮食积滞
　D．胃痛脾胃虚寒
　E．腹痛脾胃虚寒
　F．腹痛湿热内蕴

195．[第二问]对于该患者的治疗方法，以下何种为好（　　）
　A．理气和胃止痛
　B．祛邪和胃止痛
　C．消导和中止痛
　D．疏肝和胃止痛
　E．温中健脾止痛

196．[第三问]该患者辨证脾胃虚寒要点有哪些（　　）
　A．病程较长
　B．46岁，体质渐弱
　C．曾服用清热之品
　D．腹部隐痛
　E．腹痛喜温喜按
　F．反酸
　G．大便时溏
　H．舌淡，苔白
　I．脉缓弱

197．[第四问]患者以何方加减治疗为好（　　）
　A．良附丸
　B．失笑散合丹参饮
　C．黄芪建中汤
　D．小建中汤
　E．理中汤
　F．藿香正气散
　G．保和丸

198．[第五问]该患者时有便溏，可酌加以下哪些药物（　　）
　A．吴茱萸
　B．黄连
　C．五味子
　D．肉豆蔻
　E．茯苓
　F．白术
　G．煨葛根

199．[第六问]以下哪些中成药适合该患者（　　）

A. 附子理中丸
B. 香砂六君子丸
C. 归脾丸
D. 补中益气丸
E. 逍遥丸
F. 木香顺气丸

200．[第七问] 该患者治疗应注意哪些方面（　　）
A. 遵循"通则不痛"原则
B. 以"温运脾阳"为通
C. 配合疏肝理气
D. 配合固涩止泻
E. 酌加活血之品
F. 酌加清热之品

201．[第八问] 患者平时在生活中可采用哪些方法保健（　　）
A. 少食辛辣
B. 禁饮酒
C. 饮食清淡
D. 注意保暖，尤其是腹部
E. 多饮稀粥，以助脾胃功能恢复
F. 平时可在炒青菜时加少量生姜
G. 大量进食温肾壮阳药物如鹿角胶、鹿茸、巴戟天、锁阳等

（202～206题共用题干）

患儿女性，10岁，因"双下肢皮肤瘀点、瘀斑1个月"来诊。时症见双下肢皮肤瘀点、瘀斑，色鲜红、暗红，触之碍手，压之不褪色，对称分布，尿色深红，咽干口渴，心烦喜冷饮，无关节肿痛，无腹痛、黑便，无发热，舌红、苔黄，脉数。血常规：白细胞 $11.6×10^9$/L，血小板 $275×10^9$/L；尿常规、隐血试验（+++），镜检红细胞20～30个/HPF，尿蛋白（+++）。

202．[第一问] 患儿的诊断是（　　）
A. 水痘
B. 猩红热
C. 过敏性紫癜
D. 血小板减少性紫癜
E. 风疹
F. 败血症

203．[第二问] 患儿的辨证分型属于（　　）
A. 风热伤络
B. 血热妄行
C. 气不摄血
D. 阴虚火旺证
E. 脾肾阳虚证
F. 气滞血瘀

204．[第三问] 其治法为（　　）
A. 疏风清热，凉血止血

B. 清热解毒，凉血止血
C. 健脾益气
D. 温补脾肾，益血生髓
E. 滋阴降火，凉血止血
F. 活血化瘀

205．[第四问] 应选用的方药是（　　）
A. 银翘散加减
B. 大补元煎合茜根散加减
C. 犀角地黄汤加减
D. 右归丸加减
E. 归脾汤加减
F. 血府逐瘀汤

206．[第五问] 此病的西医治疗可采取（　　）
A. 寻找和避免接触变应原
B. 口服维生素
C. 应用抗生素
D. 给予泼尼松
E. 口服雷公藤多苷片
F. 应用其他免疫抑制剂

（207～209题共用题干）

患儿男性，4岁6个月，因"1年内患感冒8次，肺炎2次"来诊。患儿为早产儿，气候稍变则易感，平素纳呆食少，挑食，神疲肢倦，自汗、盗汗，手足心热，大便稍干。无其他不适主诉。查体：精神倦怠，面色少华，咽不红，舌淡，苔花剥，脉细数无力，心肺听诊未闻及异常。

207．[第一问] 此患儿中医证候诊断是（　　）
A. 营卫失调证
B. 气阴两虚证
C. 肺脾气虚证
D. 肝肾阴虚证
E. 脾肾阳虚证
F. 肾虚骨弱证

208．[第二问] 治疗可以选用的方剂是（　　）
A. 黄芪桂枝五物汤
B. 生脉散
C. 人参五味子汤
D. 玉屏风散
E. 参苓白术散
F. 补肾地黄丸

209．[第三问] 若患儿汗多显著，可加用的药物有（　　）
A. 煅龙骨
B. 煅牡蛎
C. 麻黄根
D. 糯稻根
E. 浮小麦
F. 当归

（210～213题共用题干）

患儿，女性，3岁，因"发热4天"来诊。患儿微恶风，咽部肿痛，口唇黏膜肿胀，颈部左侧见2.0cm×1.5cm肿块，口渴喜饮，皮肤散在红疹，舌质红。临床考虑"川崎病"。

210．[第一问] 为明确诊断，必须完善的检查有（　　）
　　A．血常规
　　B．C反应蛋白
　　C．肝功能
　　D．肾功能
　　E．MP抗体
　　F．心电图
　　G．心脏彩色多普勒超声
　　H．胸部X线片

211．[第二问] 其证候是（　　）
　　A．邪在肺卫
　　B．卫气同病
　　C．气营两燔
　　D．热入血络
　　E．邪犯少阳
　　F．热毒炽盛
　　G．气阴两虚
　　H．肺脾气虚

212．[第三问] 其治法是（　　）
　　A．辛凉透表，清热解毒
　　B．辛凉透表，宣肺利咽
　　C．清热凉血，活血通络
　　D．清气凉营，解毒化瘀
　　E．疏风清热，散结消肿
　　F．清热解毒，泻火散瘀
　　G．益气养阴，养血活血
　　H．益气健脾，活血化瘀

213．[第四问] 治疗应首选（　　）
　　A．荆防败毒散加减
　　B．银翘散加减
　　C．白虎汤加减
　　D．清瘟败毒饮加减
　　E．解肌退瘢汤加减
　　F．犀角地黄汤加减
　　G．血府逐瘀汤加减

模拟试题二

A1型

答题说明：单选题，每一道考题下面有A、B、C、D、E五个备选答案。请从中选择一个最佳答案。（这部分的题目能退回上一题和修改答案，当跳至第二部分题目后不能再返回第一部分，考试时电脑会弹出对话框提醒）

1．以下哪一项**不是**老年人口对保健服务利用的特点的内容（　　）
　　A．就诊率高
　　B．就诊率低
　　C．住院时间长
　　D．医疗费用高
　　E．住院率高

2．下列关于短暂性脑缺血发作的表现**错误**的是（　　）
　　A．好发于中老年人
　　B．发病时间超过24小时
　　C．发病突然
　　D．症状恢复相对完全
　　E．可反复发作

3．根据《民法典》相关规定，以下描述**错误**的是（　　）
　　A．如果某一疾病治疗方案太多，可不向患方说明代替医疗方案
　　B．紧急情况下医方有单方行医权，有不得拒绝抢救的义务
　　C．需要实施手术、特殊检查、特殊治疗的，医务人员应当及时向患者说明医疗风险、替代医疗方案等情况，并取得其书面同意
　　D．医务人员在诊疗活动中应当向患者说明病情和医疗措施
　　E．不宜向患者本人说明的情况，可由近亲属书面同意

4．事故赔偿被抚养人的生活费时，正确的是（　　）
　　A．不满16周岁的，抚养到16岁

B. 不满 16 周岁的，抚养到 18 岁
C. 年满 16 周岁但无劳动能力的，抚养 30 年
D. 60 周岁以上的，不超过 20 年
E. 70 周岁以上的，不超过 10 年

5. 《中华人民共和国传染病防治法》规定，国家对传染病实行的方针与管理办法是（   ）
A. 预防为主，防治结合，统一管理
B. 预防为主，防治结合，分类管理
C. 预防为主，防治结合，划区管理
D. 预防为主，防治结合，分片管理
E. 预防为主，防治结合，层级管理

6. 某县药品监督管理部门接到某药店将保健食品作为药品出售给患者的举报后，立即对该药店进行了查处，并依照《中华人民共和国药品管理法》的规定，将其销售给患者的保健食品认定为（   ）
A. 按假药论处的药
B. 假药
C. 劣药
D. 食品
E. 按劣药论处的药

7. 医师在执业活动中应遵守的法律规定和技术操作规范是（   ）
A. 医师的社会地位
B. 医师的执业条件
C. 医师的职责
D. 医师的权利
E. 医师的义务

8. 负责医院内诊断的传染病病例报告卡填写的是（   ）
A. 院感部门医师
B. 预防保健科医师
C. 传染科专科医师
D. 首诊医师
E. 感染科主任

9. 肌肉能收缩，并能抗重力做关节全范围活动，但不能抗阻力的肌力为（   ）
A. 1 级
B. 2 级
C. 3 级
D. 4 级
E. 5 级

10. 下列**不是**关节松动技术手法的**禁忌证**的是（   ）
A. 关节活动已经过度
B. 外伤或疾病引起的关节肿胀
C. 关节急性炎症
D. 恶性疾病以及未愈合的关节骨
E. 胃痛

11. 以下哪项**不是**协调功能评定试验（   ）
A. 指鼻试验
B. 指-指试验
C. 浮髌试验
D. 跟-膝-胫试验
E. 对指试验

12. 脑卒中康复治疗时机，应在生命体征平稳后（   ）
A. 12 小时
B. 24 小时
C. 48 小时
D. 1 周内
E. 1 个月内

13. 含 8%糖的牛奶 100mL 约提供能量（   ）
A. 80kcal
B. 100kcal
C. 120kcal
D. 140kcal
E. 160kcal

14. 下列哪项**不属于**慢阻肺缓解期患者健康管理的是（   ）
A. 家庭氧疗
B. 戒烟
C. 检测血氧饱和度
D. 注意保暖、避免受寒
E. 加强体育锻炼

15. 作业疗法**禁忌证不包括**（   ）
A. 意识不清
B. 严重认知障碍不能合作者
C. 危重症
D. 心肺肝功能严重不全
E. 感冒

16. 以下关于小脑性共济失调说法正确的是（   ）
A. 症状以四肢和大脑功能失调为主
B. 症状以大脑与躯干功能失调为主
C. 受试者发生辨距尚可但是动作不稳
D. 受试者发生辨距不良但是动作尚稳
E. 行走时两脚分开较宽、步态不规则、稳定性差

17. 肌力训练运动种类的选择**不正确**的是（   ）
A. 仅有轻微主动运动者：助力运动
B. 能够自行活动肢体者：主动运动
C. 肌力超过Ⅲ级以上者：抗阻运动
D. 肢体关节被强制制动者：等长运动
E. 能够自行活动肢体者：抗阻运动

18. 以下哪项**不是**社区健康问题特征（   ）
A. 多处于早期未分化阶段
B. 生理、社会、心理问题交错

C. 慢性疾病以稳定期为主
D. 以疾病为基础
E. 具有明显性

19. 中医养生保健的基本原则是（　　）

A. 正气为本，天人相应，形神合一，动静结合，协调阴阳，杂合以养，预防为主，知行并重

B. 整体为主，天人相应，形神合一，动静结合，协调阴阳，杂合以养，预防为主，知行并重

C. 正气为本，天人相应，形神合一，修德怡神，审因施养，杂合以养，预防为主，知行并重

D. 正气为本，天人相应，形神合一，动静结合，审因施养，杂合以养，预防为主，知行并重

E. 正气为本，天人相应，形神合一，动静结合，审因施养，杂合以养，预防为主，辨证遣药

20. 以患者为中心的全科医疗服务，其指导原则不包括（　　）

A. 建立以全科医师为核心的工作团队，发挥团队的合作功效

B. 重视疾病的同时，更重视患者的患病感受和患者的健康观和价值观

C. 满足患者提出的各种要求

D. 尊重患者的权利

E. 注重提供机会性的预防服务

21. 母乳不足时婴儿喂养乳品的最佳选择是（　　）

A. 鲜奶
B. 酸奶
C. 配方奶
D. 羊奶
E. 脱脂奶

22. 生理性体重下降的范围一般为原出生体重的（　　）

A. 9%～12%
B. 5%～10%
C. 3%～9%
D. 3%～5%
E. 4%～6%

23. 老年人皮肤瘙痒的最常见原因是（　　）

A. 皮肤感染
B. 皮肤干燥
C. 慢性肾衰竭
D. 药物过敏
E. 皮肤寄生虫

24. 以下哪一项关于保健记录的说法是正确的（　　）

A. 55 岁患者适用于老年保健
B. 8 岁患儿适用于儿童保健
C. 33 岁女患者适用于妇女保健
D. 10 岁患儿适用于儿童保健
E. 18 岁女患者适用于妇女保健

25. 下列**不属于**药品的是（　　）

A. 抗生素
B. 血液
C. 疫苗
D. 血液制品
E. 血清

26. 哪一项**不属于**医务人员在诊疗过程中应遵循的伦理原则（　　）

A. 整体性原则
B. 随机对照原则
C. 知情同意原则
D. 协同一致原则
E. 最优化原则

27. 医疗机构发布中医医疗广告，应当经所在地（　　）审查批准；未经审查批准，不得发布

A. 县级人民政府中医药主管部门
B. 省、自治区、直辖市人民政府中医药主管部门
C. 县级工商行政管理部门
D. 省级工商行政管理部门
E. 市级工商行政管理部门

28. 分类干预的评定依据**不包括**（　　）

A. 危险性评估
B. 社会功能状况
C. 实验室检查
D. 药物不良反应
E. 躯体疾病情况

29. 一位女医师对患者说话声调柔和、目光亲切、讲话时面带微笑，说明她在下列哪一方面做得好（　　）

A. 语言沟通和非语言沟通
B. 语言沟通技巧
C. 非语言沟通技巧
D. 目光沟通
E. 以上都不是

30. 某医院内科病房，责任护士误将甲床患者的青霉素注射给乙床患者进行严密观察，没有出现青霉素过敏反应。对此以下说法符合伦理的是（　　）

A. 患者没出现过敏反应，为避免护士与患者发生矛盾，不应告诉患者

B. 打错针后护士已经进行了严密的观察，

以免承担更大责任

C．打错针后应及时上报主管的护士长，进行观察并采取进一步治疗

D．患者未出现过敏反应，可以不告诉护士长以免受处分

E．住院患者太多，护理任务紧张，出错在所难免

31．医患双方都具有独立人格，要求医师做到（　　）

A．不伤害患者

B．从各方面关心患者

C．患者是上帝

D．平等对待患者

E．以上均不是

32．医德评价的主观形式是（　　）

A．社会舆论

B．传统习俗

C．领导意见

D．患者及家属的反馈意见

E．内心信念

33．医学道德修养的范畴包括（　　）

A．意志、情操、仪表、品行

B．举止、仪表、意志、情感

C．情操、信念、习惯、举止

D．情操、举止、仪表、品行

E．仪表、品行、情操、信念

34．医患沟通的意义中**不包括**（　　）

A．是医学目的的需要

B．是提高医师技术水平的需要

C．是临床治疗的需要

D．是医学人文精神的需要

E．是医学诊断的需要

35．下列各项中**不属于**医患之间非技术关系的是（　　）

A．道德关系

B．利益关系

C．价值关系

D．经济关系

E．法律关系

36．突发公共卫生事件应急处理指挥部根据突发事件应急处理的需要，可以对以下哪些环节采取控制措施（　　）

A．食物

B．食物和水源

C．水源和交通

D．交通

E．水源

37．《突发公共卫生事件应急条例》（国务院 376 号令）公布实施的日期为（　　）

A．2003 年 5 月 9 日

B．2002 年 5 月 9 日

C．2002 年 9 月 5 日

D．2003 年 9 月 5 日

E．2001 年 5 月 9 日

38．下列情形的药品中按假药论处的是（　　）

A．不注明或者更改生产批号

B．超过有效期的

C．未标明有效期或者更改有效期的

D．擅自添加防腐剂、辅料的药品

E．所标明的适应证或者功能主治超出规定范围的

39．药品的生产企业、经营企业、医疗机构违反《中华人民共和国药品管理法》规定，给药品使用者造成损害的（　　）

A．依法承担赔偿责任

B．依法给予行政处分

C．依法给予行政处罚

D．依法追究刑事责任

E．不予行政处罚

40．对于丙类传染病患者在诊断后应于多少时间内进行网络报告（　　）

A．72 小时

B．48 小时

C．24 小时

D．12 小时

E．6 小时

41．因未进行皮试导致患者过敏性休克死亡的，属于（　　）

A．一级医疗事故

B．二级医疗事故

C．三级医疗事故

D．四级医疗事故

E．严重医疗差错

42．医疗机构内死亡的，尸体应立即移放太平间。死者尸体存放时间一般**不超过**多长时间（　　）

A．1 周

B．2 周

C．3 周

D．4 周

E．5 周

43．以下哪一项**不是**脑出血的症状（　　）

A．50 岁以上，有高血压病史

B．常在情绪激动及体力活动时突然起病

C．常在睡梦中隐匿发病

D．发展迅速，有颅压增高和意识障碍

E．有偏瘫、失语等神经局灶体征

A2型

答题说明：单选题，每一道考题下面有A、B、C、D、E五个备选答案。请从中选择一个最佳答案。（当从上一部分进入这一部分后，就不能再返回上一部分修改答案）

44. 哮证病性总属于（　　）
    A．邪实
    B．正虚
    C．邪实正虚
    D．邪不实正虚
    E．邪实正不虚

45. 下列**除**哪一项外均为喘证的特征（　　）
    A．呼吸困难
    B．张口抬肩
    C．胸高胀满
    D．鼻翼煽动
    E．不能平卧

46. 伴有恶寒，发热，无汗，身痛，口干欲饮，大便干等症状者，多属哪种哮证（　　）
    A．虚哮证
    B．热哮证
    C．寒包热哮证
    D．风痰哮证
    E．冷哮证

47. 提出"喘由外感者治肺，由内伤者治肾"的是（　　）
    A．张介宾
    B．朱丹溪
    C．张仲景
    D．林佩琴
    E．李东垣

48. 热哮证，外有表证，宜用（　　）
    A．射干麻黄汤
    B．小青龙汤
    C．定喘汤加减
    D．厚朴麻黄汤
    E．三子养亲汤

49. 患者关节疼痛、酸楚，时轻时重，随气候变化、劳倦活动后加重，形体消瘦，神疲乏力，肌肤麻木，短气自汗，面色少华，唇甲淡白，头晕目眩，舌淡苔薄，脉细弱。治疗可选（　　）
    A．黄芪桂枝五物汤加减
    B．独活寄生汤加减
    C．白虎加桂枝汤加减
    D．桂枝芍药知母汤加减
    E．双和汤加减

50. 若胁痛兼见口苦口干，烦躁易怒，尿黄便秘，舌红，苔黄者，当辨证为（　　）
    A．痰火内扰
    B．气郁化火
    C．肝阳上亢
    D．肝阴不足
    E．瘀血阻络

51. 痹证的基本病机是（　　）
    A．风、寒、湿、热、痰、瘀等邪气滞留肢体筋脉、关节、肌肉，经脉闭阻，不通则痛
    B．风、寒、湿、热、痰、瘀等邪气滞留肢体脏腑，经脉闭阻，不通则痛
    C．风、寒邪气滞留肢体筋脉、关节、肌肉，经脉闭阻，不通则痛
    D．六淫邪气侵犯关节、肌肉、筋脉
    E．气血阴阳亏虚，肌肉关节、筋脉失养

52. 生于手指顶端的疔疮称为（　　）
    A．蛇眼疔
    B．蛇头疔
    C．蛇肚疔
    D．托盘疔
    E．足底疔

53. 以下关于腋痈说法正确的是（　　）
    A．腋下肿势较缓
    B．腋痈疼痛不著
    C．腋痈皮色不变
    D．不容易出现全身症状
    E．不会影响上肢活动

54. 乳痈多发生在产后（　　）
    A．1~2周
    B．3~4周
    C．5~6周
    D．1~2个月
    E．1年

55. 关于蛇串疮初期说法正确的是（　　）
    A．发病初期直接就出现粟米至黄豆大小簇集成的水疱
    B．水疱散在发作
    C．疱群之间不间隔正常皮肤
    D．开始即是疱液混浊
    E．重者有出血点、血疱或坏死

56. 患者无痛性便血5天，诊断为内痔，可见肛门赘物脱出，无法回纳，疼痛异常，便血不多，该患者为几期内痔（　　）

　　A．Ⅰ期
　　B．Ⅱ期
　　C．Ⅲ期
　　D．Ⅳ期
　　E．Ⅴ期

57. 患者近1年经期衄血，量少，色暗红，月经每先期，量少，头晕耳鸣，手足心热，两颧潮红，咽干口渴，舌红，无苔，脉细数。其治法是（　　）

　　A．滋阴补肾，清肺调经
　　B．养阴调经
　　C．滋阴养肺
　　D．养肺调经
　　E．补肾疏肝调经

58. 患者经后小腹隐隐作痛，喜按，月经量少，色淡，质清稀，面色无华，头晕心悸，神疲乏力，舌淡，脉细无力。其治法是（　　）

　　A．益气养血，调经止痛
　　B．健脾益气，调经止痛
　　C．健脾养血，调经止痛
　　D．补肾益气，养血止痛
　　E．益气活血，调经止痛

59. 治疗外伤型胎动不安的代表方剂是（　　）

　　A．加味圣愈汤
　　B．寿胎丸
　　C．保阴煎
　　D．苎根汤
　　E．举元煎

60. 导致患者产后发热的最主要病因是（　　）

　　A．血瘀
　　B．饮食不节
　　C．血虚
　　D．感染邪毒
　　E．津液耗伤

61. 患儿，女，4岁。平素经常感冒，一年多达十余次，临床诊断为小儿反复呼吸道感染，症见恶风怕冷，四肢不温，面色少华，动则汗出，汗出不温。舌淡，苔薄白，脉细无力。其证候属于（　　）

　　A．营卫失调
　　B．肺脾气虚
　　C．脾肾两虚
　　D．肺脾阴虚
　　E．肾虚骨弱

62. 利某，女性，30岁。今日早上受凉后出现腹痛拘急，得温痛减，口淡不渴，形寒肢冷，小便清长，大便清稀，舌淡，苔白腻，脉沉紧。其治法应是（　　）

　　A．消食导滞，理气止痛
　　B．散寒温里，理气止痛
　　C．疏肝解郁，理气止痛
　　D．活血化瘀，和络止痛
　　E．温中补虚，缓急止痛

63. 下列各项中，**不属于**过敏性紫癜临床特点的是（　　）

　　A．紫癜多见于下肢伸侧及臀部
　　B．紫癜不高出皮面
　　C．紫癜呈对称性
　　D．紫癜压之不褪色
　　E．可伴腹痛、关节痛

64. 治疗寒湿腰痛首选的方剂是（　　）

　　A．四妙丸
　　B．二妙丸
　　C．乌头汤
　　D．独活寄生汤
　　E．甘姜苓术汤

65. 患者，女，45岁。咽部疼痛，吞咽时加重，自觉咽部异物阻不适感，检查可见咽部黏膜红肿，肥厚增生，咽后壁颗粒状突起。该患者可考虑为（　　）

　　A．乳蛾
　　B．梅核气
　　C．喉痹
　　D．喉瘤
　　E．急喉风

66. 羌活胜风汤常用于治疗暴风客热哪一类型（　　）

　　A．风重于热
　　B．热重于风
　　C．风热并重
　　D．湿热并重
　　E．湿重于热

67. 乳痈初起可选用哪种外用药（　　）

　　A．八二丹
　　B．七三丹
　　C．白玉膏
　　D．金黄散
　　E．红灵膏

68. 风湿热痹的治疗原则是（　　）

　　A．散寒通痹，祛风除湿
　　B．化痰行瘀，蠲痹通络
　　C．清热通络，祛风除湿
　　D．除湿通络，祛风散寒
　　E．祛风通络，散寒除湿

69. 治疗心阳不振心悸的代表方桂枝甘草龙骨牡蛎汤的功用是（　　）

　　A．温通心阳，安神定悸

B. 益心气，温心阳
C. 补血养心，益气安神
D. 镇惊定志，养心安神
E. 清心化痰，宁心安神

70. 不寐是以何为特征的一类疾病（　　）
    A. 睡眠时间不足
    B. 睡眠深度不足
    C. 入睡困难或睡而不醒
    D. 时寐时醒，醒后不能再寐
    E. 经常不能获得正常睡眠

71. 关于乳岩说法正确的是（　　）
    A. 多见于老年妇女
    B. 不会出现在妊娠期和哺乳期
    C. 病变局部皮肤几乎不变
    D. 皮肤肿胀增厚有韧硬感，毛孔深陷呈橘皮样改变
    E. 本病进展较快，但是预后较好

72. 肝郁化热，火热之邪下扰冲任，可导致的妇科疾病是（　　）
    A. 经行吐衄
    B. 妊娠恶阻
    C. 月经先期
    D. 经行乳房胀痛
    E. 经间期出血

73. 患者，男，15 岁。紫癜时发时止，鼻衄、齿衄、尿血，血色鲜红，手足心热，低热盗汗，心烦少寐，大便干燥，小便黄赤，舌光红，苔少，脉细数。该患者治宜（　　）
    A. 健脾养心，益气摄血
    B. 滋阴清热，凉血化瘀
    C. 清热解毒，凉血止血
    D. 祛风清热，凉血安络
    E. 清气凉营，解毒化瘀

74. 患儿 5 岁。左耳局部皮肤瘙痒，灼热感，皮肤潮红，逐渐出现小水疱，溃破后渗出黄色脂水，皮肤糜烂，舌质红，苔黄腻，脉弦数，该患者证属（　　）
    A. 血虚生风化燥证
    B. 风热湿邪犯耳证
    C. 邪毒侵袭证
    D. 火热炽盛证
    E. 正虚毒滞证

75. 圆翳内障相当于现代医学之（　　）
    A. 实质层角膜炎
    B. 蚕蚀性角膜溃疡
    C. 视网膜色素变性
    D. 年龄相关性白内障
    E. 中浆

76. 心肺复苏过程中，药物治疗时首选（　　）
    A. 肾上腺素
    B. 利多卡因
    C. 多巴胺
    D. 阿托品
    E. 去甲肾上腺素

77. 患者，男，23 岁。恶寒，发热，鼻塞声重，流清涕，头痛，咳嗽，口不渴，舌苔薄白，脉浮紧。其治法是
    A. 清暑解表
    B. 益气解表
    C. 滋阴解表
    D. 辛温解表
    E. 辛凉解表

78. 治疗常人感冒之风寒束表证，首选的方剂是（　　）
    A. 银翘散
    B. 加减葳蕤汤
    C. 荆防败毒散
    D. 新加香薷饮
    E. 参苏饮

79. 常人感冒暑湿伤表证主症特点是（　　）
    A. 恶寒重，发热轻，鼻涕、痰液清稀色白，咽不痛
    B. 身热不扬，恶风少汗，头昏身重，胸闷纳呆
    C. 恶寒轻，发热重，鼻涕、痰液稠厚色黄，咽痛
    D. 除感冒症状外，兼有平素神疲体弱，气短懒言
    E. 除感冒症状外，兼有口干咽燥，干咳少痰，舌红少苔

80. 不寐实证多属于（　　）
    A. 瘀阻心脉
    B. 水饮凌心
    C. 寒凝心脉
    D. 气滞血瘀
    E. 邪热扰心

81. 正虚阳脱型胸痹应选用的最佳方剂为（　　）
    A. 参附汤合右归饮
    B. 参附龙牡汤
    C. 生脉散
    D. 乌头赤石脂丸
    E. 参附汤合左归饮

82. 咳嗽初起，最易"闭门留寇"的是哪类药（　　）
    A. 苦寒药
    B. 温补药
    C. 收涩药
    D. 镇咳药

E．通下药

83．下面关于阳黄、急黄、阴黄的鉴别说法正确的是（　　）
A．阳黄黄疸色泽如金，病情急骤
B．急黄黄疸色泽鲜明，发病急
C．阴黄黄色鲜明，病史长
D．阴黄黄色晦暗，病史长病势缓
E．阳黄黄色晦暗，病史长

84．下列各项，对诊断癃闭**无意义**的是（　　）
A．排尿点滴不畅
B．每次尿量减少
C．有水蓄膀胱之证候
D．每日尿量减少
E．多见于老年男性

85．消渴的常见并发症白内障、雀盲，常用何方治疗（　　）
A．杞菊地黄丸
B．金匮肾气丸
C．六味地黄丸
D．沙参麦冬汤
E．麦味地黄汤

86．下列关于痹证症状的描述，**错误**的是（　　）
A．关节部位顽固性疼痛
B．痹证日久，关节肿大或变形
C．痹证日久，肢体肌肉瘦削枯萎
D．痹证日久，肢体抽搐
E．关节活动不灵

87．患者，女，32岁。胁隐痛日久，口干咽燥，心中烦热，头晕目眩，舌红少苔，脉弦细数。此属何类型胁痛（　　）
A．瘀血停着
B．肝胆湿热
C．肝气郁结
D．肝郁化火
E．肝阴不足

88．蝼蛄疖在切开排脓时，宜做（　　）
A．S形切口
B．C形切口
C．Y形切口
D．十字形切口
E．纵行切口

89．肾气虚，封藏失职，冲任不固可导致的妇科疾病是（　　）
A．滑胎
B．产后恶露不绝
C．胎漏
D．经期延长
E．经间期出血

90．下列哪项**不属**腰痛的病因（　　）
A．感受寒邪
B．外感湿热
C．年老体虚
D．跌仆闪挫
E．饮食不节

91．以下各项，由脾失统摄导致的妇科疾病是（　　）
A．子肿
B．子满
C．恶阻
D．胎漏
E．子宫脱垂

92．崩漏与其他月经失调性疾病鉴别的要点是（　　）
A．周期、经期、经色
B．经质、经期、经量
C．周期、经期、经量
D．周期、经期、经质
E．周期、经色、经量

93．患者弦赤痒，灼热疼痛，睫毛根部有糠皮样鳞屑，除去鳞屑后可见缘红赤，睫毛易脱落，但可再生。该患者可考虑为（　　）
A．胞生痰核
B．针眼
C．睑弦赤烂
D．风赤疮
E．眼丹

94．午后、黄昏咳嗽加重，咳声轻微短促者，多属（　　）
A．风寒袭肺
B．肝火犯肺
C．肺燥阴虚
D．风热犯肺
E．湿邪侵肺

95．《伤寒论》指出："太阳中风，阳浮而阴弱，阳浮者，热自发，阴弱者，汗自出，啬啬恶寒，淅淅恶风，翕翕发热，鼻鸣干呕者，（　　）主之。"
A．麻黄汤
B．小青龙汤
C．桂枝汤
D．大青龙汤
E．小陷胸汤

96．胸痹患者活动强度**不正确**的是（　　）
A．发作期立即卧床休息
B．发作期应坚持适当活动
C．缓解期注意适当休息
D．缓解期应做到动中有静

E．缓解期应坚持力所能及的活动

97．患者，男，56岁。刻下眩晕，精神萎靡，少寐多梦，健忘，腰膝酸软，遗精耳鸣，五心烦热，舌红，脉弦细数。选方宜（　　）

A．天麻钩藤饮
B．归脾汤
C．左归丸
D．右归丸
E．八珍汤

98．治疗湿热泄泻的主方是（　　）

A．藿香正气散
B．胃苓汤
C．葛根芩连汤
D．参苓白术散
E．保和丸

99．疔疮的特点正确的是什么（　　）

A．其特点是疮形小，但根脚不坚硬不会出现变证
B．发于颜面部的疔疮，不容易走黄而有生命危险
C．发于躯干部的疔疮，容易走黄而有生命危险
D．发于手足部的疔疮，易损筋伤骨而影响功能
E．发于躯干部的疔疮，易损筋伤骨而影响功能

100．患者皮肤出现鲜红色或苍白色风团，时隐时现，发无定处，骤起骤退，消退后不留任何痕迹，其诊断是（　　）

A．风疹
B．瘾疹
C．湿疹
D．风瘙痒
E．痒风

101．关于"天癸"的说法错误的是（　　）

A．天癸就是月经
B．先有天癸后有月经
C．肾气盛才能天癸至
D．天癸男女都有
E．天癸是一种阴精

102．脾失统摄，冲任不固可导致的妇科疾病是（　　）

A．经间期出血
B．带下过多
C．经行吐衄
D．滑胎
E．经期延长

103．督脉虚损，阴阳平衡失调可导致的疾病是（　　）

A．经行发热
B．崩漏
C．经行身痛
D．痛经
E．产后发热

104．下列各项，**不属于**小儿汗证病机的是（　　）

A．肺卫不固
B．营卫失调
C．气阴亏虚
D．阴阳失调
E．湿热迫蒸

105．胬肉攀睛相当于西医学的（　　）

A．睑球粘连症
B．角膜血管翳
C．睑裂斑
D．翼状胬肉
E．角膜白斑

106．患者，男，78岁。突发呼之不应呼叫120，出诊医务人员到现场，判断呼吸心搏骤停，此时应最先采取的抢救措施为（　　）

A．胸外按压
B．紧急气管插管
C．电击除颤
D．静脉推注肾上腺素
E．人工呼吸

107．肩周炎好发于（　　）

A．儿童
B．20岁以下
C．30～40岁
D．50岁左右
E．70岁以上

108．下列各项，属于肾阴虚，冲任、胞宫胞脉失养所致的妇科疾病是（　　）

A．痛经
B．月经过多
C．月经过少
D．子痫
E．月经先期

109．患者，男，25岁。大便带血，肛门肿物外脱，可自行回纳，无疼痛，诊断为Ⅱ期内痔。行内痔结扎术后1周，创面仍见小量出血，为内痔枯脱落引起，此时可行（　　）

A．重新手术缝合结扎
B．凡士林纱条填塞压迫
C．给予止血剂
D．减少活动即可
E．输血治疗

110. 下列胁痛的病机哪一项是**错误**的（　　）
    A．肝气郁结
    B．肝气上逆
    C．瘀血停着
    D．肝胆湿热
    E．肝阴不足
111. 宋代钱乙《小儿药证直诀》提出肝热用（　　）
    A．导赤散
    B．泻青丸
    C．泻黄散
    D．泻白散
    E．六味地黄丸
112. 关于萎黄和黄疸说法正确的是（　　）
    A．黄疸多由饥饱劳倦、食滞虫积或病后失血所致
    B．黄疸的病机为脾胃虚弱、气血不足、肌肤失养
    C．萎黄不会见到肌肤黄染
    D．萎黄小便也黄
    E．萎黄目睛不黄
113. 感冒的治疗原则是什么（　　）
    A．辛温发汗
    B．解表达邪
    C．辛凉解暑
    D．清暑祛湿
    E．扶正解表
114. 患者，34岁，产后出现眩晕，动则加剧，劳累即发，面色白，唇甲不华，发色不泽，心悸少寐，神疲懒言，饮食减少，舌质淡，脉细弱。证属（　　）
    A．肝阳上亢
    B．气血亏虚
    C．肾精不足
    D．痰浊中阻
    E．肾阳虚
115. 胃痛的主要病变脏腑在胃，但与胃痛关系最密切的脏腑是（　　）
    A．脾、肾
    B．脾、肝
    C．肺、脾
    D．肝、肾
    E．心、肝
116. 中脏腑辨闭证与脱证的区别是（　　）
    A．中风病闭证、脱证，均不是危重症
    B．脱证不会出现神昏
    C．闭证会出现神昏、牙关紧闭、口噤不开
    D．闭证会出现二便自遗
    E．脱证会出现两手握固
117. 胁痛的治疗，可选下列哪一种治法（　　）
    A．理气和胃止痛
    B．调和脾胃止痛
    C．疏肝理气止痛
    D．理气健脾止痛
    E．养阴清热止痛
118. 患者，女，49岁。带下量多，色淡黄，质黏稠，无臭气，四肢不温，神疲肢倦，纳少便溏，舌淡，苔白腻，脉缓弱，中医辨证为（　　）
    A．肾阳虚
    B．肾阴虚
    C．湿热
    D．脾虚
    E．热毒
119. 下列关于我国对儿童反复上呼吸道感染的诊断条件正确的是（　　）
    A．0~2岁，一年5次
    B．2~5岁，一年7次
    C．5~14岁，一年7次
    D．2~5岁，一年6次
    E．0~2岁，一年6次
120. 患者泄泻腹痛。泻下急迫，粪色黄褐而臭，肛门灼热，烦热口渴，小便短赤，舌苔黄腻，脉滑数。其治法是（　　）
    A．消食导滞
    B．泄热导滞
    C．清热利湿
    D．通腑泄热
    E．通腑消食
121. 小儿重症手足口病的病原体多为（　　）
    A．肠道病毒71型
    B．柯萨奇病毒
    C．轮状病毒
    D．埃可病毒
    E．人疱疹病毒6型
122. 骨质疏松症常用的康复治疗方法**不包括**（　　）
    A．光疗法
    B．低频脉冲磁场
    C．短波疗法
    D．运动疗法
    E．共鸣电火花疗法
123. 下列**不属于**耳眩晕的主要临床症状的是（　　）
    A．耳部疱疹
    B．旋转性眩晕
    C．耳鸣
    D．听力下降
    E．恶心呕吐

124. 下列**不属于**圆翳内障中医病名的是（   ）
   A. 冰瑕翳
   B. 浮翳
   C. 枣花翳
   D. 沉翳
   E. 滑翳

125. 患儿，6岁。睡中经常遗尿，醒后方觉，天气寒冷时加重，小便清长，神疲乏力，面色少华，形寒肢冷，腰膝酸软，舌淡苔薄白，脉沉细。该患者证属（   ）
   A. 下元虚寒证
   B. 肺脾气虚证
   C. 心肾失交证
   D. 肝经湿热证
   E. 肾阴不足证

126. 治疗手足口病湿热壅盛证的首选方剂是（   ）
   A. 甘露消毒丹
   B. 清瘟败毒饮
   C. 清胃解毒汤
   D. 普济消毒饮
   E. 清营凉气汤

127. 陆某，男性，45岁。正值夏季盛暑之际，今日在户外劳动后两小时即出现泄泻腹痛，泻下急迫，粪色黄褐，气味臭秽，肛门灼热，烦热口渴，小便短黄，舌质红，苔黄腻，脉滑数。其治疗应首选的方剂是（   ）
   A. 枳实导滞丸
   B. 白头翁汤
   C. 芍药汤
   D. 藿香正气散
   E. 葛根芩连汤

128. 喘证表现为肺实肾虚的上实下虚证，当选用何方（   ）
   A. 苏子降气汤
   B. 三子养亲汤
   C. 定喘汤
   D. 麻黄厚朴汤
   E. 桑白皮汤

129. 治疗久哮肺肾两虚证，适用于肺肾气阴两伤的为（   ）
   A. 金匮肾气丸
   B. 六君子汤
   C. 玉屏风散
   D. 生脉地黄汤
   E. 金水六君煎

130. 朱丹溪提出以"未发以扶正气为主，既发以攻邪气为急"为治疗原则的疾病是（   ）
   A. 咳嗽
   B. 痰饮
   C. 肺胀
   D. 水肿
   E. 哮喘

131. 张某，男性，46岁。2天前突然喘急胸闷，咳嗽，咳痰稀薄而白，恶寒，头痛，无汗，舌苔薄白，脉象浮紧，其诊断为（   ）
   A. 风寒咳嗽
   B. 风寒袭肺型喘证
   C. 饮犯胸肺型饮证
   D. 虚寒型肺痿
   E. 以上均非

132. 下面关于心悸与卑慄说法**错误**的是（   ）
   A. 卑慄为一种以神志异常为主的病证
   B. 卑慄的表现是痞塞不欲食，心中常有所歉
   C. 心悸有爱处暗室，或倚门后，见人则惊避，似失志状。
   D. 卑慄因为心血不足所致
   E. 心悸以心跳不安，不能自主，但不避人，无情志异常为最主要表现。

133. 下列关于胃痛的各项叙述中，**错误**的是（   ）
   A. 其疼痛有胀痛、刺痛、隐痛、剧痛等不同的性质
   B. 常伴食欲不振、恶心呕吐、嘈杂泛酸、嗳气吞腐等上消化道症状
   C. 多有反复发作病史
   D. 以老年人居多
   E. 以上腹胃脘部近心窝处疼痛为主症

134. 引起头痛的病因**不包括**（   ）
   A. 虫毒感染
   B. 情志失调
   C. 饮食不节，劳逸失度
   D. 外感六淫邪气
   E. 年老，劳欲过度

135. 下列各项，**不属于**癃闭病因病机的是（   ）
   A. 膀胱湿热
   B. 肺热壅盛
   C. 心火亢盛
   D. 肝气郁结
   E. 中气不足

136. 患者，男，51岁。素患糖尿病10年，未予系统治疗。近2年来病情加重，小便频数量多，混浊如脂膏，面色黧黑，腰膝酸软，形寒畏冷，阳痿不举，舌淡苔白，脉沉细无力。治疗应首选（   ）
   A. 金匮肾气丸

B. 知柏地黄丸
C. 六味地黄丸
D. 消渴方
E. 玉女煎

137. 雷头风多因（　　）
A. 湿热夹痰上冲
B. 肾精亏虚，髓海不足
C. 脾胃虚弱，中气不足
D. 瘀血阻滞头窍
E. 肝阳上亢

138. 患者头痛如裹，肢体困重，胸闷纳呆，大便溏舌苔白腻，脉濡。其治法为（　　）
A. 疏风散寒止痛
B. 疏风清热和络
C. 祛风胜湿通窍
D. 平肝潜阳息风
E. 养血滋阴，和络止痛

139. 小便不通或通而不爽，情志抑郁，或多烦善怒，胁腹胀满，舌红，苔薄黄，脉弦，宜选方（　　）
A. 石韦散
B. 逍遥散
C. 柴胡疏肝散
D. 八正散
E. 沉香散

140. 患者，女，66岁。发现血糖升高10年，目前多食易饥，口渴，尿多，形体消瘦，大便干燥，苔黄，脉滑实有力。本证候的证机概要是（　　）
A. 肺脏燥热，津液失布
B. 胃火内炽，胃热消谷，耗伤津液
C. 气阴不足，脾失健运

D. 肾阴亏虚，肾失固摄
E. 肾精不足，失于濡养

141. 若胁痛，胁肋下有癥块，而正气未衰者，可用复元活血汤加下列哪组药物（　　）
A. 青皮、陈皮、香附
B. 柴胡、枳壳、白芍
C. 五灵脂、延胡索、三七粉
D. 延胡索、川楝子、莪术、土鳖虫
E. 三棱、莪术、土鳖虫

142. 烂疔患者潜伏期一般为（　　）
A. 24小时
B. 6～8小时
C. 2～3天
D. 3～5天
E. 1周

143. 寒邪客胃之胃痛，若兼恶寒、头痛表证者。常加（　　）
A. 防风、荆芥
B. 金银花、连翘
C. 薄荷、菊花、桑叶
D. 藿香、紫苏叶
E. 白芷、细辛

144. 患者心胸疼痛，如刺如绞，痛有定处，入夜尤甚，甚则心痛彻背，背痛彻心，舌紫暗，有瘀斑，苔薄，脉弦涩。本病的基本病机是（　　）
A. 气血不足
B. 气阴两虚
C. 心肾阴虚
D. 寒凝心脉
E. 心脉瘀滞

A3型

答题说明：共用题干单选题，每一道考题是以一个小案例出现的，其下面都有A、B、C、D、E五个备选答案。请从中选择一个最佳答案。（不能退回上一题，只能往下做题）

（145～149题共用题干）

患者，女，29岁。昨日受花粉刺激后出现喉中哮鸣，不得平卧，咳呛阵作，咳痰色黄，烦闷不安，口苦，面赤，舌苔黄腻，质红，脉滑数。

145. ［第一问］其治疗原则为（　　）
A. 外解表寒，内清郁热
B. 清热宣肺，化痰定喘
C. 温肺散寒，化痰平喘
D. 养阴清热，敛肺化痰
E. 涤痰利窍，降气平喘

146. ［第二问］若患者肺气壅实，痰鸣息涌不得卧，可在治疗中加用（　　）
A. 核桃仁、沉香
B. 大黄、芒硝
C. 葶苈子、广地龙
D. 石膏
E. 海蛤粉、青黛

147. ［第三问］若患者大发作持续不已，喘急鼻煽，胸高气促，张口抬肩，汗出肢冷，面色青紫，提示（　　）
A. 气不归原
B. 下虚上实
C. 真阴衰竭

D．胸痹

E．喘脱危象

148．[第四问] 若病久出现气急难续，咳呛，痰少质黏，口燥咽干，烦热颧红，舌红花剥，脉细数者，可选用（　）

  A．石膏

  B．海蛤壳、射干、知母

  C．大黄、芒硝、全瓜蒌、枳实

  D．沙参、知母、天花粉

  E．附子、干姜

149．[第五问] 该病的预防注意事项中**不包括**（　）

  A．逐渐增多与花粉接触，以期改善其高敏体质

  B．清淡饮食

  C．忌食生冷

  D．防寒保暖

  E．忌吸烟

（150～153题共用题干）

患者，男，85岁。1个月前患中风。现症见：口眼歪斜，舌强语謇或失语，半身不遂，肢体麻木，舌暗紫，苔白滑腻，脉弦滑。

150．[第一问] 若患者气虚较重，则加（　）

  A．黄芪、党参、白术

  B．麦冬、五味子、山萸肉

  C．煅龙骨、煅牡蛎

  D．玉竹、黄精

  E．人参、附子

151．[第二问] 若患者心烦较甚，则加（　）

  A．续断、桑寄生

  B．枸杞子、首乌藤

  C．栀子、淡豆豉

  D．桃仁、赤芍

  E．当归、茯苓

152．[第三问] 若患者经过复健后，肢体恢复良好，剩口舌㖞斜，则用（　）

  A．牵正散

  B．左归丸

  C．温胆汤

  D．生脉散

  E．参附汤

153．[第四问] 若患者经过复健后，肢体恢复良好，但是口眼瞤动，则加（　）

  A．茯苓、橘红、干地黄、黄芪、党参、半夏

  B．干地黄、半夏、天竺黄、羚羊角、珍珠母

  C．玄明粉、石菖蒲、珍珠粉、干地黄、半夏

  D．石决明、人参、附子、玉竹、黄精、五味子

  E．天麻、钩藤、石决明、当归、鸡血藤、枸杞子、山茱萸

（154～158题共用题干）

患者，男，60岁。3天前始见小便量少，点滴而出，近半日突然小便点滴不通，伴小腹胀满，口苦口黏，口干不欲饮，大便不爽。舌红，苔黄腻，脉数或濡数。

154．[第一问] 此患者应辨证为（　）

  A．下焦湿热

  B．尿路阻塞

  C．肺热壅盛

  D．肝郁化火

  E．膀胱湿热

155．[第二问] 治疗应首选（　）

  A．清肺饮

  B．八正散

  C．代抵当丸

  D．春泽汤

  E．沉香散

156．[第三问] 若患者兼有心烦、口舌生疮糜烂、失眠多梦，舌尖红有芒刺。应上方合用（　）

  A．竹叶石膏汤

  B．导赤散

  C．天王补心丹

  D．知柏地黄丸

  E．朱砂安神丸

157．[第四问] 若患者尿有砂石，排尿涩痛，应加用（　）

  A．春泽汤

  B．香茸丸

  C．茵陈、茯苓

  D．蒲黄、藕节

  E．金钱草、海金沙

158．[第五问] 该患者如病情加重，小便不通并出现头晕、目眩、胸闷、喘促、恶呕、水肿，甚而抽搐、昏迷等。则已转为（　）

  A．痉证

  B．水肿重症

  C．关格

  D．厥证

  E．鼓胀

（159～164题共用题干）

王某，女，60岁。有消渴病史23年余。现症见：小便频数，混浊如膏，甚至饮一溲一，面容憔悴，耳轮干枯，腰膝酸软，四肢欠温，畏寒怕冷，舌淡苔白

而干,脉沉细无力。

159. [第一问]该患者可诊断为( )
    A. 上消(肺热津伤)
    B. 中消(胃热炽盛)
    C. 中消(气阴亏虚)
    D. 下消(肾阴亏虚)
    E. 下消(阴阳两虚)

160. [第二问]治宜( )
    A. 滋阴固肾
    B. 清热润肺,生津止渴
    C. 清胃泻火,养阴增液
    D. 益气健脾,生津止渴
    E. 滋阴温阳,补肾固涩

161. [第三问]方药选( )
    A. 六味地黄丸加减
    B. 消渴方加减
    C. 玉女煎加减
    D. 七味白术散加减
    E. 金匮肾气丸加减

162. [第四问]现患者困倦异常,伴有气短乏力,则加( )
    A. 党参、黄芪、黄精
    B. 益智仁、桑螵蛸、覆盆子
    C. 巴戟天、淫羊藿、肉苁蓉
    D. 肉桂、附子
    E. 玄参、麦冬、生地黄

163. [第五问]若患者现在并发雀盲,则( )
    A. 金匮肾气丸
    B. 六味地黄丸
    C. 杞菊地黄丸
    D. 知柏地黄丸
    E. 桂附地黄丸

164. [第六问]现患者不慎磕伤,出现疮疡,则加( )
    A. 黄连解毒汤
    B. 五味消毒饮
    C. 普济消毒饮
    D. 仙方活命饮
    E. 托里消毒散

(165~167题共用题干)
患儿,女,2岁。腹泻2天,大便酸臭如败卵,腹胀不食,烦躁不安,泻后则安,舌苔厚腻,脉沉有力。

165. [第一问]患儿泄泻属何证( )
    A. 伤食泻
    B. 风寒泻
    C. 湿热泻
    D. 脾虚泻
    E. 脾肾阳虚泻

166. [第二问]伤食泻的治法是( )
    A. 补脾温肾
    B. 健脾益气
    C. 消热利湿
    D. 疏风散寒
    E. 消食化积

167. [第三问]伤食泻的首选方剂是( )
    A. 葛根黄芩黄连汤合六一散
    B. 藿香正气散
    C. 保和丸
    D. 参苓白术散
    E. 七味白术散

(168~169题共用题干)
患者胞睑肿胀,白睛红赤,痛痒兼作,羞明泪多,伴头痛鼻塞,恶风发热,舌苔薄黄,脉浮数。

168. [第一问]根据临床表现,其诊断为( )
    A. 针眼
    B. 椒疮
    C. 胞肿如桃
    D. 暴风客热
    E. 天行赤眼

169. [第二问]根据临床症状,其证型为( )
    A. 外感风热
    B. 外感风寒
    C. 风重于热
    D. 热重于风
    E. 风热并重

(170~174题共用题干)
患者,男,40岁。3个月前受凉后出现四肢关节疼痛,游走不定,关节屈伸不利,起病之初曾有恶风,发热,纳可,二便调。舌淡红,苔薄白,脉浮紧。

170. [第一问]根据患者上述临床表现,此患者中医应辨证诊断为( )
    A. 中风
    B. 痛痹
    C. 着痹
    D. 行痹
    E. 风湿热痹

171. [第二问]根据上述辨证特点,此患者应以何方为主治疗( )
    A. 地黄饮子
    B. 乌附麻辛桂姜汤
    C. 防风汤加减
    D. 白虎加桂枝汤加减
    E. 薏苡仁汤加减

172. [第三问]如果该患者还兼见腰背酸痛,下肢无力,夜尿频多,精神倦怠等,此患者辨证为( )
    A. 气血亏虚

B. 寒湿阻络
C. 阴津亏乏
D. 肾气不足
E. 痰瘀痹阻

173．[第四问] 如果该患者关节逐渐肿大，身体羸瘦，苔薄黄。应投以（　　）
A. 宣痹汤
B. 白虎加桂枝汤
C. 桂枝芍药知母汤
D. 犀角散
E. 独活寄生汤

174．[第五问] 如果患者日久不愈，见腰酸，下肢软弱无力等肝肾气血亏虚之症，则应投以（　　）
A. 桃红饮
B. 蠲痹汤
C. 独活寄生汤
D. 薏苡仁汤
E. 乌头汤

（175～179题共用题干）

患者，男，52岁。气粗息涌，喉间痰鸣如吼，胸高胁胀，呛咳阵作，咳痰色白，黏浊稠厚，难以咳出，口渴喜饮，汗出，面赤，身热，舌红苔黄腻，脉滑数。

175．[第一问] 其辨证是（　　）
A. 热哮证
B. 喘脱证
C. 风热犯肺证
D. 表寒肺热证
E. 痰湿蕴肺证

176．[第二问] 治疗应首选（　　）
A. 清金化痰汤
B. 定喘汤
C. 射干麻黄汤
D. 苏子降气汤
E. 桑白皮汤

177．[第三问] 若肺热壅盛，痰吐稠黄，可加（　　）
A. 生石膏、麻黄
B. 海蛤壳、射干、知母、鱼腥草
C. 大黄、芒硝、瓜蒌、枳实
D. 杏仁、紫苏子、白前、陈皮
E. 桂枝、生姜、葶苈子

178．[第四问] 若兼见痰鸣息涌不能平卧，肺气壅实可加（　　）
A. 荆芥、射干
B. 杏仁、紫苏子
C. 干姜、细辛
D. 射干、前胡
E. 葶苈子、地龙

179．[第五问] 若病久气急难续，痰少质黏，口咽干燥，舌红少苔，脉细数，治宜（　　）
A. 补肺益气
B. 养阴清热化痰
C. 养阴清热，润肺止咳
D. 补肾纳气
E. 清热化痰，宣肺平喘

（180～182题共用题干）

患者，男，70岁。冠心病病史多年，两周来心中悸动不安，头眩，畏寒肢冷，下肢浮肿，渴不欲饮，恶心吐涎，舌质淡胖苔水滑，脉沉弦。

180．[第一问] 根据上述临床表现，按照中医辨证理论，该病例应诊断辨证为（　　）
A. 痰热扰心之心悸
B. 心血不足之心悸
C. 水饮凌心之心悸
D. 痰湿中阻之心悸
E. 心阳不足之心悸

181．[第二问] 根据上述辨证特点，治疗方法以下列何者为宜（　　）
A. 健脾化湿，安神定悸
B. 补血养心，益气安神
C. 清热化痰，以安心神
D. 温补心阳，安神定悸
E. 温阳化饮，利水宁心

182．[第三问] 如此，根据上述辨证类型及治疗原则，治疗本证的最佳方剂为（　　）
A. 胃苓汤加减
B. 归脾汤加减
C. 苓桂术甘汤加减
D. 炙甘草汤加减
E. 桂枝甘草龙骨牡蛎汤加减

（183～187题共用题干）

患者李某，2个月前剖宫产一女孩。2周前左侧乳房外上方肿痛，经按摩以及药物治疗后肿块溃破。现症见：溃脓后乳房肿痛虽轻，但疮口脓水不断，脓汁清稀，愈合缓慢，全身乏力，面色少华，饮食减少；舌淡，苔薄，脉弱无力。

183．[第一问] 该患者诊断为（　　）
A. 乳核
B. 乳癖
C. 乳痨
D. 乳痈
E. 乳岩

184．[第二问] 该患者辨证为（　　）
A. 热毒炽盛
B. 气滞血瘀
C. 脾虚湿蕴

D. 正虚毒恋
E. 气滞热壅

185. [第三问] 该患者治法为（　　）
    A. 理气通络止痛
    B. 清热解毒透脓
    C. 益气和营托毒
    D. 疏肝通乳消肿
    E. 健脾解毒止痛

186. [第四问] 该患者方药是（　　）
    A. 五味消毒饮加味
    B. 托里消毒散加减
    C. 萆薢渗湿汤加减
    D. 龙胆泻肝汤加减
    E. 瓜蒌牛蒡汤加减

187. [第五问] 若现在患者漏乳则加（　　）
    A. 金银花、青皮
    B. 漏芦、黄芩
    C. 路路通、王不留行
    D. 桃仁、丹参
    E. 山楂、麦芽

（188～192题共用题干）

患者，女，31岁。患者近5个月来，经后1～2天，小腹隐痛喜按，阴部空坠不适，月经量少，色淡，质清稀，面色无华，神疲乏力，头晕心悸，舌淡，脉细无力。

188. [第一问] 此病辨证为（　　）
    A. 肝肾亏损证
    B. 寒湿凝滞证
    C. 气血虚弱证
    D. 气滞血瘀证
    E. 湿热瘀阻证

189. [第二问] 此病的治法为（　　）
    A. 温经暖宫止痛
    B. 温经散寒，化瘀止痛
    C. 理气行滞，化瘀止痛
    D. 补养肝肾，调经止痛
    E. 益气养血，调经止痛

190. [第三问] 此病宜选用（　　）
    A. 圣愈汤
    B. 少腹逐瘀汤
    C. 艾附暖宫丸
    D. 膈下逐瘀汤
    E. 血府逐瘀汤

191. [第四问] 若患者伴腰腿酸软，可酌加（　　）
    A. 杜仲、续断
    B. 续断、桑寄生
    C. 巴戟天、杜仲
    D. 菟丝子、杜仲
    E. 柴胡、升麻

192. [第五问] 若患者兼胁痛，乳胀，小腹胀痛，酌加（　　）
    A. 远志、合欢皮、首乌藤
    B. 枸杞子、酸枣仁、柏子仁
    C. 乌药、香附、九香虫
    D. 川楝子、柴胡、乌药
    E. 附子、细辛、巴戟天

（193～195题共用题干）

急喉瘖突然声嘶，咽痒咳嗽，声带色淡红伴恶寒发热、鼻塞、流清涕、脉浮。

193. [第一问] 上述症状辨证当为（　　）
    A. 风热外袭，上犯于肺
    B. 风寒外袭，内束于肺
    C. 肺气亏虚，卫表不固
    D. 肺脾气虚，宗气不足
    E. 肺肾阴虚，咽喉失养

194. [第二问] 其论治原则为（　　）
    A. 疏风清热，利喉开音
    B. 泻热解毒，清利咽喉
    C. 辛温散寒，疏风解表
    D. 解表清热，解毒消肿
    E. 滋养肺肾，降火利喉

195. [第三问] 所选用方剂为（　　）
    A. 疏风清热汤
    B. 六味汤加紫苏叶、杏仁、蝉蜕
    C. 养阴清肺汤
    D. 清咽利膈汤
    E. 五味消毒饮

C型

答案说明：案例分析题，题干以案例形式出现，其下面都有A、B、C、D、E、F、G等备选答案，其中有一个或多个答案，选对得分，选错扣分，按权重系数给分，直至本题扣至0分。（不能退回上一题，只能往下做题）

（196～203题共用题干）

患者，男性，52岁，工人，因"呼吸急促，喉中哮鸣有声1周"来诊。患者哮喘病史已11年，每因天冷或受寒复发，至夏季则缓解。1周前因受寒致哮喘再作，现症见：呼吸急促，喉中哮鸣有声，胸膈满闷如窒，咳不甚，痰少咯吐不爽，面色晦暗带青，口不渴，或渴喜热饮，形寒怕冷，舌苔白滑，脉弦紧或浮紧。

196．[第一问]该患者应该考虑为何证（　　）
    A．哮病，发作期，寒哮
    B．喘证，实喘，痰浊阻肺证
    C．喘证，实喘，痰热遏肺证
    D．喘证，实喘，水凌心肺证
    E．哮病，发作期，热哮
    F．喘证，虚喘，喘脱证
    G．喘证，实喘，肝气乘肺证

197．[第二问]该患者此时的治法应为哪几种（　　）
    A．温肺散寒
    B．清热宣肺
    C．化痰平喘
    D．补肺固卫
    E．健脾化痰
    F．补肾纳肺

198．[第三问]哮证发作期的病因关键是什么（　　）
    A．宿痰内伏于肺
    B．外邪侵袭，触动伏痰
    C．痰气相击，气道被阻
    D．痰气相击，气道被阻
    E．脏腑虚弱，气失所主

199．[第四问]辨证治疗该患者，主方可选哪几个方药加减（　　）
    A．射干麻黄汤
    B．三子养亲汤
    C．苏子降气汤
    D．小青龙汤
    E．以上皆非

200．[第五问]若以射干麻黄汤治疗该患者，该方剂组成有哪些药物（　　）
    A．射干、细辛
    B．干姜、紫菀
    C．半夏、麻黄
    D．桔梗、胆南星
    E．大枣
    F．白果、杏仁
    G．款冬花、五味子

201．[第六问]关于哮证的治疗，下列古代医家中谁提出"未发以扶正为主，既发以攻为急"的原则（　　）
    A．张仲景
    B．张景岳
    C．李东垣
    D．朱丹溪
    E．张子和
    F．葛可久
    G．孙思邈

202．[第七问]此时治疗宜加用下列哪些药物？提示：患者服药3剂后，哮喘持续难平，痰稠胶黏难出（　　）
    A．黄芩
    B．浙贝母
    C．皂荚
    D．桑白皮
    E．白芥子
    F．石膏

203．[第八问]此时，治疗最宜选用哪个方药加减治疗？提示：经积极治疗，患者呼吸困难、哮鸣症状明显改善，但出现自汗，怕风，气短声低，易感冒。舌淡，苔薄白，脉细弱。（　　）
    A．六君子汤
    B．金匮肾气丸
    C．七味都气丸
    D．参蛤散
    E．补中益气丸
    F．玉屏风散

（204～206题共用题干）

李某，女，72岁。主因阵发性心悸不安，胸闷不舒6年余，加重10天而入院。现症见：心悸不安，胸闷不舒，偶有胸背疼痛，口唇青紫，舌暗红苔白，脉结代。心电图提示：窦性心律，心肌缺血，室性早搏。

204．[第一问]患者均应遵循的饮食习惯是（　　）
    A．宜进食易消化吸收、营养丰富的食物
    B．忌过饱、过饥，戒烟、酒、浓茶
    C．宜低脂、低盐饮食
    D．忌辛、辣、炙烤的食物
    E．忌肥甘、生冷食物，戒盐

205．[第二问]患者属于何种证型，采用何种治法（　　）
    A．心血瘀阻
    B．活血化瘀
    C．寒凝血瘀
    D．理气通络
    E．气虚血瘀

206．[第三问]心悸与何脏腑功能密切相关（　　）
    A．胃、胆
    B．肝、胆
    C．肝、脾

D. 肺、肾
E. 肺、大肠
F. 胃、小肠

（207～213题共用题干）

患者男性，64岁，突发高热2天，腹痛剧烈，大便纯为鲜紫脓血，里急后重感明显，头痛，口渴，烦躁，舌红绛，苔黄燥，脉滑数。

207. [第一问] 该患者诊断为何种病证（　　）
A. 腹痛，湿热壅滞证
B. 肠痈，热毒炽盛证
C. 疫毒痢
D. 湿热痢
E. 腹痛，阳明腑实证
F. 肠痈，湿热内蕴证

208. [第二问] 该患者在辨为疫毒痢时，应抓住哪些主症（　　）
A. 突发高热2天
B. 腹痛剧烈
C. 大便纯为鲜紫脓血
D. 烦躁
E. 舌红绛，苔黄燥
F. 脉滑数

209. [第三问] 该患者此时的治法应为哪几种（　　）
A. 清热解毒
B. 凉血止痢
C. 分利小便
D. 顾护胃气
E. 兼以收涩
F. 解表清里

210. [第四问] 目前该患者可采用什么方药加减治之（　　）
A. 芍药汤
B. 白头翁汤
C. 驻车丸
D. 连理汤
E. 桃花汤
F. 葛根芩连汤

211. [第五问] 患者此时的证候分析应为哪种？提示：第3天，患者出现神昏谵语，呕吐，间中有抽搐，仍高热，脓血便减少。（　　）
A. 热毒尚重余邪未清
B. 热毒化燥伤及阴液
C. 湿邪蒙蔽清窍
D. 阴阳离决
E. 热毒内闭，热极生风
F. 湿热之邪留恋不清

212. [第六问] 此时的治疗可合用什么方药加减（　　）
A. 甘露消毒丹
B. 清营汤
C. 仙方活命饮
D. 犀角地黄汤
E. 葛根芩连汤
F. 活人败毒散

213. [第七问] 现患者病情危重，可用哪些药物急救（　　）
A. 醒脑静注射液
B. 丽参注射液
C. 安宫牛黄丸
D. 生脉注射液
E. 至宝丹
F. 紫雪丹

（214～216题共用题干）

患儿男性，12岁，因"四肢小关节僵硬、屈伸不利1年余"来诊。时症见指、趾、腕关节僵硬，屈伸不利，遇冷加剧，喜温喜按，神疲倦怠，畏寒怕冷，面色淡白，小便清长，大便溏薄，舌体胖或有齿印，舌质淡，苔薄白，脉沉细。实验室检查：血红蛋白105g/L，红细胞沉降率40mm/h；抗核抗体阳性，类风湿因子阴性。腕关节X线片示：软组织肿胀，关节周围骨质疏松，关节附近呈现骨膜炎。

214. [第一问] 此患儿中医证候诊断是（　　）
A. 阳气亏虚
B. 气阴两虚
C. 肺脾气虚
D. 肝肾阴虚
E. 脾虚湿困
F. 湿热痹阻

215. [第二问] 治疗可以选用的方剂是（　　）
A. 身痛逐瘀汤
B. 独活寄生汤
C. 益肾蠲痹汤
D. 桂枝芍药知母汤
E. 黄芪桂枝五物汤
F. 白虎加桂枝汤

216. [第三问] 温阳益气，散寒通络的同时，可加用的补肾养血化瘀的药物有（　　）
A. 桃仁
B. 五灵脂
C. 鹿角胶
D. 蜂房
E. 地龙
F. 牛膝